肾病基础研究与临床治疗

Basic Research and Clinical Treatment of Nephropathy

主　编　严　瑞　杨雨星　周兴艳

科学出版社

北　京

内 容 简 介

本书分为7章，系统地阐述了肾脏疾病的常见症状、实验室检查和病理检查项目，重点介绍了急性肾盂肾炎、慢性肾盂肾炎、肾病综合征、肾小球肾炎、肾功能不全、肾功能衰竭等常见肾病的发病机制、诊断、鉴别诊断、治疗方法和预防。本书讲述简明清晰，注重体现基本知识、基本理论，重点突出，科学实用，紧密结合临床工作实际，反映了近年肾病学研究的新方法和新进展，适于临床肾内科医师及相关专业医务人员、科研人员阅读参考。

图书在版编目（CIP）数据

肾病基础研究与临床治疗 / 严瑞，杨雨星，周兴艳主编. —北京：科学出版社，2023.3
ISBN 978-7-03-074526-2

Ⅰ.①肾… Ⅱ.①严… ②杨… ③周… Ⅲ.①肾疾病－诊疗 Ⅳ.①R692

中国版本图书馆CIP数据核字（2022）第253071号

责任编辑：郭 颖 / 责任校对：郭瑞芝
责任印制：赵 博 / 封面设计：龙 岩

科学出版社 出版
北京东黄城根北街 16 号
邮政编码：100717
http://www.sciencep.com

河北鹏润印刷有限公司 印刷
科学出版社发行 各地新华书店经销

*

2023 年 3 月第 一 版 开本：720×1000 1/16
2023 年 3 月第一次印刷 印张：16
字数：306 000
定价：128.00 元
（如有印装质量问题，我社负责调换）

☆☆☆ 前　言

　　随着医学科学技术的快速发展和对肾病的不断深入研究，致使人们对肾病有了更深入的了解。对于肾病这种威胁人类健康的重大慢性疾病，我们要紧紧把握国际肾病发展前沿，从根本上提高它的早期预警、早期诊断和有效治疗。为进一步提高临床医师对肾病的诊治水平，满足相关专业人员及基层医务人员的临床工作需要，特编写此书。

　　本书较为系统地阐述了肾病基础研究与临床治疗。针对肾脏常见疾病的发病机制、临床表现、诊断与鉴别诊断、治疗方法的选择等进行了详细的阐述。本书内容新颖、重点突出，作为一本可读性较强的关于肾脏疾病的诊疗读本，希望能对从事肾病专业的各级医师有所帮助。

　　由于编者水平有限，书中若有疏漏或不妥之处，敬请各位学术同仁、老师、学生和其他读者不吝赐教并提出宝贵的批评和建议！

严　瑞　杨雨星　周兴艳

于贵州医科大学附属医院

☆ ☆ ☆　肾病常用缩略语

AAN	马兜铃酸肾病	ESR	红细胞沉降率
ACEI	血管紧张素转化酶抑制剂	FSGS	局灶节段性肾小球硬化
AGN	急性肾小球肾炎	GBM	肾小球基底膜
AIN	急性间质性肾炎	GFR	肾小球滤过率
AKI	急性肾脏损伤	HBV	乙型肝炎病毒
ALT	丙氨酸氨基转移酶	HCV	丙型肝炎病毒
AL	淀粉样变	HD	血液透析
ANCA	抗中性粒细胞胞质抗体	HFRS	肾综合征出血热
ARB	血管紧张素 B 受体拮抗剂	HGB	血红蛋白
ARF	急性肾衰竭	HP	血液灌流
AST	门冬氨酸氨基转移酶	HSPN	过敏性紫癜性肾炎
ATN	急性肾小管坏死	IgAN	系膜增生性 IgA 肾病
AZA	硫唑嘌呤	IPTH	甲状旁腺激素
BUN	血尿素氮	LN	狼疮性肾炎
CAPD	不卧床持续腹膜透析	MCD	微小病变肾病
Ccr	内生肌酐清除率	MCHC	红细胞平均血红蛋白浓度
CKD	慢性肾脏疾病	MCH	红细胞平均血红蛋白量
CPK	肌酸磷酸激酶	MCV	红细胞平均体积
CRF	慢性肾衰竭	MMF	吗替麦考酚酯
CRP	C 反应蛋白	MN	膜性肾病
CRRT	持续性肾脏替代治疗	MsPGN	系膜增生性肾小球肾炎
CTX	环磷酰胺	MTX	甲氨蝶呤
DAIN	药物相关急性间质性肾炎	NSAIDs	非甾体消炎药
EGF	表皮生长因子	NS	肾病综合征
EHF	流行性出血热	PAF	血小板活性因子
EPO	促红细胞生成素	PD	腹膜透析
ESKD	终末期肾脏病	PGs	前列腺素类物质
ESRD	终末期肾衰竭	PPI	质子泵抑制剂

pSS	原发性干燥综合征	SRC	系统性硬化症肾危象
PTH	甲状旁腺激素	SSc	系统性硬化病
RPGN	急进性肾小球肾炎	SS	干燥综合征
Scr	血肌酐	TNF	肿瘤坏死因子
SHP	继发性甲状旁腺功能亢进	UAE	尿白蛋白排出率
SLE	系统性红斑狼疮	VS	系统性血管炎
SOARF	原发性少尿型肾衰竭	γ-GT	γ- 谷氨酰转移酶

目　录

第1章　原发性肾小球疾病 ‥‥‥‥‥‥‥‥‥‥‥‥‥‥‥‥‥‥‥‥‥‥‥‥ 1

　第一节　急性肾小球肾炎 ‥‥‥‥‥‥‥‥‥‥‥‥‥‥‥‥‥‥‥‥‥‥ 1

　　一、病因 ‥‥‥‥‥‥‥‥‥‥‥‥‥‥‥‥‥‥‥‥‥‥‥‥‥‥‥‥‥ 1

　　二、病理 ‥‥‥‥‥‥‥‥‥‥‥‥‥‥‥‥‥‥‥‥‥‥‥‥‥‥‥‥‥ 2

　　三、临床表现 ‥‥‥‥‥‥‥‥‥‥‥‥‥‥‥‥‥‥‥‥‥‥‥‥‥‥ 6

　　四、辅助检查 ‥‥‥‥‥‥‥‥‥‥‥‥‥‥‥‥‥‥‥‥‥‥‥‥‥‥ 6

　　五、诊断要点 ‥‥‥‥‥‥‥‥‥‥‥‥‥‥‥‥‥‥‥‥‥‥‥‥‥‥ 7

　　六、鉴别诊断 ‥‥‥‥‥‥‥‥‥‥‥‥‥‥‥‥‥‥‥‥‥‥‥‥‥‥ 7

　　七、治疗 ‥‥‥‥‥‥‥‥‥‥‥‥‥‥‥‥‥‥‥‥‥‥‥‥‥‥‥‥‥ 8

　第二节　系膜增生性肾小球肾炎 ‥‥‥‥‥‥‥‥‥‥‥‥‥‥‥‥ 10

　　一、病因及发病机制 ‥‥‥‥‥‥‥‥‥‥‥‥‥‥‥‥‥‥‥‥‥‥ 11

　　二、临床表现 ‥‥‥‥‥‥‥‥‥‥‥‥‥‥‥‥‥‥‥‥‥‥‥‥‥‥ 12

　　三、诊断 ‥‥‥‥‥‥‥‥‥‥‥‥‥‥‥‥‥‥‥‥‥‥‥‥‥‥‥‥‥ 12

　　四、治疗 ‥‥‥‥‥‥‥‥‥‥‥‥‥‥‥‥‥‥‥‥‥‥‥‥‥‥‥‥‥ 14

　　五、预后 ‥‥‥‥‥‥‥‥‥‥‥‥‥‥‥‥‥‥‥‥‥‥‥‥‥‥‥‥‥ 15

　第三节　IgA 肾病 ‥‥‥‥‥‥‥‥‥‥‥‥‥‥‥‥‥‥‥‥‥‥‥‥‥ 16

　　一、流行病学 ‥‥‥‥‥‥‥‥‥‥‥‥‥‥‥‥‥‥‥‥‥‥‥‥‥‥ 16

　　二、发病机制 ‥‥‥‥‥‥‥‥‥‥‥‥‥‥‥‥‥‥‥‥‥‥‥‥‥‥ 17

　　三、病理及免疫病理 ‥‥‥‥‥‥‥‥‥‥‥‥‥‥‥‥‥‥‥‥‥‥ 20

　　四、临床表现 ‥‥‥‥‥‥‥‥‥‥‥‥‥‥‥‥‥‥‥‥‥‥‥‥‥‥ 22

　　五、实验室检查 ‥‥‥‥‥‥‥‥‥‥‥‥‥‥‥‥‥‥‥‥‥‥‥‥ 25

　　六、诊断与鉴别诊断 ‥‥‥‥‥‥‥‥‥‥‥‥‥‥‥‥‥‥‥‥‥‥ 26

　　七、治疗 ‥‥‥‥‥‥‥‥‥‥‥‥‥‥‥‥‥‥‥‥‥‥‥‥‥‥‥‥‥ 27

　第四节　膜性肾病 ‥‥‥‥‥‥‥‥‥‥‥‥‥‥‥‥‥‥‥‥‥‥‥‥ 31

　　一、发病率 ‥‥‥‥‥‥‥‥‥‥‥‥‥‥‥‥‥‥‥‥‥‥‥‥‥‥‥ 31

　　二、肾脏病理 ‥‥‥‥‥‥‥‥‥‥‥‥‥‥‥‥‥‥‥‥‥‥‥‥‥‥ 32

　　三、病因 ‥‥‥‥‥‥‥‥‥‥‥‥‥‥‥‥‥‥‥‥‥‥‥‥‥‥‥‥‥ 33

　　四、发病机制 ‥‥‥‥‥‥‥‥‥‥‥‥‥‥‥‥‥‥‥‥‥‥‥‥‥‥ 33

五、临床表现……………………………………………………… 35

六、诊断和鉴别诊断……………………………………………… 35

七、治疗及预后…………………………………………………… 36

第五节　肾病综合征……………………………………………… 39

一、病因分类……………………………………………………… 39

二、临床表现及病理生理………………………………………… 40

三、并发症………………………………………………………… 43

四、辅助检查……………………………………………………… 44

五、诊断要点……………………………………………………… 44

六、鉴别诊断……………………………………………………… 44

七、治疗…………………………………………………………… 44

第2章　肾小管疾病……………………………………………… 51

第一节　肾小管性酸中毒………………………………………… 51

一、临床分型……………………………………………………… 51

二、1型（远端）肾小管性酸中毒……………………………… 51

三、2型（近端）肾小管性酸中毒……………………………… 53

四、3型（混合型）肾小管性酸中毒…………………………… 56

五、4型肾小管性酸中毒………………………………………… 56

六、肾功能不全性肾小管性酸中毒……………………………… 58

第二节　肾小管磷酸盐转运障碍………………………………… 58

一、磷的生理作用和磷平衡的调节机制………………………… 58

二、高磷酸血症…………………………………………………… 59

三、低磷酸盐血症………………………………………………… 62

第三节　肾小管对钠钾钙转运障碍……………………………… 65

一、生理性钠、钾重吸收………………………………………… 65

二、生理性钙排泄………………………………………………… 66

三、Bartter综合征………………………………………………… 67

四、Liddle综合征………………………………………………… 71

五、表征性盐皮质激素增多……………………………………… 72

六、糖皮质激素可抑制的醛固酮增多症………………………… 73

七、假性醛固酮减少症Ⅱ型……………………………………… 74

八、特发性高钙尿症……………………………………………… 75

九、假性甲状旁腺功能减退症…………………………………… 77

十、家族性低钙尿性高钙血症和新生儿重度甲状旁腺功能亢进…… 79

第四节　肾性失镁 ··· 79

　　一、肾单位各区段对镁离子重吸收的特点 ··············· 80

　　二、临床表现 ··· 82

　　三、治疗 ··· 83

第 3 章　肾间质疾病 ··· **84**

第一节　急性间质性肾炎 ··· 84

　　一、病因 ··· 84

　　二、发病机制 ··· 84

　　三、药物相关急性间质性肾炎 ··································· 85

　　四、其他类型急性间质性肾炎 ··································· 88

第二节　慢性间质性肾炎 ··· 92

　　一、定义 ··· 92

　　二、病因 ··· 92

　　三、发病机制 ··· 93

　　四、流行病学 ··· 94

　　五、病理 ··· 94

　　六、临床表现 ··· 94

　　七、实验室检查 ··· 95

　　八、诊断 ··· 96

　　九、鉴别诊断 ··· 96

　　十、治疗 ··· 96

　　十一、常见慢性间质性肾炎 ·· 97

第 4 章　自身免疫性疾病肾损害 ······································· **109**

第一节　系统性红斑狼疮性肾炎 ······································ 109

　　一、病因病理 ··· 110

　　二、辨病 ··· 112

　　三、类病辨别 ··· 112

　　四、中医论治 ··· 112

　　五、西医治疗 ··· 115

　　六、预防与调护 ··· 116

第二节　过敏性紫癜性肾炎 ·· 116

　　一、概述 ··· 116

　　二、病因 ··· 117

　　三、发病机制 ··· 117

四、临床表现……………………………………………………………117

五、辅助检查……………………………………………………………118

六、诊断标准……………………………………………………………119

七、紫癜性肾炎的肾脏病理诊断………………………………………120

八、治疗…………………………………………………………………121

九、预防…………………………………………………………………123

十、随访…………………………………………………………………124

第三节　原发性干燥综合征肾损害…………………………………………124

一、病因及发病机制……………………………………………………125

二、临床表现……………………………………………………………127

三、病理学………………………………………………………………128

四、诊断…………………………………………………………………129

五、鉴别诊断……………………………………………………………130

六、治疗…………………………………………………………………131

七、预后…………………………………………………………………131

第四节　系统性血管炎肾损害………………………………………………132

一、概述…………………………………………………………………132

二、发病机制……………………………………………………………132

三、病理…………………………………………………………………133

四、实验室检查…………………………………………………………133

五、临床表现……………………………………………………………134

六、诊断…………………………………………………………………134

七、鉴别诊断……………………………………………………………135

八、治疗…………………………………………………………………135

第五节　系统性硬化病肾损害………………………………………………138

一、概述…………………………………………………………………138

二、发病机制……………………………………………………………138

三、病理…………………………………………………………………140

四、危险因素……………………………………………………………141

五、临床表现……………………………………………………………142

六、实验室检查…………………………………………………………142

七、诊断及鉴别诊断……………………………………………………143

八、治疗…………………………………………………………………143

九、预后…………………………………………………………………144

第5章　代谢性疾病肾损害 ∙∙∙ **145**

第一节　糖尿病肾病∙∙∙∙∙∙∙∙∙∙∙∙∙∙∙∙∙∙∙∙∙∙∙∙∙∙∙∙∙∙∙∙∙∙∙145

　　一、病因病机∙∙∙∙∙∙∙∙∙∙∙∙∙∙∙∙∙∙∙∙∙∙∙∙∙∙∙∙∙∙∙∙∙∙146

　　二、辨证分型与证候学∙∙∙∙∙∙∙∙∙∙∙∙∙∙∙∙∙∙∙∙∙∙∙∙147

　　三、中医方药治疗∙∙∙∙∙∙∙∙∙∙∙∙∙∙∙∙∙∙∙∙∙∙∙∙∙∙∙∙152

　　四、糖尿病肾病的防治∙∙∙∙∙∙∙∙∙∙∙∙∙∙∙∙∙∙∙∙∙∙∙161

　　五、糖尿病肾病患者运动指导∙∙∙∙∙∙∙∙∙∙∙∙∙∙162

第二节　肾淀粉样变性病∙∙∙∙∙∙∙∙∙∙∙∙∙∙∙∙∙∙∙∙∙∙∙∙∙∙∙∙167

　　一、概述∙∙∙∙∙∙∙∙∙∙∙∙∙∙∙∙∙∙∙∙∙∙∙∙∙∙∙∙∙∙∙∙∙∙∙∙∙∙167

　　二、原纤维生成机制∙∙∙∙∙∙∙∙∙∙∙∙∙∙∙∙∙∙∙∙∙∙∙∙∙168

　　三、病理学∙∙∙∙∙∙∙∙∙∙∙∙∙∙∙∙∙∙∙∙∙∙∙∙∙∙∙∙∙∙∙∙∙∙∙168

　　四、临床分型∙∙∙∙∙∙∙∙∙∙∙∙∙∙∙∙∙∙∙∙∙∙∙∙∙∙∙∙∙∙∙∙169

第三节　高尿酸血症肾病∙∙∙∙∙∙∙∙∙∙∙∙∙∙∙∙∙∙∙∙∙∙∙∙∙∙∙∙176

　　一、导致高尿酸血症的常见原因∙∙∙∙∙∙∙∙∙∙∙177

　　二、病理生理机制∙∙∙∙∙∙∙∙∙∙∙∙∙∙∙∙∙∙∙∙∙∙∙∙∙∙∙178

　　三、肾脏疾病时引起高尿酸血症的可能机制∙∙∙∙∙179

　　四、临床表现∙∙∙∙∙∙∙∙∙∙∙∙∙∙∙∙∙∙∙∙∙∙∙∙∙∙∙∙∙∙∙∙180

　　五、临床分型∙∙∙∙∙∙∙∙∙∙∙∙∙∙∙∙∙∙∙∙∙∙∙∙∙∙∙∙∙∙∙∙180

　　六、实验室检查∙∙∙∙∙∙∙∙∙∙∙∙∙∙∙∙∙∙∙∙∙∙∙∙∙∙∙∙∙182

　　七、病理∙∙∙∙∙∙∙∙∙∙∙∙∙∙∙∙∙∙∙∙∙∙∙∙∙∙∙∙∙∙∙∙∙∙∙∙∙183

　　八、治疗∙∙∙∙∙∙∙∙∙∙∙∙∙∙∙∙∙∙∙∙∙∙∙∙∙∙∙∙∙∙∙∙∙∙∙∙∙183

　　九、预防∙∙∙∙∙∙∙∙∙∙∙∙∙∙∙∙∙∙∙∙∙∙∙∙∙∙∙∙∙∙∙∙∙∙∙∙∙186

第6章　感染性疾病肾损害 ∙∙∙∙∙∙∙∙∙∙∙∙∙∙∙∙∙∙∙∙∙∙∙∙∙∙∙∙∙∙∙∙∙∙∙∙∙ **187**

第一节　乙型肝炎病毒相关性肾炎∙∙∙∙∙∙∙∙∙∙∙∙∙∙∙∙∙187

　　一、病因和发病机制∙∙∙∙∙∙∙∙∙∙∙∙∙∙∙∙∙∙∙∙∙∙∙187

　　二、病理∙∙∙∙∙∙∙∙∙∙∙∙∙∙∙∙∙∙∙∙∙∙∙∙∙∙∙∙∙∙∙∙∙∙∙∙∙190

　　三、临床表现∙∙∙∙∙∙∙∙∙∙∙∙∙∙∙∙∙∙∙∙∙∙∙∙∙∙∙∙∙∙∙∙192

　　四、诊断∙∙∙∙∙∙∙∙∙∙∙∙∙∙∙∙∙∙∙∙∙∙∙∙∙∙∙∙∙∙∙∙∙∙∙∙∙193

　　五、治疗及预后∙∙∙∙∙∙∙∙∙∙∙∙∙∙∙∙∙∙∙∙∙∙∙∙∙∙∙∙∙194

第二节　丙型肝炎病毒相关性肾炎∙∙∙∙∙∙∙∙∙∙∙∙∙∙∙∙∙196

　　一、概述∙∙∙∙∙∙∙∙∙∙∙∙∙∙∙∙∙∙∙∙∙∙∙∙∙∙∙∙∙∙∙∙∙∙∙∙196

　　二、流行病学∙∙∙∙∙∙∙∙∙∙∙∙∙∙∙∙∙∙∙∙∙∙∙∙∙∙∙∙∙∙∙∙196

　　三、发病机制∙∙∙∙∙∙∙∙∙∙∙∙∙∙∙∙∙∙∙∙∙∙∙∙∙∙∙∙∙∙∙∙197

　　四、病理∙∙∙∙∙∙∙∙∙∙∙∙∙∙∙∙∙∙∙∙∙∙∙∙∙∙∙∙∙∙∙∙∙∙∙∙∙199

五、临床表现·····200

六、诊断及鉴别诊断·····201

七、治疗及预后·····201

第三节　肾综合征出血热·····204

一、概述·····204

二、病因·····206

三、发病机制·····206

四、临床表现·····207

五、实验室检查·····210

六、鉴别诊断·····212

七、治疗·····212

第7章　肾衰竭·····217

第一节　急性肾衰竭·····217

一、病因及分类·····217

二、发病机制·····219

三、肾脏病理·····219

四、临床表现及诊断·····220

五、治疗·····224

第二节　慢性肾衰竭·····228

一、概述·····228

二、发病机制·····228

三、诊断要点·····230

四、鉴别诊断·····235

五、治疗·····235

参考文献·····243

第1章

原发性肾小球疾病

☆☆☆☆

第一节 急性肾小球肾炎

急性肾小球肾炎（AGN），简称急性肾炎，是临床常见的肾脏疾病。急性起病，以血尿、蛋白尿、高血压、水肿、少尿及氮质血症为常见临床表现。这是一组临床综合征，又称之为急性肾炎综合征。临床上绝大多数属急性链球菌感染后肾小球肾炎。急性肾炎常出现于感染之后，以链球菌感染最为常见。此外，亦可发生于其他细菌、病毒、寄生虫、立次克体、支原体、螺旋体、真菌和原虫等感染之后。

此外，不少原发性肾小球肾炎临床可表现为急性肾炎综合征，如膜增生性肾小球肾炎、IgA 肾病和系膜增生性肾小球肾炎。许多全身性疾病如红斑狼疮、过敏性紫癜、感染性心内膜炎、血管炎等，亦可表现为急性肾炎综合征。某些药物引起的急性过敏间质性肾炎可有类似急性肾炎的表现。链球菌感染后肾炎多数为散发，但可呈流行性发病，于学校、集体或家庭中集中发病。本病主要是儿童疾病，是小儿时期最常见的一种肾脏病。多于 5～12 岁发病，以男性多见，男女比例约为 2∶1，2 岁以下罕见，可能与儿童进入集体生活环境后，第一次接触 β 链球菌致肾炎株，又尚未产生特异性免疫力有关。本病很少累及中、老年人。目前在发达国家中如欧美等国，发病率已明显下降，该病已属少见，但在生活及工作环境等卫生条件较差的国家，发病情况未见好转。我国北方患者约 90%以上发生于呼吸道链球菌感染之后，故春、冬季多见；南方不少患者发生于脓疱疮之后，多见于夏季。

一、病因

绝大多数急性肾炎与 β- 链球菌 A 族有关。链球菌致病作用有以下几个方面的证据：①肾炎起病前先有链球菌前驱感染，对未经青霉素治疗的急性肾炎患者，早期做咽或皮肤感染灶细菌培养，约 1/4 以上为 β- 溶血性链球菌阳性，急性肾炎患者血清抗链球菌溶血素 O 滴度大于 1∶200 者可达 70%～80%，说明患

☆ ☆ ☆ ☆

者近期有链球菌感染史。②没有链球菌直接侵犯肾脏的证据。③自链球菌感染至肾炎发病有一间歇期，此期相当于抗体形成所需时间。④患者血中可检出对链球菌及其产物的抗体、免疫复合物。⑤血中补体成分下降。⑥在肾小球基膜上有 IgG 和补体成分的沉积。

二、病理

（一）发病机制

链球菌感染后肾小球肾炎（PSGN）为一类免疫介导性疾病，迄今多项研究致力于揭示该病的致病抗原性质、作用部位及其在自身免疫反应中所起的作用，但尚不明确。

1. 链球菌抗原　目前研究较多的两种抗原是链球菌肾炎相关纤溶酶受体（NAPlr）和链球菌致热外毒素 B（SPEB），两种抗原均可活化补体的旁路途径。NAPlr 是一种有 3- 磷酸甘油醛脱氢酶活性的纤溶酶连接蛋白，为链球菌胞质抗原。在 APSGN 患者早期肾活检组织中可检测到 NAPlr 沉积，92% 的 APSGN 恢复期血清中及 60% 的单纯链球菌感染者血清中可检测到 NAPlr 抗体。NAPlr 与肾小球结合，激活血纤溶酶及补体的旁路途径，从而导致肾小球基底膜（GBM）的损伤，使免疫复合物沉积于上皮侧，吸引循环中的炎症细胞，炎症细胞及肾小球细胞释放多种生物活性产物，引起免疫损伤和炎症。体外试验也证实，NAPlr 可诱导趋化因子及 IL-6 至系膜细胞，促进黏附分子的表达，产生炎症反应。

SPEB 由化脓性链球菌产生，是一种带阳电荷的胞外纤溶酶连接蛋白受体，它的前体酶原（zSPEB）由致肾炎菌株分泌。在 APSGN 患者血清中可检测到高滴度的 SPEB 抗体，在这些患者的肾小球中也可检测到 SPEB 沉积。最近有学者研究了 SPEB 产生细胞因子的作用，发现 SPEB 可增加小鼠系膜细胞培养上清液的 IL-6 的水平。有学者进一步研究发现，在加入了 SPEB 及其前体的人单核细胞培养上清液中，IL-6、TNF-α、IL-8 及 TGF-β 水平显著增加，这些细胞因子的产生可由注射 SPEB 多克隆抗体所阻断。这些研究表明，SPEB 可与白细胞相互作用，从而触发一系列反应，例如产生细胞因子、促进白细胞增殖和黏附分子的表达，因此在免疫复合物形成之前即导致炎症反应。

2. 自身免疫　如下发现证实，本病患者存在自身免疫现象：①疾病第 1 周，32% ～ 43% 患者血清中检出高滴度类风湿因子，其中 IgG 型高出 IgM 型 2 倍。②患者肾活检组织中，30% 可见抗 -Ig 沉积。③本病死亡患者肾活检组织洗脱液抗体类型以 IgG 为主，抗链球菌抗性弱或无，而呈明显抗 -IgG 性。

抗 -Ig 产生机制尚有争论。实验表明，链球菌神经氨酸酶可致自身 Ig 脱氨酸化，从而诱发自身免疫反应和肾炎。由此，神经氨酸酶在 PSGN 发病机制中的作用仍在探索之中。多种致肾炎的链球菌菌株中均可分离出神经氨酸酶，而人免疫

☆ ☆ ☆ ☆ ☆

球蛋白是此酶较敏感的底物。此外，本型患者血清中可见活性神经氨酸酶和游离唾液酸。近来，肾活检组织中亦示有花生凝集素结合位点，提示可能 Ig 沉积处唾液酸丢失致游离半乳糖基暴露。综上所述，高度提示神经氨酸酶可能参与抗免疫球蛋白反应。除此之外，自身免疫亦可能是 IgG Fc 段与链球菌细胞壁 Ⅱ 型受体相结合的结果，其与 IgG 自身抗原性显著升高相关联。需要强调指出，目前所有资料均无法证实自身免疫在发病中占核心地位或只是疾病偶发表现。

3. **免疫反应部位和电荷依赖效应** 传统认为，APSGN 是一类循环免疫复合物沉积所致疾病，起病急。2/3 患者于疾病第 1 周内经由 C1q 结合法可检出高水平循环免疫复合物，亦支持这一观点。然而越来越多的证据倾向于多种肾小球肾炎类型中发病机制主要为抗原 - 抗体原位反应，PSGN 亦不例外。实验表明，注射中的中性或阴离子性循环免疫复合物无法透入肾小球基膜，故难以用传统发病机制解释本病特征性病理改变即上皮下沉积物的聚集。而前所提及的蛋白酶中阳离子电荷可诱发上皮下沉淀，即阳离子性抗原易于固定和通过 GBM。抗体电荷性质同样具有重要意义，净电荷强阳性（pI > 9）的免疫球蛋白亚型可种植于净电荷呈阴离子性的基膜上，成为抗原的靶抗体。阳离子性免疫球蛋白和链球菌神经氨酸酶作用下唾液酸减少，在 Ig 等电点（pI）的阳离子化过程中起修饰作用。

抗原 - 抗体反应通过补体终末产物激活的化学趋化特性引起炎性细胞，尤其是中性粒细胞聚集，造成组织损伤。此外，目前逐渐认识到在 PSGN 急性期患者血清中，细胞免疫亦可能对发病起关键作用。实验模型中，单核细胞浸润与蛋白尿间存在时间关系，且抗巨噬细胞血清和环孢素治疗可消除蛋白尿。本型早期，CD4 淋巴细胞和单核细胞在肾小球和肾间质的浸润提示免疫细胞的参与。总之，体液免疫和细胞免疫机制共同参与急性 PSGN 的发病。

（二）病理改变

肾脏较正常增大，被膜下肾组织光滑，早期行肾穿刺，可见典型的肾小球病变。发病 4 ～ 6 周后，病理不典型。

1. **光学显微镜检查** 基本病变为弥散性毛细血管袢及系膜区细胞增生（主要是内皮及系膜细胞）及细胞浸润（中性粒细胞、单核细胞、嗜酸性粒细胞等）。有以下几种类型。急性增生性病变，最常见。肾小球细胞成分增多，血管袢肥大，充满肾小囊，毛细血管有不同程度的阻塞，偶有小血栓形成。以内皮及系膜细胞增生为主，故病理上又称为毛细血管内增生性肾小球肾炎。此外，常伴有渗出性炎症，部分患者甚至以渗出性病变为主，主要是中性粒细胞浸润，称为"急性渗出性肾小球肾炎"。少数患者肾小球病变严重，毛细血管袢断裂，小血栓形成，红细胞自毛细血管内逸出，为坏死性炎症或出血性炎症。增生、渗出的程度在不同的病例可有很大的差别：最轻的病变仅有部分系膜细胞增生；重者内皮细胞也增殖，并可部分甚至全部阻塞毛细血管袢；更严重者形成新月体。

少数患者呈肾小球系膜细胞及基质增生为主。严重时将肾小球分隔成若干小叶，小叶中心有嗜酸样物质沉积，即中心小叶区透明样变。有些患者既有弥漫而严重的细胞增生及渗出，又有明显的系膜基质增生，并形成肾小球伪叶。至病程后期（数月至半年后）则多呈系膜病变，甚至局灶性硬化。另有个别呈膜性肾病病变的报告。

肾小囊中小新月体（毛细血管外增生）并不少见。有个别报告在原病理证实为急性弥散性增生性肾炎的基础上，于数天至数周内大部分肾小球有大新月体形成，属于急进型肾炎。

肾小管改变不突出。上皮细胞变性，近端曲管上皮细胞内含有吸收的蛋白质小滴，肾间质水肿，偶有中性粒细胞、单核细胞及淋巴细胞的灶性浸润。虽然肾小球毛细血管袢病变严重，但大部分无小动脉病变。

2. 免疫荧光检查　可见以 IgG 及 C3 为主的颗粒状沉着，C3 沉着强度大于IgG。常有备解素及纤维蛋白相关抗原（FRA）节段状沉着。偶可见 IgM、IgA、C1q、C4 等轻微沉着。按颗粒状沉积物分布可分为三型。

（1）星天型：约见于 30% 患者。较小的免疫球蛋白及 C3 呈弥漫、不规则分布于毛细血管袢及系膜区。毛细血管袢上的大沉积物较少见。此型之光镜下病理改变多为内皮系膜增生性肾炎。临床上见于起病的前几周内。

（2）系膜型：约见于 45% 患者。免疫沉着物主要见于系膜区，特别是蒂部。光镜下多呈系膜为主病变。见于青少年病情较轻者或疾病恢复期，星天型的恢复期可转变为本型，持续存在数月、数年而痊愈。

（3）花环型：约见于 25% 患者。沉着物沿毛细血管袢连续排列，系膜区沉着物相对较少。光镜下肾小球呈小叶改变。常见于成年男性，临床呈持续的大量蛋白尿，预后较差。而且 5 例重复肾穿刺可发现肾小球系膜增生硬化、节段的纤维性新月体。肾脏小血管及肾小管上很少见免疫沉着物。

3. 电子显微镜检查　疾病早期可见电子致密物沉积及细胞增生、浸润。上皮下电子致密物形成驼峰为本病电镜表现的特点，其常在上皮细胞裂隙孔上，为不规则的团块状沉积，与基底膜外稀疏层之间有一分离层，于起病 4～8 周后逐渐淡化而成为一透明区。如驼峰样沉着物多而不规则弥漫分布并有中性粒细胞附着于其上，称为"不典型驼峰"，此时免疫荧光显微镜下常呈花环型病变，临床常有持续性大量蛋白尿，预后不好。

电子致密物分布与荧光显微镜下沉积类型有关，星天型以内皮下沉积为主，伴有上皮下、系膜区及基膜内沉积；系膜型以系膜区及近系膜区的内皮下沉着为主，毛细血管袢很少沉着物；花环型则以大量上皮下沉着为特点，也伴有较少的其他部位沉积。

（三）免疫病理

1. 急性肾小球肾炎属于免疫复合物型肾炎。用免疫荧光方法可在肾小球上查见不规则的颗粒状沉积物（内含 IgG、C3、备解素及微量 C1q 和 C4）。电镜下可见此免疫复合物呈驼峰状沉积于基底膜外，均从组织学证实了免疫复合物的存在。

抗原（链球菌某种成分）、抗体（免疫球蛋白）形成免疫复合物。本病患者急性期时，常可测到血循环中免疫复合物（CIC），但已知 CIC 的出现没有特异诊断意义。在抗原、抗体量接近平衡，而且抗原量稍过剩时即形成大小适度的可溶性免疫复合物，在通过肾小球基底膜时滞留并沉积下来。另有学者认为链球菌抗原成分能与血液中的纤维蛋白原相结合，从而形成较大分子量的可溶性复合体沉积于肾小球系膜区，引起该细胞炎症反应。

链球菌抗原的某些带阳电荷成分，可通过电荷反应与肾小球结构相结合而形成"种植抗原"；NSAP 可通过与肾小球上链激酶 C 受体相结合而"种植"；这些种植抗原均可导致原位免疫复合物形成。

2. 极少数患者呈抗肾抗体型肾炎，这些患者肾小球基底膜上有线状沉积物。可能链球菌菌膜抗原与肾小球基底膜有交叉抗原性，但这一交叉抗原性仅由个别研究工作所证实。

3. 细胞介导免疫机制在本病中的作用：患者肾小球系膜区常可见单核细胞浸润，可提示肾脏局部细胞免疫反应，但细胞介导免疫在本病中的确切作用仍不清楚。

4. 自体免疫在急性肾炎发病中的可能作用：这一可能性一直被人们关注，但缺乏有力证据。有报告指出，在 2 例具有本病典型临床及病理诊断的急性肾炎患者中，查到血清 DNA 与抗 DNA（单链及双链）免疫复合物，且抗 DNA 抗体滴度升高。又有报告本病患者血中链球菌神经氨酸酶活性及游离神经氨酸酶（即游离唾液酸）水平均升高，表明致病链球菌的神经氨酸酶可使唾液酸从血液免疫球蛋白或组织（包括肾小球）中释放，导致自身免疫或使正常 IgG 的抗原决定簇暴露，进而形成抗自身 IgG 的抗体。

5. 低补体血症：学者曾发现 4 例急性肾炎患者呈低补体血症。有学者进一步指出，急性肾炎时的低补体血症是抗原、抗体反应的结果；此外，链球菌的菌体外毒素可以直接通过旁路途径激活补体，引起炎症过程。

急性肾炎起病后，血液中 CH50、C3 及 C5 均明显下降，于 6 ～ 8 周恢复正常；C1q 及 C4 稍有下降，其下降程度较 C3 轻，且很快恢复正常；B 因子正常；备解素水平明显而持久地下降，恢复亦比 C3 慢。应用免疫荧光技术证实急性肾炎患者肾小球上有较大量的 C3 及备解素沉积，因此，大部分学者认为本病补体主要是按旁路途径激活，称之为"旁路疾病"。但亦有学者认为两种激活途径

☆ ☆ ☆ ☆

均可能存在于不同患者中。本病患者血清中含有激活并消耗补体的物质，引起低补体血症。研究工作证实 C3NeF 是 C3 转化酶的抗体，故与本病补体旁路途径激活的启动有关。

补体系统激活后引起一系列免疫病理改变，特别是上皮下免疫复合物激活补体后形成的 C3b-9（膜攻击复合物），在急性肾炎的发病中起着重要作用。但有报道少数急性肾炎患者（20/182 例，11%）的血清 C3 正常，其链球菌感染病史、临床表现、实验室检查、病理改变及预后均与低补体血症的患者相同，不同之处仅是患者的血浆白蛋白下降，胆固醇升高，免疫荧光检查可见较多的 IgG 在肾小球上沉积。因此，有学者认为低补体血症与急性肾炎的发生和发展关系不大。

6. 免疫介导的炎症反应：免疫复合物，特别是沉着在内皮下及系膜区、能与循环中的细胞相接近的免疫复合物可以通过免疫及化学的机制吸引循环中的炎症细胞（中性粒细胞、单核细胞），这些炎症细胞及病变的肾小球细胞又可以产生一系列炎症介质，如细胞因子、蛋白酶及活化氧代谢产物等引起肾小球炎症病变。一次致肾炎链球菌菌株感染后形成的免疫复合物沉着，肾小球尚有能力清除（主要通过系膜细胞吞噬作用），中断上述免疫 - 炎症的恶性循环，使急性肾炎病变呈自限性。

三、临床表现

（一）前驱症状

链球菌感染与急性肾小球肾炎的发病有一定潜伏期，通常为 1～3 周，平均为 10d，呼吸道感染者的潜伏期较皮肤感染者短。感染的程度与病变的轻重不一致。

（二）肾损害的表现

起病急，病情轻重不一。

1. 轻症者呈隐匿性肾炎综合征，仅有尿检及血清 C3 异常。

2. 典型者呈急性肾炎综合征，即突发的血尿、蛋白尿、高血压、水肿为主要临床表现，可伴有一过性肾功能受损。

3. 重症者呈少尿型急性肾衰竭。

四、辅助检查

（一）实验室检查

1. 血常规　可有轻度贫血，白细胞计数可正常或升高；红细胞沉降率（血沉）急性期常加快。

2. 尿常规　患者几乎都有肾小球源性血尿，约 30% 的患者呈肉眼血尿；程度不等的蛋白尿，约 20% 的患者表现为大量蛋白尿；可见白细胞、上皮细胞，

☆ ☆ ☆ ☆

颗粒管型和红细胞管型等。

3. 肾功能检查

（1）可有肾小球滤过功能降低，出现一过性的氮质血症。

（2）肾小管功能多正常。

4. 血清补体测定　动态观察 C3 的变化对诊断急性肾小球肾炎非常重要，起病初期血清补体（C3 和 CH50）下降，并于起病 8 周内逐渐恢复正常，血清补体的这一变化在急性肾小球肾炎诊断及鉴别诊断上意义重大。

5. 病原学检查

（1）咽拭子和细菌培养：急性链球菌感染后肾炎自咽部或皮肤感染灶培养细菌，结果可提示链球菌的感染，但阳性率仅 20%～30%。

（2）抗链球菌溶血素 O 抗体（ASO）：链球菌感染后 3 周，ASO 滴度开始上升，3～5 周达高峰，持续 6 个月或更长才逐渐恢复正常。ASO 滴度上升 2 倍以上，高度提示近期有链球菌感染。

（二）影像学检查

双肾 B 超急性期显示增大。

（三）病理检查

1. 大体解剖　急性肾炎肾小球急性期肾肿大，色灰白而光滑，故又称"大白肾"。

2. 光镜　急性肾小球肾炎的病理类型为毛细血管内皮增生性肾炎，可见肾小球内皮细胞及系膜细胞弥漫增生，急性期可有中性粒细胞及单核细胞浸润；肾小管病变多不明显。

3. 免疫荧光　可见 IgG 及 C3 呈粗颗粒于系膜区及毛细血管壁沉积。

4. 电镜　上皮下可见驼峰样大块电子致密物。

五、诊断要点

1. 链球菌感染后 1～3 周突发血尿、蛋白尿、水肿及高血压，伴或不伴肾功能损害，均应怀疑急性肾小球肾炎。

2. 血清补体 C3 动态的变化（起病初期下降，8 周内逐渐恢复正常），急性肾小球肾炎的临床诊断即可成立。

3. 临床表现欠典型，则需行肾穿刺活检明确诊断，其病理类型为毛细血管内增生性肾炎。

六、鉴别诊断

（一）隐匿性肾小球肾炎

轻型急性肾小球肾炎需与隐匿性肾小球肾炎鉴别。隐匿性肾小球肾炎患者

☆ ☆ ☆ ☆

血清补体应正常；肾活检病理类型常为肾小球轻微病变、轻度系膜增生性肾小球肾炎或局灶阶段性增生性肾小球肾炎，均与急性肾小球肾炎不同。

（二）慢性肾小球肾炎急性发作

慢性肾小球肾炎急性发作与急性肾小球肾炎的鉴别见表 1-1。

表 1-1　慢性肾小球肾炎急性发作与急性肾小球肾炎的鉴别

	慢性肾小球肾炎急性发作	急性肾小球肾炎
感染到发病的间期	不到 1 周	1～3 周
血清补体	50%～75% 的系膜毛细血管性肾炎患者血清补体 C3 亦下降，但为持续性，8 周内不恢复正常；系膜增生性小球肾炎患者血清补体 C3 正常	血清补体起病初期 C3 下降，8 周内逐渐恢复正常
病理表现	多为系膜毛细血管性肾炎及系膜增生性肾小球肾炎	毛细血管内增生性肾炎
疾病过程	慢性进展性疾病	自限性疾病

（三）急进性肾小球肾炎

重型急性肾小球肾炎临床酷似急进性肾小球肾炎，鉴别要点如下。

1. *免疫学检查*　Ⅰ型急进性肾小球肾炎抗肾小球基底膜（GBM）多阳性、Ⅲ型急进性肾小球肾炎抗中性粒细胞胞质抗体（ANCA）多阳性，且Ⅰ型、Ⅲ型急进性肾小球肾炎血清补体 C3 多正常，这可与急性肾小球肾炎鉴别；而Ⅱ型急进性肾小球肾炎患者血清补体 C3 也可降低，这与急性肾小球肾炎较难鉴别。

2. *病理表现*　急进性肾小球肾炎为新月体肾炎，而急性肾小球肾炎为毛细血管内增生性肾炎，肾穿刺活检是二者鉴别的关键。

（四）过敏性紫癜肾炎或系统性红斑狼疮肾炎

过敏性紫癜肾炎或系统性红斑狼疮肾炎均可出现急性肾炎综合征，但这二者有各自的全身系统疾病的临床表现和实验室检查，可与急性肾小球肾炎鉴别。

七、治疗

急性肾小球肾炎是一自限性疾病。因此基本上是对症治疗，主要环节为预防和治疗水钠潴留、控制循环血容量，从而达到减轻症状（水肿、高血压）。预防致死性并发症（心力衰竭、脑病、急性肾衰竭）以及防止各种加重肾脏病变的因素，促进病肾组织学及功能的修复。

（一）休息

急性起病后必须基本卧床休息，直至肉眼血尿消失，利尿消肿，血压恢复正常（约 2 周）。

当各种临床表现均已恢复，仅尿检未完全恢复时，可以适当活动，但应密切随诊，勿过劳，如病情恶化，则应继续卧床休息。

（二）饮食

应给富有维生素的低盐饮食，蛋白质入量保持约 1g/（kg·d）。不加分析地控制蛋白质入量，对于肾单位的修复不利；过高的蛋白摄入则增加肾脏负担。

有水肿及高血压者，应免盐或低盐（食盐 2.0～3.0g/d），直至利尿开始。水肿重且尿少者，应控制入水量，相当于尿量加不显性失水量。

出现肾功能不全、氮质血症者，应限制蛋白质入量，给予高质量蛋白质（含必需氨基酸的蛋白质，如牛奶、鸡蛋等），以达到既减轻肾脏排泄氮质的负担，又保证一定营养的目的。患者应同时限制钾入量。

（三）对症治疗

1. 利尿　经控制水、盐入量后，水肿仍明显者，应加用利尿剂。常用噻嗪类利尿剂，必要时可用髓袢利尿剂，如呋塞米及布美他尼等。此二药于肾小球滤过功能严重受损、肌酐清除率＜5～10ml/min 的情况下，仍可能有利尿作用（可能通过调整肾脏血流分布，使进入肾小球的血量增加，而进入肾脏髓质部的血量减少，纠正"球管失衡现象"）。呋塞米用量有时需 400～1000mg/d，应注意大剂量呋塞米可能引起听力及肾脏的严重损害。汞利尿剂（损害肾实质）、渗透性利尿剂（增加血容量，加重心、脑并发症）及贮钾性利尿剂不宜采用。

2. 降压药物　一般情况下利尿后即可达到控制血压的目的（降压效果出现于起病后 7～10d 后）。必要时可用钙通道阻滞剂（如硝苯地平 20～40mg/d）及肼屈嗪、哌唑嗪以增强扩张血管效果。

3. 高钾血症的治疗　注意限制饮食中钾入量，应用排钾性利尿剂均可防止高钾血症的发展。必要时可用透析治疗。

4. 控制心力衰竭　主要措施为利尿、降压，必要时可应用酚妥拉明或硝普钠静脉滴注，以减轻心脏前后负荷。如限制钠盐摄入与利尿仍不能控制心力衰竭时，可应用血液滤过脱水治疗。洋地黄类药物对于急性肾炎合并心力衰竭效果不肯定（因为此时心肌收缩力并不下降），不作常规应用，仅于必要时试用。

（四）感染灶治疗

在急性肾炎治疗中，对于已无感染灶时应用青霉素或大环内酯类等针对链球菌的抗生素至今尚无肯定意见。大部分学者观察到，在肾炎起病之后又无活动性感染时应用抗生素治疗，对于肾炎的病情及预后没有作用。

但是，在病灶细菌培养阳性时，应积极应用抗生素治疗，有预防病菌传播的作用。

扁桃体切除术对急性肾炎的病程发展亦无肯定的效果。对于急性肾炎迁延 2～6 个月或以上或病情常有反复，而且扁桃体病灶明显者，可以考虑做扁桃体摘除术。手术时机以肾炎病情稳定、无临床症状及体征、尿蛋白＜（+）、尿沉渣红细胞＜10个/高倍视野，且扁桃体无急性炎症为宜。术前后应用青霉素2周。

（五）中医中药治疗

在我国悠久的医疗实践中，早已观察到急性肾炎的表现，按祖国医学观点，本病常因外感风寒、风热或寒湿所引起。外邪犯肺，肺失宣降以致三焦水道不利，是急性肾炎的主要病机。治疗上针对表邪、水湿、清热三个环节，其中解表是中医治疗外感病祛邪外出的主要原则。

对于急性肾炎恢复期（临床表现已完全消失，仅余留尿检异常）的中医治疗，少数人主张据证给予补法（补脾、补肾阴等）。大部分人认为，此时主要是湿热未尽，治疗应以祛邪为主。芳香化热、清热利尿是主要的治则，根据湿热滞留的部位分别给予用药。补法使用不当，反而能使病情加重。

（六）透析治疗

本病于以下两种情况时应用透析治疗：①少尿性急性肾衰竭，特别呈高血钾时，如肾脏活检确诊本病，则以透析治疗维持生命，配合上述对症治疗，疾病仍可自愈。②严重水钠潴留，引起急性左心衰竭者。此时利尿效果不佳，对洋地黄类药物反应亦不佳，唯一有效措施为透析疗法超滤脱水，可使病情迅速缓解。

尚有应用糖皮质激素，非固醇类消炎药（吲哚美辛等）、山莨菪碱类药物治疗本病，实属有害无益，应废止。

第二节　系膜增生性肾小球肾炎

系膜增生性肾小球肾炎（MsPGN）首先报道于20世纪70年代初，但直至1977年，才被世界卫生组织正式列为原发性肾小球肾炎的一个病理类型，肾脏病理主要表现为局灶或弥散性肾小球系膜细胞增生，以及系膜基质增多，也是临床上表现为肾病综合征的原发性肾小球肾炎之一。随着对IgA肾病和MsPGN认识的深入，目前，MsPGN已特指为非IgA肾病性系膜增生性肾炎。在20世纪80年代和90年代初期，MsPGN在我国内陆地区曾有较高患病率报告，但目前，相对于IgA肾病而言，MsPGN在我国内陆地区的患病率已经大幅度减少。据2004年国内某医院13 519例肾穿刺活检报告，MsPGN占肾活检病例的25.62%。国内某医院报告，在1993—2007年3331例原发性肾小球疾病肾穿刺患者中，MsPGN所占的比例已经由10年前的19.9%下降至7.0%。目前，虽无MsPGN全国患病率的准确报告，但现在估测，MsPGN占我国原发性肾小球疾病肾穿刺患者数的比率应在10%以下，与国外报道的患病率相近，20世纪80

年代和 90 年代初期之所以有较高患病率的报道，有学者分析认为，可能与当时肾穿刺病理制片技术、试剂质量等因素有关。

一、病因及发病机制

系膜增生性肾炎的病因仍未明确。部分病例起病前有感染史，以上呼吸道感染居多，但病原不明，感染对系膜增生性肾小球肾炎确切的作用也不清楚。鉴于免疫荧光检查有多种表现，推测系膜增生性肾小球肾炎的致病因素可能存在多种。系膜增生性肾炎患者的肾小球系膜区有免疫球蛋白和补体 C3 的沉积，提示为一种免疫介导炎症性疾病。某些抗原刺激机体产生相应的抗体，形成较大分子难溶性循环免疫复合物，并沉积于肾小球系膜区引起系膜细胞增殖。当系膜组织清除功能低下或受抑制时，单核吞噬细胞系统功能受损，免疫复合物不能清除，而滞留于系膜区，导致系膜病变。此种发病机制在动物实验中得到验证。尽管免疫复合物是产生系膜损害的主要原因，但其抗原与抗体的性质和其确切的损伤过程尚不清楚。另外，细胞免疫介导在发病中也起重要作用。在对细胞因子网络与系膜细胞之间作用的研究中发现，系膜细胞在炎症过程中是炎症介质作用的靶细胞，加之又有自分泌和旁分泌功能，在炎症介质作用下释放出各种细胞因子，从而刺激和激活系膜细胞，促进系膜细胞增生。系膜细胞产生细胞外基质，基质又通过细胞表面的受体和整合素的信号传递影响细胞。非免疫性因素如高血压、高灌注状态及血小板功能异常，也是导致系膜的病理改变的重要因素。

系膜增生性肾炎的发病机制尚不明确，大体可分为免疫性发病机制及非免疫性发病机制两类。免疫性发病机制包括免疫反应导致免疫复合物及补体对系膜细胞的直接作用：炎症反应引发淋巴细胞激活、细胞因子异常分泌所致系膜细胞及细胞因子相互作用；非免疫性因素如高血压、高灌注状态及血小板功能异常，也可导致系膜的病理改变。从系膜增生性肾炎患者的系膜区发现免疫复合物如 IgG、IgM、IgA 及补体 C3 的呈颗粒状沉积，提示免疫复合物致病的可能性。肾小球系膜细胞除具有单核巨噬细胞的吞噬作用外，还具有分泌功能，多种因素导致 B 淋巴细胞活跃，分泌各种细胞因子，促进系膜细胞增生。同时，系膜细胞本身又可以分泌各种细胞因子（即所谓系膜细胞的自分泌作用），同样会促进系膜细胞异常增生。另外，免疫遗传学的研究从遗传学角度探讨了系膜增生性肾小球肾炎可能的发病基础，进一步证实了系膜增生性肾小球肾炎的免疫性发病机制。一部分系膜增生性肾炎具有免疫荧光阴性的特点，同时，在免疫性因素消除后，部分患者肾小球系膜病变持续进展，说明非免疫性因素对系膜增生性肾炎有影响。例如，肾小球的高滤过状态、肾小球内高血压对系膜硬化的影响，均提示非免疫性因素的作用。血小板活性因子（PAF）及纤溶系统的异常活跃对系膜增生性肾小球肾炎的发生也有促进作用。

二、临床表现

系膜增生性肾炎可发生于任何年龄，年龄较大的儿童和青年发病率较高，高峰年龄为 16 ～ 30 岁。男性病例略高于女性。系膜增生性肾小球肾炎多数起病隐匿，常见上呼吸道感染为前驱症状，其发生率为 30.8% ～ 40.3%。系膜增生性肾小球肾炎的特点是临床表现多样化，几乎各种原发性肾小球肾炎的发病形式及临床表现均可见于其中。轻者主要表现为无症状性血尿和（或）蛋白尿及慢性肾小球肾炎，重者可表现为肾病综合征。患者中 30% ～ 100% 的病例有镜下血尿，20% ～ 30% 有反复发作的肉眼血尿；蛋白尿从微量到大量或肾病综合征表现者均有，多数患者表现为中等量选择性蛋白尿；30% 病例出现轻度高血压，发病初期绝大多数肾功能正常，后期有 10% ～ 25% 的病例出现肾功能减退。此外，部分患者有腰痛，可能与肉眼血尿有关。系膜增生性肾小球肾炎的临床表现与病理改变有明显关系，如显著弥散性系膜增生和典型的肾病综合征病例，其发展倾向于持续性蛋白尿和进行性肾功能不全。系膜增生伴局灶节段性硬化者，临床上也易发生肾功能不全。而部分系膜增生不明显的患者，其病变进展缓慢预后较好。

三、诊断

系膜增生性肾小球肾炎临床表现呈多样化，如起病隐匿（无前驱感染）或以急性肾炎综合征（有前驱感染）、肾病综合征、无症状性蛋白尿和（或）血尿等方式起病；系膜增生性肾小球肾炎常有肾小球源性血尿和非选择性蛋白尿，伴或不伴高血压等急性肾炎表现，特别是青少年，有以上情况者，应怀疑系膜增生性肾小球肾炎。确诊仍依赖肾活检检查，其特点是弥散性肾小球系膜增生，以及弥散性系膜区免疫球蛋白和补体沉积。无内皮细胞及小管、肾间质损害。尽管根据不同的临床表现及病理改变特点，可以确诊大多数原发性系膜增生性肾炎，但系膜增生性肾小球肾炎在临床和病理上许多方面与微小病变肾病及局灶节段性硬化相似，3 种病变在病理学上存在相互重叠和转换，故对上述 3 种病变的病理归属仍有争议。当系膜增生显著，少数毛细血管袢呈节段性内皮下插入改变时，与膜增生性肾炎的划分也有争论。另外，系膜增生性肾小球肾炎病理学改变也见于继发性肾小球疾病，如狼疮性肾炎 II 型、过敏性紫癜肾炎、类风湿关节炎的肾脏病变和遗传性肾炎等，需结合患者病史和 I 临床表现予以鉴别方可确诊。

（一）光镜检查

弥散性肾小球系膜细胞增生伴基质增多为 MsPGN 特征性改变，早期以系膜细胞增生为主，后期系膜基质增多，全部肾小球的受累程度一致。Masson 染色有时可于系膜区及副系膜区见到稀疏的嗜复红沉积物。肾小球毛细血管壁正常。当系膜高度增生时，有时可见节段性系膜插入现象（系膜细胞及基质长入基底膜与内皮间，嗜银染色可见双轨征）。部分肾小球还可见球囊粘连。当肾小球系膜病变较轻时，肾间质及肾小管基本正常，但是，在肾小球系膜病变严重时，肾间质即可出现炎性细胞浸润及纤维化，伴肾小管萎缩。肾小管间质和血管通常是正常的，除非肾功能减退或高血压存在或患者年事已高。许多学者根据系膜增生程度将此型肾炎分为轻、中、重度，并发现它们与临床肾功能状态及肾病综合征治疗疗效密切相关。既往有学者仅依据系膜区细胞数做此划分，但是现在多数学者都主张以系膜基质增多程度来做半定量分析。常用的划分标准如下：①轻度：系膜区轻度增宽，毛细血管腔未受挤压，保持开放。②中度：系膜区中度宽度，毛细血管腔已受挤压，呈轻、中度狭窄（狭窄程度＜ 50% 毛细血管腔）。③重度：系膜区重度增宽，毛细血管腔严重受压，呈重度狭窄（狭窄程度＞ 50% 毛细血管腔）或闭塞。重度 MsPGN 常合并肾小球局灶节段硬化。

（二）电镜检查

电镜检查可见肾小球系膜细胞数增加及基质增多，肾小球基底膜正常。偶尔伴有浸润性单核细胞或多形核白细胞。系膜基质的数量经常但不总是弥散性增加。很多情况下可看到电子致密物沉积于肾小球系膜区，无内皮下、膜内或上皮下沉积。如果存在，这表明可能有感染病因如潜在的狼疮性肾炎或 C3 肾小球病。免疫组化多种免疫球蛋白类型沉积和电镜下大量的管网状包含物，应怀疑潜在的狼疮性肾炎。重症病例尚可见节段性系膜插入。有 1/4 ～ 1/2 病例可在系膜区，乃至内皮下见到少量稀疏电子致密物，该电子致密物一般与免疫荧光检查见到的免疫沉积物分布一致。但需注意非 IgA MsPGN 的电子致密物常没有 IgA 肾病的电子致密物大，密度也没那么高，不仔细观察有时易被忽略。事实在免疫荧光检查阳性病例中，约 1/14 电镜检查无电子致密物。在大量蛋白尿病例，尚可发现脏层上皮细胞肿胀及轻重不等的足突融合。

（三）免疫病理检查

在免疫荧光显微镜，可观察到各种类型的免疫球蛋白和补体沉积。弥散性球性 IgM 和 C3 沉积颗粒状遍及系膜常见，但单独的 C3、C1q、IgG 沉积也可以看到。如果主要是 IgA 免疫球蛋白沉积，诊断为 IgA 肾病。在某些情况下，甚至没有免疫球蛋白沉积。C3 沉积为主而无免疫球蛋白沉积，应该考虑是否存在 C3 肾小球病。广泛的 C1q 沉积，无论有无免疫球蛋白沉积都应该考虑 C1q 的肾病。非 IgA MsPGN 的免疫病理表现可分为如下 5 类：①以 IgM 为主的免疫球蛋白及 C3 沉积，这在西方国家极常见，在我国仅占 21% ～ 29%。1978 年 Cohen 等将其命名为"IgM 肾病"。IgM 肾病的特点是 IgM 弥散性广泛性肾小球

☆★☆☆☆

沉积。在光镜下，通常观测到的是"单纯"MsPGN 的影像，有时伴有局灶节段性肾小球硬化（FSGS）。这种情况较罕见，占全部肾活检患者的 55% 以下。电镜检查 20%～70% 病例可在系膜区或同时在内皮下见到稀疏电子致密物口。大量蛋白尿病例尚可见足突融合。免疫荧光检查可见 IgM 或 IgM 为主的免疫球蛋白，伴或不伴 C3，系膜区或系膜及毛细血管壁呈颗粒状沉积。患者可存在反复肉眼血尿和蛋白尿，肾病范围的蛋白尿存在可高达 50%。②以 IgG 为主的免疫球蛋白及 C3 沉积，这在我国最常见，占非 IgA MsPCN 的 57%～60%，但在西方国家少见。③以补体 C1q 沉积为主，常伴较弱的 C3 及免疫球蛋白（IgG、IgM 或 IgA），1985 年 Jennette 等将其命名为"C1q 肾病"。C1q 肾病的肾组织光镜检查可表现为多种病理类型，包括微小病变病、MsPGN 和（或）FSGS，个别病例还可为局灶增殖性肾炎或系膜毛细血管性肾炎。免疫荧光检查可见 C1q，常伴着色较弱的 C3 及免疫球蛋白（IgG、IgM 及 IgA）呈颗粒状于系膜区或系膜及毛细血管壁沉积。电镜检查常于系膜区或同时在内皮下见到电子致密物。④仅 C3 沉积，C3 沉积性系膜增生性肾炎是一个免疫病理学诊断，肾脏病理光镜检测主要表现为轻度系膜细胞增生和系膜基质增宽，免疫病理检测表现为免疫球蛋白及补体 C3 均呈颗粒状沉积于系膜区，有时也同时沉积于肾小球毛细血管壁。电镜检测可见系膜区有少量低密度电子致密物沉积。⑤寡免疫复合物性系膜增生性肾炎，肾脏病理光镜检查表现为轻度系膜细胞增生和系膜基质增宽，免疫病理学和电镜检查均为阴性。对于临床表现为肾病综合征者，有学者认为它就是系膜细胞增生较明显的微小病变病，但是对非肾病综合征患者，它仍应为非 IgA MsPGN。④⑤两种情况均少见。

四、治疗

治疗方法应根据临床表现结合病理特点选择使用，并须通过长期随访，调整治疗方案。一般治疗同其他肾脏疾病。

（一）单纯血尿病理改变

单纯血尿病理改变仅有轻度系膜增生，中度以下蛋白尿伴或不伴血尿，24h 尿蛋白定量小于 1.5g，病理改变为轻度或中度系膜增生的患者，轻者无须特殊治疗。对于尿蛋白定量 1～2g/24h 的患者，给予常规量糖皮质激素治疗，有助于缩短缓解时间，减轻肾脏的病理改变。

（二）大量蛋白尿或肾病综合征

此类患者无论病理改变轻重，均应给予足量的糖皮质激素治疗。即便病理学改变为系膜增生轻微、无弥散性 1g 和（或）补体沉积，也不伴局灶节段性肾小球硬化者，也要给予泼尼松（强的松）治疗。儿童剂量 60mg/（m² • d），成人剂量 40～60mg/d，常规治疗后在 4～6 个月内逐渐减量维持或甲泼尼龙（甲

☆ ☆ ☆ ☆

基强的松龙）10g/d，共 3d，后改口服泼尼松（强的松）40mg/d，4 ～ 8 周后减量维持。免疫荧光 IgM 及 C3 阳性者，多数病例对激素反应敏感，且预后良好。对于激素依赖型及激素不敏感型患者，在用激素的同时，加用免疫抑制药如环磷酰胺、苯丁酸氮芥或硫唑嘌呤等；临床常用环磷酰胺，每次 1g，每月 1 次，连续 12 ～ 16 个月，有助于巩固疗效，提高缓解率和延长缓解期。据报道联合治疗可使 60% 的病例复发减少。另外，根据病情也可加用抗凝剂或血小板抑制剂、血管紧张素转化酶抑制药（ACEI）和肝素，ACEI 可通过降低血管紧张素 Ⅱ 的作用、降低肾小球内压及基底膜通透性、抑制系膜细胞增殖，从而降低蛋白尿，保护肾功能。肝素在体外能明显抑制系膜细胞增殖，在抗 Thy-1 的系膜增生性肾炎模型中，证实能有效抑制系膜细胞的增殖，降低系膜细胞、成纤维细胞生长因子及 PDGF 受体的表达，从而抑制系膜基质的合成。肝素还具有保护或修复肾小球基底膜电荷屏障的作用，因此，肝素可能成为治疗系膜增生性肾小球肾炎很有前途的药物。

（三）合并高血压及肾功能不全

此型为系膜增生性肾炎中预后最差者，病理改变显示中度至严重弥散性系膜增生伴局灶节段性肾小球硬化，通常对激素反应欠佳。如伴有球囊粘连、肾小球荒废、肾小管萎缩、间质纤维化者，对激素疗效更差。此类患者临床上常表现为明显血尿、持续性蛋白尿、高血压及肾功能不全，并逐渐进展为终末期肾衰竭。对有显著系膜增生者，通常使用足量激素治疗 8 周，疗效不佳即延长激素疗程 1 年以上，可能获得较满意效果。或者在常规给予激素治疗的同时，加免疫抑制药及抗凝剂和抗血小板药物治疗，但作用仍不肯定。对于已进入慢性肾衰竭患者，应及时施行血液净化及肾移植治疗。

五、预后

系膜增生性肾小球肾炎多数患者预后良好，少数病例自动缓解。因病理改变及临床表现不同，故病程相差较大。一般认为，单纯血尿患者较少进入肾衰竭期；长期少量蛋白尿伴或不伴血尿患者，病程一般较长；大量蛋白尿患者出现肾衰竭的时间明显早于前两类患者；大量蛋白尿伴高血压患者，多数在数年内进入肾功能不全期。系膜增生性肾小球肾炎的预后与多种因素有关：儿童预后较好，尤以 6 岁以下者预后好；临床表现为单纯血尿或轻度蛋白尿伴或不伴血尿者预后良好；早期出现高血压、肾功能减退或持续大量蛋白尿者往往预后不良；肾活检病理改变为轻度系膜增生不伴局节段性肾小球硬化者预后良好；重度系膜增生，叠加局灶节段性肾小球硬化、肾间质纤维化及肾小管萎缩者，预后恶劣。这类患者肾移植后再发生率高达 40% ～ 60%；对激素治疗敏感者预后较好；而对激素依赖或不敏感者预后差。

第三节　IgA 肾病

IgA 肾病（IgAN）的全称是"系膜增生性 IgA 肾病"，其特征是肾活检免疫病理显示在肾小球系膜区以 IgA 为主的免疫复合物沉积，以肾小球系膜增生为基本组织学改变，也称为 Berger 病。IgA 肾病临床表现多种多样，主要表现为血尿，可伴有不同程度的蛋白尿、高血压和肾脏功能受损。某些系统性疾病，如过敏性紫癜性肾炎、系统性红斑狼疮、干燥综合征等疾病也可导致肾小球系膜区 IgA 沉积，称为继发性 IgA 肾病。本节主要讨论原发性 IgA 肾病。

一、流行病学

IgA 肾病在整个人群中的确切发病率不详，一般是根据占原发性肾小球肾炎或肾活检病例的比例推算所得，估计人群发病率为 25 ～ 50 人 /100 000 人口。来自德国和法国的人群调查资料显示，IgA 肾病的发病率为 2/10 000，而来自新加坡的尸解报告显示，肾小球系膜区 IgA 沉积者占 2.0% ～ 4.8%。在亚洲和太平洋地区，IgA 肾病是最常见的原发性肾小球疾病，占肾活检患者的 30% ～ 40%，在欧洲占 20%，而在北美只占 10%。在我国 IgA 肾病占原发肾小球疾病的 40% ～ 47.2%，而且资料显示近 10 年有明显上升的趋势。

不同国家或地区发病率的不同可能与对肾脏疾病的监控以及掌握肾活检的指征和时机不同有关。在日本，由于对学龄儿童进行尿检普查，对无症状镜下血尿者进行肾活检，IgA 肾病在肾活检中占 40% ～ 50%；新加坡实行义务兵役制，参军前尿检异常者亦行肾活检，IgA 肾病在肾活检中占 47%；而在美国和加拿大，无症状尿检异常者很少接受肾活检，临床表现单纯血尿和轻度蛋白尿的患者，常在蛋白尿增多或血肌酐升高时才进行肾活检，因此 IgA 肾病所占比例仅为 5% ～ 10%；在英国 IgA 肾病并非常见的肾小球肾炎，但在苏格兰东北部一项肾活检的回顾性分析中发现，IgA 肾病者约占原发性肾小球疾病的 26%。有报道 IgA 肾病的发生率在世界许多地区可能被低估。

遗传因素和环境因素对 IgA 肾病的发生有重要的影响。亚洲人 IgA 肾病的发生率很高，其次为白种人，非洲人中较为罕见。美国印第安人（Zuni 和 Navajo 部落）IgA 肾病的发生率比来自英国移民的美国人高 8 倍，而在非洲及生活在美国的非洲裔黑种人中，IgA 肾病的发生率很低。除此之外，IgA 肾病的家族聚集倾向提示家族性遗传对 IgA 肾病发病的影响。

IgA 肾病可发生在任何年龄，16 ～ 35 岁的患者占总发病人数的 80%，性别比例各国报道不同，男女发病之比为 2：1 至 6：1。

二、发病机制

迄今确切的发病机制尚未阐明。多种因素参与 IgA 肾病的发生及进展。

研究证实系膜区 IgA 沉积物主要以多聚 IgA1（pIgA1）为主，多聚 IgA1 在肾小球系膜区沉积，触发炎症反应，引起 IgA 肾病的发生和发展。目前认为 IgA1 分子的糖基化异常可造成 IgA1 易于自身聚集或被 IgG 或 IgA 识别形成免疫复合物，这一过程可能是 IgA 肾病发病中的始动因素，而遗传因素可能参与或调节上述发病或进展的各个环节。因此，IgA1 分子合成、释放及其在外周血中的持续存在，与系膜细胞的结合及沉积，以及触发的炎症反应这三个环节，是 IgA 肾病"特异"的致病过程，而其后的炎症反应所致的肾小球细胞增生，肾小球硬化、小管萎缩和间质纤维化是所有肾小球疾病进展的共同通路。本节重点讨论 IgA 分子糖基化异常以及 IgA 分子沉积于系膜区造成肾小球损伤的过程。

（一）IgA 分子的结构特点及其在体内的合成、修饰和清除

1. IgA1 分子结构特点及糖链的合成和修饰　人体 IgA 的产生数量远大于其他免疫球蛋白，人 IgA 分子包括 IgA1 和 IgA2 两种亚型。与其他免疫球蛋白不同的是，IgA 在分子结构上存在独特的不均一性，表现为在不同的体液成分中其结构特征不同。循环中的 IgA 主要由骨髓产生，约 90% 为 IgA1，IgA2 只占 10%。血循环中 IgA1 分子主要以单体形式存在，伴有少量大分子 IgA1，包括二聚体 IgA1（dIgA1）和多聚体 IgA（pIgA1）。dIgA1 是由两个单体 IgA1 通过 J 链连接形成的，而 pIgA1 的确切组成尚不清楚。含 IgA1 的复合物可以是聚合的 IgA1、含有 IgA1 的免疫复合物或者是 IgA1 与其他蛋白形成的复合物。

与其他免疫球蛋白不同，IgA1 分子包含一个高度糖基化的铰链区。IgA1 的铰链区是一段由 18 个氨基酸残基组成的富含脯氨酸、丝氨酸和苏氨酸（Thr）的肽链。它具有高度糖基化，每个 IgA1 铰链区肽链都存在 6 个潜在的 O- 糖基化位点。首先在尿嘧啶 -N- 乙酰半乳糖胺转移酶 2 的催化下将 N- 乙酰半乳糖胺转移至丝氨酸或苏氨酸然后在 β_1，3- 半乳糖转移酶催化下将半乳糖基由尿嘧啶二磷酸半乳糖胺转移至 N- 乙酰半乳糖胺。在这一反应中，β_1，3- 半乳糖转移酶的活性依赖于其分子伴侣 Cosmc 的作用。最后通过 α_2，3- 唾液酸转移酶和 α_2，6- 唾液酸转移酶将带负电荷的唾液酸分别转移至半乳糖和 N- 乙酰半乳糖胺，由此形成 IgA1 分子的 5 种糖链。

2. IgA 肾病患者 IgA1 糖基化异常　大量研究显示 IgA 肾病患者血清 IgA1 存在铰链区 O- 糖基化的缺陷，此外，在 IgA 肾病患者黏膜免疫相关的淋巴器官 - 扁桃体中的 IgA1 分子，也存在着糖基化的缺失，提示患者血清中糖基化缺失的 IgA1 可能部分来自黏膜的分泌型 IgA。目前为止导致 IgA1 铰链区 O- 糖链糖基

化缺陷的原因目前尚未阐明。对 IgA 肾病 IgA1 铰链区基因序列和氨基酸序列测定并无异常发现，提示这种异常并非由于 IgA 分子的编码基因异常造成。同时，对同样具有类似 O- 糖基存在的免疫球蛋白 C1 抑制因子的研究发现并不存在糖基化异常，提示 IgA1 低糖基化并非由于糖链降解所致。曾有研究显示 IgA 肾病患者外周血循环 B 细胞的 β_1，3- 半乳糖转移酶活性下降，而且这种下降并不存在于其他白细胞。这一结果提示影响 O- 糖链形成的各种糖基化酶可能在 IgA1 糖基化异常中发挥重要的作用。

有学者对从肾活检组织中洗脱下的 IgA1 进行糖基化检测发现，在肾脏沉积的 IgA1 比血清中的 IgA1 存在更多的糖基化异常，而患者血清中热聚合的 IgA 与肾小球系膜细胞结合的能力及刺激肾小球系膜细胞引起的生物学效应均显著强于正常人，提示循环中 IgA1 分子结构与正常人不同，异常糖基化的 IgA1 更易于沉积到肾脏。通过检测正常人血清 IgA1 和体外酶切的去唾液酸 IgA1（DesIgA1）及去唾液酸去半乳糖 IgA1 与人肾小球系膜细胞的结合力，证实人肾小球系膜细胞上存在与 IgA1 特异结合的蛋白，唾液酸和半乳糖缺失的 IgA1 与系膜细胞的结合力显著高于正常 IgA1 分子；另有研究证实将 DesIgA1 和 DesDeGal IgA1 分子注射入大鼠肾脏，观察到肾小球系膜区大量糖基化缺失的 IgA1 分子的沉积并引发炎症反应，上述研究提示糖基化缺陷的 IgA1 确实具有致病能力。某医院的研究进一步显示局灶增生硬化性 IgA 肾病患者血清 IgA1 分子 α_2，6- 唾液酸和 β_1，3- 半乳糖的水平显著低于轻度系膜增生性 IgA 肾病患者和正常对照，证实血清 IgA1 分子 α_2，6- 唾液酸和 β_1，3- 半乳糖的缺失与病理表现密切相关。

尽管正常人也可以存在低糖基化，但是 IgA 肾病患者由于半乳糖和唾液酸的缺失造成 N- 乙酰半乳糖胺或唾液酸 N- 乙酰半乳糖胺的裸露的比例明显增加，这些低糖基化的 IgA，更容易自身聚集成为大分子复合物而在肾脏沉积。而且，上述糖基化异常同样存在于过敏性紫癜患者，但仅限于伴有紫癜性肾炎的患者。因此提示异常糖基化的 IgA1 可能与肾脏损害有关。

3. 血清 IgA1 分子的清除　虽然机制尚不十分清楚，研究证明肝脏是 IgA 分子清除的主要场所。肝脏通过肝细胞受体，包括肝细胞表面的去唾液酸糖蛋白受体（ASGPR）和 Kupffer 细胞表达的 Fcα 受体 I（FcαRI/CD89）识别和清除 IgA1 分子。IgA1 分子半乳糖和唾液酸的缺失，使核心 N- 乙酰半乳糖胺暴露，可与机体内的 IgA1 或 IgG 形成大分子，从而影响了 IgA1 与受体的结合，减少了其通过肝脏的清除，使糖基化异常的大分子 IgA1 在循环中持续存在，增加其沉积于肾脏的机会。

（二）IgA1 分子在肾小球系膜区的沉积

关于 pIgA1 在肾小球系膜区沉积的机制目前并不十分清楚，部分认为是通过与系膜细胞的抗原结合、电荷依赖或者是通过植物凝集素样结合体与系膜细胞结合，但均未得到肯定的证实。然而目前更多的研究显示 pIgA1 可能通过系膜细胞受体与其结合。

目前已知的 pIgA1 受体如多聚免疫球蛋白受体（PIgR）、去唾液酸糖蛋白受体（ASPGR）和 FcaR1（即 CD89）均未能证实其在人体系膜细胞表达。而新近发现的转铁蛋白受体（TfR，即 CD79）和 Fcα/μR 可在系膜细胞表达，并在 IgA 肾病时表达上调。Moura 等在原发性 IgA 肾病患者肾活检组织中发现，系膜细胞上的 TfR 可以与 IgA1 特异结合，而且这种结合可以被转铁蛋白及 TfR 的特异性单克隆抗体 A24 阻断。免疫组化发现，在 IgA 肾病肾活检组织中，TfR 表达阳性，与系膜区 IgA 沉积在定位上具有一致性，进一步提示 TfR 可能是系膜细胞上的 IgA 受体。另有研究证实在人系膜细胞中有 Fcα/μRmRNA 表达，IL-1 刺激系膜细胞可使其表达上调。进一步将 Fcα/μRcDNA 转染至 COS-7 细胞，发现 COS-7 细胞可获得与 IgM 及 IgA 结合的能力，提示 Fca/μR 有可能为系膜细胞表面的 IgA 受体。

除了与受体结合以外，IgA1 分子在肾小球系膜区的沉积可能还与以下因素有关：糖基化缺陷的 IgA1 容易自身聚合或与血液中的 IgG、IgM、C3 等形成循环免疫复合物，这些大分子 IgA1 不能通过内皮间隙到达肝细胞被清除，随循环到达肾脏，因肾小球系膜细胞与内皮细胞的间隙较大，系膜细胞与大分子 IgA1 或糖链异常的 IgA1 分子的亲和力较高，而沉积在肾脏。研究显示糖基化缺陷的 IgA1 分子更易与细胞外基质（ECM）成分结合而沉积在系膜区。此外，糖基化缺陷的 IgA1 也可能通过内源性凝集素，形成抗体配体复合物，从而介导其在肾脏中沉积。

（三）IgA1 沉积于系膜区后的效应

不论 IgA1 通过何种机制介导与肾小球系膜细胞结合，这一过程对后续炎症过程都起到始动作用。已有证据表明，pIgA1 与系膜细胞 IgA 受体的交联可以使系膜细胞产生促炎症和促纤维化的反应，其表现与肾活检病理标本中所见的系膜细胞增殖相一致。糖基化缺陷的 IgA1 聚合物与人体系膜细胞亲和力明显大于正常人，并能刺激核转录因子（NFκB）表达，调节激酶（ERK）磷酸化、DNA 合成，分泌 IL-6、IL-8、IL-1β、TNF-α、MCP-1 以及血小板活化因子（PAF）和巨噬细胞转移抑制因子（MIF）等，从而诱发系膜细胞增殖和炎症反应。IgA1 还可通过调整系膜细胞整合素的表达改变系膜基质的相互作用，这在肾小球损伤后的系膜重塑中起着重要作用，新近研究显示 IgA 肾病患者 pIgA1 可通过激活肾素血管紧张素系统（RAS），刺激 TGF-β 分泌在肾小球硬化中发挥作用。这些发现提示 IgA1 分子的糖基化异常在 IgA 系膜区的沉积和后续所致损伤中具有重要作用。

☆ ☆ ☆ ☆

IgA 本身能否激活补体尚有争议，但多数系膜 IgA 沉淀物均伴有 C3 沉积。有证据表明局部补体的活化可以影响肾小球损伤的程度。系膜区 IgA 对 C3 的活化可能是通过甘露糖结合植物凝集素（MBL）途径发生的，最终产生 C5b-9，进而活化系膜细胞产生炎症介质和基质蛋白。

（四）遗传因素在 IgA 肾病发病中的作用

遗传因素参与 IgA 肾病发病多年来一直为人们所关注。有学者首次在一对孪生同胞中报道了家族性 IgA 肾病，随后家族聚集性 IgA 肾病在各国受到了广泛关注。家系调查发现家族性 IgA 肾病在白种人、黄种人中并不少见。有学者采用全基因组扫描连锁分析发现在 30 个美国和意大利家族性 IgA 肾病家系中，约 60% 的家系与 6 号染色体（6q22-23）连锁，呈不完全显性遗传。而另有研究者发现部分家族性 IgA 肾病家系分别与 3 号染色体（3p23-24）、4 号染色体（4q26-31）、17 号染色体（17q12-22）的位点连锁。这些研究提示家族性 IgA 肾病由多个基因或多因素参与。过去 20 余年中，在散发性 IgA 肾病患者也进行了大量的有关遗传背景的研究，曾以多种候选基因，包括血管紧张素原、血管紧张素转化酶、血管紧张素受体、HLA、T 细胞受体、细胞因子或炎症因子（TNF-α、TNF-β、IL-1Ra）等进行了大量病例 - 对照的关联分析研究，探讨了各种候选基因多态性与 IgA 肾病的临床病理表现和预后的关系。某医院利用大样本患者和对照人群的关联分析结果显示，IgA 分子糖基化相关酶基因的多态性与 IgA 肾病的遗传易感性相关。目前诸多证据证明 IgA 肾病是一个多基因、多因素复杂性疾病，遗传因素可能在 IgA 肾病的疾病易感性与病变进展过程的各个环节中都起重要的作用。

三、病理及免疫病理

IgA 肾病的特征是以 IgA 为主的免疫复合物在肾小球系膜区沉积，因此肾组织病理及免疫病理检查是 IgA 肾病确诊的必备手段。

（一）免疫荧光检查

特征的表现是以 IgA 或 IgA 为主的免疫球蛋白在肾小球系膜区呈颗粒状或团块状弥漫沉积，部分病例可沿毛细血管袢沉积。约 84% 的病例可以观察到 IgM 的沉积，62% 的病例有 IgG 的沉积，其沉积部位与 IgA 相同，但强度明显减弱。如果以 0+ ～ 4+ 来判断沉积的免疫球蛋白的强度，IgA 的荧光强度平均为 3+，IgG 和 IgM 的荧光强度平均只有 1+ 左右。早期有关 IgA 肾病的一些研究曾描述 IgG 的沉积较明显，荧光较强，但目前认为可能是由于 IgA 和 IgG 的低特异性抗体的交叉反应所致。目前尚未见到 IgE 和 IgD 沉积的报道。

肾小球沉积的 IgA 主要为 IgA1 亚型，轻链以 Lambda 为主；患者肾组织切片中已经证实存在 J 链（连接链）的沉积，提示沉积物为多聚 IgA。

补体 C3 通常在系膜区伴 IgA 沉积，亦可检出补体旁路的其他成分包括备解素和 H 因子（β1H）及膜攻击补体复合物（C5b～9），提示补体通过旁路局部激活。部分研究发现约 1/3 患者存在 C3 结合蛋白的沉积，提示补体经典途径激活，但在 IgA 肾病组织标本中 Clq 和 C4 的沉积罕见。如果在肾穿刺标本中 IgA 伴有较强的 IgG 沉积时，Clq 的存在应首先除外狼疮肾炎。近期有研究显示系膜区 C3 的活化可能是通过甘露糖结合植物凝集素（MBL）途径发生的。

（二）光镜检查

IgA 肾病主要累及肾小球。病变类型多种多样，可涉及增生性肾小球肾炎的所有病理表型，包括肾小球轻微病变、系膜增生性病变、局灶节段性病变、毛细血管内增生性病变、系膜毛细血管性病变、新月体性病变及硬化性病变，单纯膜性病变虽有少数报道，但尚未获得公认。尽管如此，大多数 IgA 肾病常见的表现为弥漫性肾小球系膜细胞增生，系膜基质增加。根据病变的轻重又可进一步分为轻、中、重度系膜增生性肾小球病变。病变也可从局灶、节段性病变到弥漫性系膜增生；系膜增生较重者可见系膜插入，形成节段性双轨；部分小球伴有节段性肾小球硬化，毛细血管塌陷，球囊粘连；也可有毛细血管袢坏死及肾小球新月体形成，个别病变严重者全球硬化。患者的肾组织切片上可见到多种病变同时存在。

肾间质病变包括间质纤维化，肾小管萎缩，炎性细胞浸润（通常为单个核细胞），肾间质病变的严重程度常与肾小球病变平行。肾小动脉可见硬化性病变、透明样变、内膜增厚及管腔狭窄，动脉壁的增厚程度常比同年龄和相同血压患者改变明显。

1997 年 Hass 等首先根据肾小球组织学病变的严重程度，将 IgA 肾病分为 5 型。

Ⅰ型（轻微病变）：肾小球仅有轻度系膜细胞增生，无节段硬化，无新月体，无肾小管和间质病变。

Ⅱ型（局灶节段性肾小球硬化样病变）：肾小球呈现局灶性节段性肾小球硬化样病变，伴肾小球系膜细胞轻度增生，无新月体，无肾小管和间质病变。

Ⅲ型（局灶增生性肾小球病变）：小于 50% 的肾小球细胞增生，细胞增生最初可仅限于系膜区或可由于毛细血管内细胞增生引起肾小球毛细血管袢阻塞，可见粘连和新月体，无肾小管和间质病变。

Ⅳ型（弥漫增生性肾小球病变）：超过 50% 的肾小球存在弥漫性系膜增生，病变可呈节段性或球性，可见粘连和新月体，但无肾小管和间质病变。

Ⅴ型（晚期慢性肾小球病变）：超过 40% 肾小球球性硬化，可表现为上述各种肾小球病变。40% 以上的肾皮质小管萎缩，肾小管数目减少。

Hass 分级系统是目前国际上较为广泛应用的 IgA 肾病的形态学分级系统，但由于该系统对于 IgA 肾病中的急性和慢性病变未加区分，几乎没有肾小管和间质病变的分级，因此临床应用方面受到极大的限制。除此以外，目前国际上还有几种病理分级系统，包括 1982 年 WHO 制定的 IgA 肾病肾损害分级及 Lee 分级等，但目前还没有一个分级系统广为临床和病理医师所接受。

IgA 肾病的病理改变与临床表现和预后有一定的联系。因此，IgA 肾病的形态学分级对临床治疗方案的制订和预后判断具有指导意义。2005 年国际 IgA 肾病协作组在全球范围启动了一个多中心合作研究，以期制定出较为理想的 IgA 肾病的病理学分级系统，统一标准，指导临床实践和临床科研。

（三）电镜检查

肾小球系膜细胞增生、系膜基质增加并伴有大团块状电子致密物沉积是 IgA 肾病典型的超微病理改变。电子致密物可由系膜区、副系膜区延续到毛细血管壁内皮细胞下或上皮下，与免疫荧光检查所见免疫复合物沉积相一致。约 1/3 IgA 肾病患者肾小球毛细血管基底膜异常。常见基底膜局部增厚，分裂和板层状改变，其局部分布的特点有助于与弥漫基底膜病变的遗传性肾炎和薄基底膜肾病相鉴别。偶尔也可见到肾小球基底膜弥漫变薄，可能是与薄基底膜肾病共存所致。

四、临床表现

IgA 肾病多见于青壮年男性，临床表现多种多样，最常见的临床表现为发作性肉眼血尿和无症状性血尿和（或）蛋白尿。

（一）发作性肉眼血尿

40% ～ 50% 的患者表现为一过性或反复发作性肉眼血尿，大多伴有上呼吸道感染，少数伴有肠道或泌尿道感染，个别患者发生于剧烈运动后。多数患者的肉眼血尿可在感染后几小时或 1 ～ 2d 后出现，故曾有人称之为"感染同步性血尿"，与链球菌感染后急性肾炎不同，后者肉眼血尿在感染 1 ～ 3 周后发生。血尿持续时间几个小时至数日不等。肉眼血尿有反复发作的特点，发作间隔随年龄增长而延长，部分患者转为持续性镜下血尿。在肉眼血尿发作时，患者可伴有全身轻微症状，如低热、全身不适、肌肉酸痛，个别患者有严重的腰痛和腹痛。发作性肉眼血尿的患者可伴有肾炎综合征的表现，如一过性的尿量减少、水肿、高血压和血肌酐、尿素氮的升高，少数患者有少尿性急性肾衰竭，但常为可逆性的，与大量红细胞致急性肾小管堵塞有关。

肉眼血尿发生率在儿童和青年人中比成年人常见，80% ～ 90% 的儿童 IgA 肾病有肉眼血尿发作史，成年人为 30% ～ 40%。以往曾认为血尿是 IgA 肾病预后不良的指标，如 LAmico 等。

☆ ☆ ☆ ☆

（二）无症状镜下血尿伴或不伴蛋白尿

30% ～ 40% 的 IgA 肾病患者表现为无症状性尿检异常，多为体检时发现。这部分患者的检出与所在地区尿检筛查和肾活检的指征密切相关。由于疾病呈隐匿过程，多数患者的发病时间难以确定。患者尿常规中红细胞管型少见，尿蛋白多低于 2g/24h。对于临床表现轻微的 IgA 肾病，即呈隐匿性肾炎表现者过去往往认为预后良好。然而，新近的研究发现对于血尿和（或）微量蛋白尿的 IgA 肾病患者亦常会出现病情的进展。一项对 72 名单纯血尿或伴有微量蛋白尿（尿蛋白低于 0.4g/24h）的 IgA 肾病患者进行 7 年的随访研究发现 44% 的患者出现病情的进展（包括尿蛋白增加，高血压及血肌酐升高），而肾脏病理病变程度是最强的预测危险因子，提示只有临床轻微同时病理轻微才能真正预示预后良好。2003 年北京大学第一医院对 248 名临床表现轻微（血尿或伴有微量蛋白尿，尿蛋白低于 1g/24h）的 IgA 肾病患者进行了临床病理分析，结果发现 1/3 的患者肾脏损伤偏重（Hass 分级在Ⅲ级以上，其中有 1 名局灶坏死性 IgA 肾病），1/4 ～ 1/3 的患者伴有不同程度的肾小球硬化或肾间质纤维化，提示相当一部分临床表现轻微的 IgA 肾病患者病理损伤并非一定轻微。该部分患者可能是处于疾病的早期，其临床预后并非一定良性过程，有条件的地区应当及早肾活检、早期诊断。

（三）蛋白尿

IgA 肾病患者不伴血尿的单纯蛋白尿者非常少见。多数患者表现为轻度蛋白尿，10% ～ 24% 的患者出现大量蛋白尿，甚至肾病综合征（NS）。部分 NS 出现在病程的早期，病理改变多为轻微病变或伴有明显的活动性系膜增生病变；部分 NS 患者伴有高血压和肾功能损害，病理上肾小球病变较重，弥漫系膜增生伴局灶节段硬化，并伴有肾小管间质损害，是慢性肾小球肾炎进展的晚期表现。

我国学者对 56 例尿蛋白大于 3.5g/24h 的一组 IgA 肾病患者（其中 8 例为 NS，占 14.3%）的临床病理分析显示，大量蛋白尿的 IgA 肾病患者中 20% ～ 30% 病变极轻，为微小病变或轻度系膜增生，激素疗效好，长期随访无肾功能减退，不同于多数来自西方国家的报道；而另一组对于中国裔及澳大利亚裔 IgA 肾病患者的临床病理对照研究显示，澳大利亚裔 IgA 肾病患者中高血压、肾小球硬化及肾血管病变的发生率明显高于中国裔患者，预后差，提示 IgA 肾病的临床病理表现可能存在种族差异。

（四）高血压

成年 IgA 肾病患者中高血压的发生率为 20%，而在儿童 IgA 肾病患者中仅占 5%。我国汉族 IgA 肾病患者高血压的发生率为 9.1%，而在澳大利亚裔白种人中发生率为 39.8%。起病时即有高血压者不常见，随着病程的进展高血压的发生率增高，高血压出现在肾衰竭前平均 6 年。有高血压的 IgA 肾病患者肾活检多有弥漫性小动脉内膜病变，肾血管病变多继发于肾小球损害，常与广泛的肾小球病变平行，严重的肾血管损害加重肾小球缺血。有效降压可避免或延缓肾功能进展。IgA 肾病患者可发生恶性高血压，多见于青壮年男性。表现为头晕、头痛、视物模糊、恶心呕吐，舒张压 ≥ 16kPa（130mmHg），眼底血管病变在 III 级以上，可伴有肾衰竭和（或）心力衰竭，急性肺水肿，若不及时处理可危及生命。某医院的两项研究显示 IgA 肾病是恶性高血压中最常见的肾性继发因素。

（五）急性肾衰竭

IgA 肾病中以急性肾衰竭表现者较少（占 IgA 肾病的 5% ～ 10%），见于以下 3 种情况：

1. 急进性肾炎综合征　患者多有持续性血尿 / 肉眼血尿，大量蛋白尿，肾功能进行性恶化，可有水肿和高血压及少尿或无尿，肾活检病理示广泛新月体形成（50% 以上，甚或 100% 的肾小球有新月体形成），免疫荧光以 IgA 为主的免疫复合物沉积，新月体内可常见纤维蛋白原沉积，为 II 型新月体型肾炎。

2. 急性肾炎综合征　表现为血尿、蛋白尿，可有水肿和高血压，出现一过性的肾衰竭，但血肌酐很少 ≥ 400μmol/L，肾脏病理同急性链球菌感染后肾小球肾炎，以毛细血管内皮细胞增生为主要病变。

3. 大量肉眼血尿　可因血红蛋白对肾小管的毒性和红细胞管型堵塞肾小管引起急性小管坏死，多为一过性，有时临床不易察觉。

（六）慢性肾衰竭

大多数 IgA 肾病患者在确诊 10 ～ 20 年后逐渐进入慢性肾衰竭期。部分患者第一次就诊即表现为肾衰竭，同时伴有高血压，既往病史不详或从未进行过尿常规检查，有些患者因双肾缩小而无法进行肾活检确诊。慢性肾衰竭起病的患者在成年人中远较儿童常见。

（七）家族性 IgA 肾病

家族性 IgA 肾病于 1978 年由 Tolkoff Rubin 等首先报道。目前国际上对于家族性 IgA 肾病的定义如下：家族史调查三代以上，所有家庭成员均经过尿筛查或肾功能检查，家族性 IgA 肾病是指同一家系中至少有两个血缘关系的家庭成员经肾活检证实为 IgA 肾病；若家系中有一个明确诊断为 IgA 肾病，其他家庭成员有持续的镜下血尿 / 蛋白尿 / 慢性肾小球肾炎 / 无其他原因的肾功能减退，但未经病理证实，则定义为可疑的家族性 IgA 肾病。目前一般认为家族性 IgA 肾病约占全部 IgA 肾病的 10%，但最近一份来自意大利的报告表明，家族聚集发病的 IgA 肾病的比例比预想的高很多，占家族性肾脏疾病的 50% 以上。某医院对 777 名 IgA 肾病患者的家族史调查结果显示，65 名 IgA 肾病患者家族史阳性，占 8.7%，其中 18 个患者（1.2%）为家族性 IgA 肾病，57 名（7.5%）为可疑家族性 IgA 肾病，提示家族性 IgA 肾病在中国人中并非少见，在 IgA 肾病患者亲属中进行家族史调查和尿筛查是非常重要和必要的。家族性 IgA 肾病患者的临床表现及病理改变与散发性 IgA 肾病相似，但肾功能损害和终末期肾脏病的发生明显高于散发性 IgA 肾病患者，尤其在家族性 IgA 肾病患者的一级亲属患者中，肾脏的生存率明显降低。某医院的一项回顾性研究结果显示，家族性 IgA 肾病患者与家族史阴性的患者相比，在发病年龄、性别、肾活检时的血压、血尿、蛋白尿、肾功能上无明显差别。

五、实验室检查

迄今为止，IgA 肾病尚缺乏特异性的血清学或实验室诊断性检查。

（一）尿常规检查

IgA 肾病患者典型的尿检异常为持续性镜下血尿和（或）蛋白尿。尿相差显微镜异形红细胞增多＞ 50%，提示为肾小球源性血尿，部分患者表现为混合性血尿，有时可见红细胞管型。多数患者为轻度蛋白尿（小于 1g/24h），但也有患者表现为大量蛋白尿甚至肾病综合征。

（二）肾功能检查

IgA 肾病患者可有不同程度的肾功能减退。主要表现为肌酐清除率降低，血尿素氮和肌酐逐渐升高，血尿酸常增高；同时可伴有不同程度的肾小管功能的减退。

（三）免疫学检查

IgA 肾病患者血清中 IgA 水平增高的比例各国报道不同，占 30% ～ 70%。我国 10% ～ 30%。血清中 IgA 水平的增高在 IgA 肾病患者中并不特异。虽有日本学者曾提出血清 IgA/C3 比值＞ 3.01，同时有血尿（＞ 5 个 /HP）、持续尿蛋白（＞ 0.3g/d），以及血清中 IgA 水平＞ 315mg/dl 可用于鉴别 IgA 肾病和其他的肾小球肾炎的观点，但目前未被广泛接受。IgA- 纤粘连蛋白复合物（IgA-FN）曾被认为是 IgA 肾病患者的一个标志物，但并未证实其临床意义。

有些 IgA 肾病患者血清存在抗肾小球基底膜、抗系膜细胞、抗内皮细胞的抗体和 IgA 类风湿因子，但目前没有一个抗体的检查能在大样本患者群中被确定，它们的临床意义还有待进一步证实。

IgG、IgM 与正常对照相比无明显变化，血清 C3，CH50 正常或轻度升高。有报道血清 C3b ～ C3d 在 75% 成年人 IgA 肾病中增高，但与疾病临床活动和疾病严重性无关。

（四）其他检查

有研究报道尿液中一些细胞因子的浓度或活性增加可用于鉴别 IgA 肾病患

者或监测病情活动，如尿中 IL-6 活性增加，与系膜细胞增生程度呈正相关；尿中血小板因子 4（Pf4）增加有助于鉴别 IgA 肾病和薄基底膜肾病。这些尿中的生物标志物在 IgA 肾病诊断中的意义尚未被广泛接受和应用。

六、诊断与鉴别诊断

IgA 肾病临床表现多种多样。多见于青壮年，与感染同步的血尿（镜下或肉眼），伴或不伴蛋白尿，从临床上应考虑 IgA 肾病的可能性。但是，IgA 肾病的确诊依赖于肾活检，尤其需免疫病理明确 IgA 或以 IgA 为主的免疫复合物在肾小球系膜区弥漫沉积。因此无论临床表现上考虑 IgA 肾病的可能性多大，肾活检病理在确诊 IgA 肾病是必备的。结合临床表现需与以下疾病鉴别：

（一）链球菌感染后急性肾小球肾炎

典型表现为上呼吸道感染（或急性扁桃体炎）后出现血尿，感染潜伏期为 1～2 周，可有蛋白尿、水肿、高血压，甚至一过性氮质血症等急性肾炎综合征表现，初期血清 C3 下降并随病情好转而恢复，部分患者 ASO 水平增高，病程为良性过程，多数患者经休息和一般支持治疗数周或数月多数可痊愈。少数以急性肾炎综合征起病的 IgA 肾病患者，临床上从感染潜伏期，血清 C3、ASO、IgA 水平可以提供诊断线索。若患者病情迁延，血尿和（或）蛋白尿反复发作，有时需依靠活检病理检查加以鉴别。

（二）非 IgA 系膜增生性肾小球肾炎

我国发生率高。约 1/3 患者表现为肉眼血尿。临床与 IgA 肾病很难鉴别，须靠免疫病理检查区别。

（三）过敏性紫癜肾炎

该病与 IgA 肾病病理、免疫组织学特征完全相同。临床上 IgA 肾病患者病情演变缓慢，而紫癜肾炎起病多为急性。除肾脏表现外，还可有典型的皮肤紫癜、黑粪、腹痛、关节痛、全身血管炎改变等。

紫癜肾炎与 IgA 肾病是一种疾病的两种不同表现或为两种截然不同的疾病，尚存在较大的争论。目前两者的鉴别主要依靠临床表现。

（四）遗传性肾小球疾病

以血尿为主要表现的单基因遗传性肾小球疾病主要有薄基膜肾病和 Alport 综合征。前者主要临床表现为持续性镜下血尿（变形红细胞尿），肾脏是唯一受累器官，通常血压正常，肾功能长期维持在正常范围，病程为良性过程；后者是以血尿、进行性肾功能减退直至终末期肾脏病、感音神经性耳聋及眼部病变为临床特点的遗传性疾病综合征。除肾脏受累外，还有多个器官系统受累。两者的遗传方式不同。若儿童和年轻患者以血尿为主要表现时，应详细询问家族史，进行眼、耳等方面的检查以除外遗传性肾小球疾病。

关于家族性 IgA 肾病，必须强调同一家系中两个以上的家庭成员经肾活检证实为 IgA 肾病。另外，有研究显示 IgA 肾病患者中有约 6% 经电镜检查证实合并薄基底膜肾病。因此，家族性 IgA 肾病诊断应强调同时电镜检查以除外薄基底膜肾病和早期 Alport 综合征。

肾活检病理检查是明确和鉴别 3 种疾病的主要手段，电镜检查尤为重要。此外，肾组织及皮肤IV型胶原 α 链检测乃至家系的连锁分析对于鉴别家族性 IgA 肾病、薄基膜肾病和 Alport 综合征具有重要意义。

（五）肾小球系膜区继发性 IgA 沉积的疾病

慢性酒精性肝病，血清学阴性脊椎关节病，强直性脊柱炎，Reiter 综合征（非淋病性尿道炎、结膜炎、关节炎），银屑病关节炎等，肾脏免疫病理可显示肾小球系膜区有 IgA 沉积，但肾脏临床表现不常见，部分疾病表现为 HLA-B27 增高，血清和唾液中 IgA 浓度升高，而且均有相应的肾外改变，不难与 IgA 肾病鉴别。此外，狼疮肾炎、乙肝病毒相关肾炎等虽然肾脏受累常见，但肾脏免疫病理除有 IgA 沉积外，伴有多种免疫复合物沉积，同时临床多系统受累和免疫血清学指标均易与 IgA 肾病鉴别。

七、治疗

IgA 肾病患者临床、病理表现和预后存在高度异质性，目前病因和发病机制尚未明确，因而没有统一的治疗方案。2012 年发表的改善全球肾脏病预后组织（KDIGO）肾小球肾炎临床实践指南是根据当时的系统文献复习提供的临床研究证据制定，为 IgA 肾病的治疗原则提供了循证医学证据。

（一）IgA 肾病的治疗原则

1. 轻微尿检异常、CFR 正常、血压正常的患者预后良好，但需要长期（> 10 年）定期随诊。

2. 明显蛋白尿（尿蛋白 > 0.5 ～ 1g/d），高血压，GFR 下降的预后中等的患者需给予全面综合支持治疗（3 ～ 6 个月）。

（1）GFR > 50ml/min 时，若尿蛋白 < 1g/d，GFR 正常，则只需行支持治疗；若尿蛋白 > 1g/d，则需在支持治疗的基础上进行糖皮质激素治疗 6 个月。

（2）当 30ml/min < GFR < 50ml/min 时，支持治疗，并可酌情使用免疫抑制剂。

（3）当 GFR < 30ml/min 时，支持治疗，但不推荐使用免疫抑制剂（急进性肾小球肾炎除外）。

3. GFR 急骤下降的患者，临床表现为 AKI，首先要除外大量血尿红细胞管型所致急性肾小管损伤导致的或其他病因，需行支持治疗对症治疗。若临床表现为肾病综合征或急进性肾小球肾炎时，需行支持治疗以及激素和免疫抑制剂治疗。

（二）进展缓慢的 IgA 肾病

很少有数据证明 IgAN 疾病进展与进行性肾小球损伤平行。综合支持治疗是进行性加重危险的 IgAN 患者的主要治疗措施。

1. 控制高血压和降尿蛋白药物　控制血压在慢性进展性肾小球疾病治疗中的有效作用是毋庸置疑的。降低蛋白尿和控制血压是 IgA 肾病的治疗基础。近几年的 RCT 研究表明，RAS 阻断剂对于非糖尿病肾病患者也具有降低尿蛋白和保护肾功能的作用，而其中关于 RAS 阻断剂在肾小球肾炎的研究中 IgA 肾病的研究证据最多。目前 KDIGO 肾小球肾炎临床实践指南建议：当蛋白尿 > 1g/d 时推荐使用长效 ACEI 或者 ARB 治疗 IgA 肾病（1B）；如果患者能够耐受，建议 ACEI 或 ARB 逐渐加量以控制蛋白尿 < 1g/d（2C）；对于蛋白尿在 0.5 ～ 1.0g/d 的患者，建议可以使用 ACEI 或者 ARB 治疗（2D），但成年患者蛋白尿 0.5 ～ 1.0g/d 与蛋白尿 < 0.5g/d 在长期预后上是否存在差异目前并不清楚；在蛋白尿 < 1g/d 患者，血压的控制目标应当是 < 130/80mmHg；当蛋白尿 > 1g/d 血压控制目标 < 125/75mmHg。然而目前没有明确的证据表明 ACEI 或者 ARB 能够减少 ESRD 的风险，也没有数据提示 ACEI 和 ARB 在上述减少蛋白尿和改善肾功能方面的差异。另外 ACEI 和 ARB 联合治疗是否更有效也没有明确证据。

2. 鱼油　饮食补充鱼油中的 ω-3 脂肪酸有许多有利作用，包括减少具有改变膜流动性的类花生酸和细胞因子的产生，降低血小板聚集功能。这些作用可能在改善慢性肾小球疾病中影响疾病进展的不利机制有一定的意义。IgA 肾病患者中应用鱼油添加剂的研究结论并不一致。目前少有数据表明鱼油治疗 IgAN 具有有效作用。2012 年 KDIGO 指南对鱼油的应用只是低度推荐。考虑到鱼油添加剂危险性很小和可能对心血管有益，因此可以认为鱼油是一种安全的治疗方案。鱼油治疗没有免疫抑制治疗的缺点。KDIGO 建议对于经过 3 ～ 6 个月支持治疗（包括 ACEI 或者 ARB 和血压控制）蛋白尿 ≥ 1g/d 的患者使用鱼油治疗。对于鱼油治疗的有效性仍然需要进一步大样本研究证实。

3. 免疫抑制治疗或抗感染治疗

（1）糖皮质激素：目前对于 IgA 肾病仍然缺乏特异性治疗，糖皮质激素治疗 IgA 肾病一直为关注和争论的焦点。在中国糖皮质激素是治疗 IgA 肾病的常用药，使用非常广泛。然而，基于目前关于激素治疗 IgA 肾病的临床随机对照试验的荟萃分析显示，糖皮质激素与对照组相比可以降低 68% 的血肌酐倍增或 ESKD 的风险，但同时也发现增加了 63% 的由激素治疗带来的不良事件的风险。而能够纳入荟萃分析的 9 个研究中，都是基于单中心试验并且样本量小（样本最多的一个研究为 96 例），每个研究的终点事件数少，激素治疗的潜在不良反应没有被统一系统地收集，因此糖皮质激素在 IgA 肾病者中的疗效和安全性仍然缺乏确定性。

目前 KDIGO 指南中关于糖皮质激素在 IgA 肾病的应用，建议糖皮质激素仅应用于高危患者，即经最佳支持治疗 3 ～ 6 个月后尿蛋白仍大于 1g/d，且 GFR 保持 50ml/min 的患者，接受 6 个月的糖皮质激素治疗，且密切监测接受长期治疗患者可能发生有害事件的风险。目前无明显证据应用更强或更复杂的静脉内激素治疗比单纯口服治疗作用更好，单纯口服泼尼松治疗一般起始剂量为 0.8 ～ 1mg/（kg·d），持续 2 个月，然后以每个月 0.2mg/（kg·d）减量，总疗程 6 ～ 8 个月。然而，没有证据建议 GFR < 50ml/min 的患者使用糖皮质激素。此外，还有两种情况通常被认为是糖皮质激素治疗的适应证，一种是临床表现为肾病综合征和肾活检提示微小病变合并 IgA 肾病（这一类型目前认为是肾小球微小病变合并肾小球系膜区 IgA 沉积），治疗原则按照肾小球微小病变处理；另一种是新月性 IgA 肾病（血管炎性 IgA 新月体）治疗原则参照 ANCA 相关血管炎新月体治疗。

目前两项大规模的对于进展性 IgA 肾病在支持治疗的基础上糖皮质激素和免疫抑制剂治疗 IgA 肾病的 RCT 正在开展，一项已经完成的是德国的多中心随机对照研究——STOP-IgAN，研究结果显示与常规支持治疗相比，免疫抑制治疗（糖皮质激素或糖皮质激素与环磷酰胺 / 硫唑嘌呤联合）无论蛋白尿的减少还是肾功能的稳定均没有发现有益的疗效，而在明显增加了不良事件风险；另一项是北京大学肾脏疾病研究所和澳大利亚乔治国际健康研究所合作进行的 TESTING 研究，该研究为国际多中心、随机、双盲、安慰剂对照临床试验，评估在足量 RAS 阻断剂及常规治疗上，口服糖皮质激素与安慰剂相比对于 IgA 肾病患者的长期疗效和安全性。已经发表的中期研究结果发现糖皮质激素治疗组有高达 14.7% 的患者发生严重不良反应，较对照组高 4.63 倍（RR 4.63，95% CI：1.63 ～ 13.2），但研究也同时发现使用糖皮质激素治疗可减少 2/3 的肾脏终点事件的风险（HR 0.37，95% CI：0.17 ～ 0.85），肾脏长期获益还在继续随访。此两项研究的完成，对于具有高危进展因素的 IgA 肾病患者糖皮质激素 / 免疫抑制治疗的收益及风险提供了有力证据，因此也提出目前 KDIGO 指南关于糖皮质激素治疗 IgA 肾病的建议，需要一个更为安全有效的方案，这也是目前正在进行的低剂量研究的真正意义和价值。

（2）环磷酰胺和硫唑嘌呤：关于环磷酰胺与华法林和双嘧达莫联用的两个 RCT 研究的结果不一致，两者均适度减少蛋白尿，但只有一个结果为肾功能保持稳定。有研究显示环磷酰胺和硫唑嘌呤依次与泼尼松联用于预后差的患者，虽然血压控制不佳，但可以维持肾功能稳定，但该研究的局限性为在缺少激素治疗组作为对照，而且随访期间血压控制高于目前指南推荐的标准。考虑到环磷酰胺的生殖毒性一般较少在年轻 IgAN 患者应用。近来研究将硫唑嘌呤与激素联用于有蛋白尿而 GFR > 50ml/min 的 IgAN 患者，结果提示没有更加有利的效果，反而增加了不良反应。2012 年 KDIGO 指南不推荐环磷酰胺和硫唑嘌呤应用于中度危险患者，只有存在新月体 IgA 肾病（也称为血管炎性 IgA 肾病）的病例才有用环磷酰胺的指征。

（3）霉酚酸酯（MMF）：在 IgA 肾病患者的治疗作用目前也存在争议。两项应用于白种人的实验没有发现 MMF 有明显的获益，在中国 IgA 肾病患者中开展的两项 RCT 研究，一项研究显示在 RAS 阻断剂有效控制血压的情况下 MMF 能够有效地降低患者尿蛋白，这组患者在随后长达 6 年的队列随访显示仍有明显的肾功能保护作用；另一项研究在病理类型较重的 IgA 肾病患者中 MMF 的治疗较泼尼松能更有效地降低尿蛋白。然而，同期在白种人中进行的另外两项类似的 RCT 结果则显示接受 MMF 治疗的患者血肌酐、肌酐清除率、尿蛋白与对照组无差异。因此 MMF 是否存在种族差异或者药物代谢动力学的差异需进一步探讨。在一项 MMF 应用于中国 IgA 肾病的研究中，共有 32 名 IgAN 患者接受 MMF 和糖皮质激素联合治疗，其中 4 个死于肺孢子虫肺炎。因此，2012 年 KDIGO 指南不推荐 MMF 应用于中等危险的 IgAN 患者。

（4）环孢素：较早的环孢素 A 的 RCT 研究显示，尿蛋白 > 1.5g/d，肾功能基本正常的 IgA 肾病患者环孢素 A 治疗 12 周，随访 1 年发现患者尿蛋白明显下降，而肾功能却出现了短暂的下降，停药后尿蛋白和肾功能均恢复。该研究尽管将血清环孢素 A 浓度控制在治疗范围之内，但仍表现出对肾功能明显损害的作用，因此不推荐使用。

（三）快速进展的 IgA 肾病

肾功能恶化迅速的新月体性 IgAN 在 IgAN 患者中并不常见，临床表现为急进性肾小球肾炎（RPGN），肾活检病理表现为超过 50% 的肾小球有新月体形成，往往短期内迅速进展至终末期肾脏病（ESKD），是 IgA 肾病中进展最快、预后最差的类型，是 IgA 肾病中临床表现最严重的类型，是肾脏内科的危重急症。根据风险 - 效益比主张强化免疫抑制治疗，即大剂量口服或者静脉糖皮质激素联合口服或静脉环磷酰胺治疗，类似于其他新月体性肾小球肾炎，但疗效不尽满意，约 50% 以上患者在 12 个月内发展为 ESRD。血浆置换在新月体 IgA 肾病中的疗效目前仅有很少的病例报告。新近来自某医院的回顾性队列研究，分析了 12 例重症新月体 IgA 肾病患者（平均血肌酐 > 600μmol/L）血浆置换的疗效，采用倾向性评分的方法匹配血浆置换组与对照组患者的基线临床和病理资料（性别、年龄、基线血肌酐及新月体比例等）及接受激素和免疫抑制剂的治疗，平均随访 15.6 个月（范围 6 ～ 51 个月），经过血浆置换治疗后的 6/12 患者未透析，而仅接受常规免疫抑制治疗的对照组所有的患者（12/12）均进入终末期肾病，生存分析发现血浆置换治疗组患者的肾脏存活率明显高于对照组，血浆置换后

☆　☆　☆　☆

肾功能缓解的患者随访期间血肌酐和蛋白尿也维持在稳定水平。这一结果提示血浆置换对于重型新月体 IgA 肾病具有改善肾脏预后的疗效，作为一种新的治疗策略值得进一步进行大样本前瞻性研究予以证实。

（四）IgA 肾病的其他治疗方法

1.IgA 肾病患者的扁桃体切除　当扁桃体炎为血尿发作的诱发感染时，切除扁桃体可以减少血尿发作的频率。日本的一个长期回顾性分析发现扁桃体切除可减少肾衰竭的发生风险，但德国、意大利或中国的研究不支持这一点。因为 IgAN 肉眼血尿的自然病程就是肉眼血尿随时间发作频率增加，需要更多随机对照研究来明确扁桃体切除的治疗效果。扁桃体炎诱发肉眼血尿继而引起 AKI 复发的患者，扁桃体切除术可能有效，但也不推荐所有患者均需要扁桃体切除术。近期来自日本的一项多中心 RCT 显示扁桃体切除联合激素冲击治疗与单纯激素冲击治疗相比，在改善血尿和提高临床缓解率 [血尿和（或）蛋白尿消失] 方面并无显著性差异。KDIGO 指南不建议对于 IgA 肾病患者进行扁桃体切除治疗。

2.抗凝和抗血小板治疗　有研究认为对于慢性肾功能不全的患者应给予抗凝、抗血小板聚集治疗。然而由于样本量小，观察时间短，而且研究中大多同时合并其他治疗，因此并不能得出抗血小板药物的单独疗效，影响证据的可靠性，仍需进一步扩大样本予以验证。目前 KDIGO 指南不建议使用抗血小板药物治疗 IgA 肾病。

（五）移植肾复发的治疗

目前没有数据说明新型免疫抑制剂可以改善 IgA 再次沉积的发生或预防疾病复发。但有一些数据表明长期激素治疗可以改善移植肾结局，而许多临床医师对这类患者仅仅给予支持治疗。虽然伴有器官功能急剧恶化的新月体性 IgAN 再发时按初发新月体性 IgAN 治疗措施处理后成功案例较少，但仍推荐该治疗方法。

第四节　膜性肾病

膜性肾病是以肾小球基底膜（GBM）上皮细胞下免疫复合物沉积伴 GBM 弥漫增厚为特征的一组疾病，病因未明者称为特发性膜性肾病。

一、发病率

特发性膜性肾病是构成中老年患者原发性肾病综合征的常见疾病，发病高峰年龄为 40 ～ 50 岁，小于 16 岁的患者仅占 1%。男女比例约为 2：1。国外报道占原发性肾病综合征的 30% ～ 40%，居首位，但近年来由于局灶节段性肾小球硬化（FSGS）发病率明显上升，在有些报道中已居于第二位。

☆ ☆ ☆ ☆

二、肾脏病理

1.光镜 早期肾小球大致正常，毛细血管袢可略显扩张、僵硬，可见 GBM 空泡样改变，上皮细胞下可见细小的嗜复红蛋白沉积。病变明显时表现为 GBM 弥漫增厚，钉突形成(嗜银染色)，上皮细胞下、钉突之间颗粒状嗜复红蛋白沉积。晚期则表现为 GBM 明显增厚，可呈链环状，毛细血管袢受到挤压闭塞，系膜基质增多，肾小球硬化。伴发的不同程度的肾小管及肾间质病变有：肾小管上皮细胞变性，肾小管灶状萎缩，肾间质灶状炎症细胞浸润及纤维化。

2.免疫荧光 特点是以 IgG、C3 为主沿毛细血管壁颗粒样沉积。可伴有其他免疫球蛋白沉积，但强度较弱。

3.电镜 根据电镜表现可将特发性膜性肾病进行分期，光镜有一定的辅助作用，公认的是 Ehrenreich Churg 的分期法。

Ⅰ期：GBM 无明显增厚，足突广泛"融合"，GBM 外侧上皮细胞下有小块的电子致密物沉积。

Ⅱ期：GBM 弥漫增厚，上皮细胞下有较大块的电子致密物沉积，它们之间有 GBM 反应性增生形成的钉突。

Ⅲ期：电子致密物被增生的 GBM 包绕，部分开始被吸收而呈现出大小、形状、密度各不一致的电子致密物和透亮区。

Ⅳ期：GBM 明显增厚，大部分电子致密物被吸收而表现为与 GBM 密度接近。

这一分期法主要是基于在部分患者的重复肾活检中观察到随着发病时间的延长病变可沿分期进展，但在以后的大量研究中，并未发现分期与病程的明显对应关系；虽然，有报道Ⅲ、Ⅳ期患者的治疗反应及预后较差，但并未获得普遍认同；临床缓解的患者重复肾活检，虽有的可表现为分期程度减轻或恢复正常，但也可没有病理上的改变。另外，尚有 Gartner 的五期分法，即将膜性肾病病理表现恢复近于正常并遗留部分肾小球硬化的阶段称为Ⅴ期，但并未被多数人采纳。因此，分期的方法及其临床意义，还有待今后研究。

以上是膜性肾病的典型病理表现，主要见于特发性膜性肾病以及药物、肿瘤引起的继发性膜性肾病。膜性肾病的病理变异类型如下。

伴有系膜细胞增生：有学者通过细胞计数发现特发性膜性肾病患者平均每个肾小球的系膜细胞数比正常对照略有增多，但肾脏病理学家大多认为在光镜下能够被确认的系膜细胞增生还是极少出现在特发性膜性肾病，因此，若伴有系膜细胞明显增生则应高度警惕继发性膜性肾病的可能。若系膜区免疫荧光阳性、电镜下系膜区可以见到电子致密物沉积，则更加提示继发性膜性肾病（但不能据此完全除外特发性膜性肾病），其中，C1q 和 IgA 阳性常见于狼疮性肾炎和乙型肝炎病毒相关性肾小球肾炎。

伴局灶节段性肾小球硬化（FSGS）：包括尖端型、传统类型（门部型及非特异型）和塌陷型。Howie 在研究中发现：若将特发性膜性肾病患者的肾活检标本进行连续切片观察，高达 64% 的患者伴有尖端型 FSGS 表现，鉴于后者不仅见于本病及原发性 FSGS 患者中，还可见于表现为大量蛋白尿的 IgA 肾病、糖尿病肾病等患者中，因此他曾推论尖端型 FSGS 可能是继发于大量蛋白尿的结果，但至今未被证实。另外，约 20% 的患者伴有传统的 FSGS 病理改变，临床观察表明此类患者的治疗反应及预后比无节段性硬化的患者差，因此，在病理诊断时应予以注明。近年来还有很少的病例报道发现塌陷型 FSGS 与膜性肾病共存的现象（除外了常见的继发性因素），预后很差。特发性膜性肾病与 FSGS 出现在同一患者的机制至今未明。

节段性膜性肾病：指的是免疫荧光仅有节段性肾小球毛细血管袢 IgG、C3 阳性，电镜下仅见部分 GBM 有典型的膜性肾病病理改变。这有可能是膜性肾病早期的病理表现，但确切临床意义目前并不明确。

伴新月体性肾小球肾炎：有个例报道抗 GBM 型新月体性肾炎可出现在特发性膜性肾病患者中，可同时发病，也可出现在特发性膜性肾病后，确切机制尚不明确。

三、病因

膜性肾病病因分类如下：

（一）特发性膜性肾病

病因不清。

（二）家族性膜性肾病

仅有很少的家族性聚集的报道，并未明确致病基因。

（三）继发性膜性肾病（约占膜性肾病的 30%）

1. 感染　乙型肝炎病毒、丙型肝炎病毒、梅毒、血吸虫、HIV、幽门螺杆菌等。

2. 自身免疫病　系统性红斑狼疮、类风湿关节炎、桥本病、结节病、干燥综合征等。

3. 肿瘤　各种实体瘤及淋巴瘤等。

4. 药物及重金属　青霉胺、硫普罗宁、金、汞，较少见还有锂、甲醛、非甾体消炎药（双氯芬酸，布西拉明等）及卡托普利等。

四、发病机制

确切机制虽仍未明，但已认识到本病是由针对肾小球上皮细胞膜上某些抗原的自身抗体与该抗原结合后脱落并沉着于上皮细胞下，再激活补体引起损害。

☆ ☆ ☆ ☆

近50年来许多学者在这一领域的不懈努力使我们对于膜性肾病的发病机制的认识逐步丰富起来，其中，在肾小球免疫复合物形成的机制研究中，有几个里程碑对我们今天更好地认识它具有重要的意义。

第一阶段：有学者首先报道了通过免疫荧光及电镜在膜性肾病中发现免疫复合物出现在肾小球基底膜上皮细胞下；同期，有学者在给兔静脉注射小牛血清的慢性血清病模型中，初步得到了与人类膜性肾病有相似之处的免疫病理表现（免疫复合物除在上皮细胞下沉积外，在系膜区、内皮下也有沉积）；有学者用近端肾小管刷状缘的组织成分免疫大鼠建立了近似人类膜性肾病病理表现的 Heymann 肾病模型，并在大鼠的血液中找到了含有肾小管成分的免疫复合物。因此，当时的人们几乎都相信膜性肾病是由循环免疫复合物沉积造成的，即使不能解释为何免疫复合物不像血清病模型那样在内皮下及系膜区也有沉积以及在 Heymann 模型的大鼠血液循环中为何是抗体过剩而不是抗原过剩而导致膜性肾病病变（当时已发现只有抗原过剩才能在血液循环中产生足够小的免疫复合物通过 GBM 沉积在上皮细胞下，这与抗体过剩的 Heymann 模型是相互矛盾的）。

第二阶段：1978 年 Couser 和 Hoedemaeker 两组研究者几乎在同时运用抗肾小管刷状缘的 IgG 灌注分离的大鼠肾脏重复出了 Heymann 模型的病理改变，从而提出特发性膜性肾病不是由循环免疫复合物沉积造成的，而很可能是由于位于足细胞足突膜上的自身抗原与抗体结合形成的原位免疫复合物导致的。此后又有学者确定了 Heymann 模型中的这一抗原是大鼠足细胞膜及肾小管刷状缘上的分子量为 516 kD 的糖蛋白——megalin 及与受体相关蛋白（RAP）的结合物，从而证实了前面的发现。但问题是在人类的足细胞及肾小管刷状缘上没有发现 megalin 的存在，因此，在膜性肾病患者的肾小球中寻找与 megalin 在 Heymann 模型中所起作用相似的抗原就成了有关研究的主要方向之一。

第三阶段：2002 年 Ronco 领导的研究小组在对新生儿膜性肾病的 3 个家系研究中发现其致病抗原是位于足细胞足突膜和肾小管刷状缘上的中性内肽酯（neutral endopeptidase，NEP），而致病抗体来自 NEP 缺失的母亲，这是首次在人类膜性肾病患者中证实，构成膜性肾病免疫复合物的抗原是足细胞足突膜的固有成分并与相应抗体在原位结合。虽然，这一发现目前还不能用来解释成人特发性膜性肾病，但结合 Heymann 模型中的已有发现，我们有理由相信大多数人类特发性膜性肾病的免疫复合物的形成机制可能与此相同，只是位于足突膜上的抗原成分可能各有不同罢了。

在研究免疫复合物形成机制的动物模型中还曾发现，有些带阳电荷的抗原可以从血液循环中通过肾小球内皮细胞及 GBM "种植" 到上皮细胞下，可能多数继发性膜性肾病的免疫复合物形成是通过这一方式的。

　　膜性肾病发病机制的另一个重要研究领域是免疫复合物形成后，通过哪些途径造成了肾脏损害及大量蛋白尿等临床表现。其中，激活补体并形成膜攻击复合物 C5b-9 是非常重要的一环。证据主要有：在人类膜性肾病及 Heymann 模型中的肾脏病理切片及尿中可以发现 C5b-9，且与病变活动程度及预后平行；在补体全部缺失或先天性缺失补体 C6、C8 的大鼠中建立 Heymann 模型，因 C5b-9 不能形成，即使免疫复合物在上皮细胞下形成，也不出现蛋白尿。

　　补体的激活是促进因素（如免疫复合物）和抑制因素（补体调节蛋白，CRP）相互抗衡的结果。研究已发现在人类特发性膜性肾病上皮细胞下的免疫复合物中的 IgG 以 IgG4 为主，它结合 C1q 的能力很弱，且在特发性膜性肾病肾组织的免疫荧光检查中，C1q，C4 常为阴性，说明补体的经典激活途径在特发性膜性肾病的发病机制中不起主要作用，补体可能是通过旁路途径激活的。

　　现有大量的研究表明，补体复合物 C5b-9 在膜性肾病中的致病作用，不通过其细胞溶解作用。其非溶解活性的致病作用主要通过激活足细胞来表现，包括：①诱导足细胞产生氧自由基。②刺激足细胞产生各种蛋白酶（如金属蛋白酶导致 GBM 损伤）。③影响足细胞的微丝骨架结构，使裂隙膜的主要构成蛋白裂隙素（nephrin）与足细胞素（podocin）分离并重新分布，引发蛋白尿。④上调足细胞的环氧化酶 2（COX-2），使细胞内质网受损。⑤通过促进足细胞产生 TGF-β，增加细胞外基质，导致 GBM 增厚及肾小球硬化。⑥促进足细胞凋亡，从 GBM 上脱落。除上述作用外，C5b-9 通过足细胞被排出到原尿中，作用于肾小管，对于肾小管间质病变的形成也起到了重要作用。

五、临床表现

　　特发性膜性肾病起病隐袭，水肿逐渐加重，患者中 80% 表现为肾病综合征，其余为无症状蛋白尿。20%～55% 的患者有镜下血尿（变形红细胞），肉眼血尿罕见（多见于肾静脉血栓形成或伴新月体肾炎时）；20%～40% 伴有高血压。大多数患者起病时肾功能正常，但有 4%～8% 的患者存在肾功能不全，部分患者可于多年后逐步进展为慢性肾衰竭。

　　肾病综合征的各种并发症均可在本病中见到，但比较突出的是血栓、栓塞并发症，常见于下肢静脉血栓、肾静脉血栓及肺栓塞，发生率为 10%～60%，报道中的较大差别可能与检查手段不同有关。

六、诊断和鉴别诊断

　　病理诊断膜性肾病后，应首先除外继发因素，才可诊断特发性膜性肾病。常需要鉴别的疾病如下。

☆☆☆☆

（一）膜型狼疮性肾炎

常见于年轻女性，有系统性红斑狼疮的多系统损害的表现，病理表现为具有增殖性病变的非典型膜性肾病的特点，免疫荧光多为各种免疫球蛋白、补体成分均阳性的"满堂亮"现象，一般 C1q 阳性比较突出。但也有个别患者起病时仅有肾脏受累而无系统性表现，病理改变接近典型的膜性肾病，在此后数年中才逐步符合系统性红斑狼疮的诊断标准，因此，严密的随访具有重要意义。

（二）乙型肝炎病毒相关性肾炎

大多数儿童及青少年膜性肾病患者都继发于乙型肝炎病毒感染。可有乙型肝炎的临床表现或乙型肝炎病毒的血清学异常，病理表现为具有增殖性病变的非典型膜性肾病，免疫荧光多为"满堂亮"，在肾组织中能够检测出乙型肝炎病毒抗原。

（三）肿瘤相关性膜性肾病

见于各种恶性实体瘤及淋巴瘤，在病理上可以与特发性膜性肾病无区别，特别是少数患者可以在确诊膜性肾病后 3 ～ 4 年才发现肿瘤，应特别予以关注。这一类患者多发生在老年，统计表明占 60 岁以上膜性肾病患者的 20%，所以，对老年患者应严密随访，注意肿瘤的存在，不要仅满足于膜性肾病的诊断。

（四）药物或毒物导致的膜性肾病

有接触史，停药后多数患者可自发缓解，在病理上可以与特发性膜性肾病无区别，所以，详细了解病史非常重要。最后，需注意并发症的诊断，特别是血栓、栓塞并发症。彩色多普勒超声可以帮助诊断肾静脉主干血栓及四肢静脉血栓。肾静脉造影是确诊肾静脉血栓最准确的手段。X 线胸片、肺血管 CT 和肺通气、灌注核素扫描可用以发现肺栓塞。

七、治疗及预后

膜性肾病患者临床表现和预后差异悬殊，宜对膜性肾病进展风险进行评估，以选择不同的治疗方案。目前常用 24h 尿蛋白量为主要依据进行划分：低度风险者为尿蛋白 ≤ 4.0g/24h 者；中度风险者为尿蛋白 > 4.0g/24h ≤ 8.0g/24h 者；高度风险者为尿蛋白 > 8.0g/24h 者。对于低度风险者，首先选择非免疫抑制剂治疗，随访观察 6 个月如治疗无效或出现肾功能损害加用免疫抑制剂治疗。对于中度风险者，根据患者水肿和肾功能状况选择非免疫抑制剂治疗或直接开始免疫抑制剂治疗。对于高度风险者，一般需要免疫抑制剂治疗。患者出现以下情况时不推荐使用免疫抑制剂治疗：血肌酐水平 > 3.5mg/dl 或估计肾小球滤过率 (eGFR < 30ml/min)；肾脏萎缩（长径 < 8.0cm）；伴随严重或潜在危及生命的感染。

特发性膜性肾病患者抗 PLA2R 阳性者约占 70%，研究表明患者血清抗
PLA2R 滴度与疾病的活动度及治疗反应有很好的相关性。动态监测血清抗
PLA2R 滴度和尿蛋白量可作为选择和调整治疗方案的依据。

（一）非免疫抑制治疗

膜性肾病非免疫抑制治疗主要包括控制血压、纠正脂质代谢紊乱和预防静
脉血栓等。患者血压建议控制在 125/75mmHg 以下，降压药物首选血管紧张素
Ⅱ受体拮抗剂（ARB）或血管紧张素转化酶抑制剂（ACE Ⅰ）。纠正高脂血症
可选用他汀类药物，膜性肾病患者易发生肾静脉血栓，可引起急性肾损伤、血尿、
肺栓塞等并发症。目前对膜性肾病患者是否需预防性抗凝治疗尚缺乏循证医学
证据。对于伴发较严重低蛋白血症（人血白蛋白＜ 28g/L）和高脂血症的患者，
可预防性地给予抗凝治疗。

（二）免疫抑制治疗

对于膜性肾病是否需要免疫抑制治疗一直存在争议，原因在于膜性肾病自
然病程长，部分患者可出现自发缓解。改善全球肾脏病预后组织（KDIGO）指
南指出，免疫抑制剂仅应该用于持续大量蛋白尿、肾功能恶化或出现严重并发
症者，仍推荐烷化剂联合糖皮质激素作为一线治疗药物，钙调磷酸酶抑制剂作
为替代治疗药物。

1. *糖皮质激素联合细胞毒性药物*　对降低特发性膜性肾病患者尿蛋白水平
和延缓肾功能下降有效。目前较为经典的是甲泼尼龙（MP）联合苯丁酸氮芥（CH）
（MP+CH）和甲泼尼龙联合环磷酰胺（CTX）（MP+CTX）方案，其中甲泼尼龙
联合环磷酰胺方案疗效相对较好，不良反应相对较小。具体治疗方案为甲泼尼
龙 1.0g/d 静脉滴注 3d，接着口服 0.4mg/（kg・d）连续 27d，继以口服苯丁酸
氮芥 0.2mg/（kg・d）（MP+CH 组）或环磷酰胺 2.5mg/（kg・d）（MP+CTX 组）
连续 30d。上述治疗循环 3 次，总疗程 6 个月。

2. *钙调磷酸酶抑制剂*　目前临床应用的钙调磷酸酶抑制剂包括环孢素 A 和
他克莫司。有学者发现环孢素 A[（3.7±2.0）mg/（kg・d）] 联合低剂量泼尼松
[0.15mg/（kg・d），最大不超过 15mg/d] 治疗膜性肾病显著有效。

他克莫司的免疫抑制能力是环孢素 A 的 10 ～ 100 倍，肾毒性低于环孢素 A，
目前已有不少研究证实他克莫司治疗膜性肾病有效。有学者证实单用他克莫司
[0.05mg/（kg・d），连续 12 个月，然后在 6 个月内逐渐减量] 与安慰剂相比显
著有效。

3. *雷公藤*　大量临床实践证实雷公藤制剂（雷公藤总苷片等）对膜性肾病
治疗有效。有些医院应用雷公藤总苷片 20mg，3 次 / 天，联合泼尼松 0.5mg/（kg・d）
治疗膜性肾病缓解率达 86.9%（完全缓解率 52.2%）。值得注意的是，雷公藤对
部霍奇金病分环磷酰胺、钙调磷酸酶抑制剂均不敏感的患者依然有效，提示其

治疗膜性肾病的机制不同于上述药物。

4.利妥昔单抗　是一种针对 CD20 的单克隆抗体。已有不少临床报道和小规模研究证实利妥昔单抗对部分膜性肾病患者有效。有学者应用利妥昔单抗（$375mg/m^2$，每周 1 次，连续 4 次）治疗 8 例膜性肾病，1 年后 2 例完全缓解，4 例部分缓解。Fervenza 等采用利妥昔单抗（$375mg/m^2 \times 4$ 次，6 个月后重复 1 次）治疗尿蛋白 > 5.0g/24h 的膜性肾病患者，平均尿蛋白起始为 11.9g/24h，12 个月后下降至 4.2g/24h，24 个月后降至 2.0g/24h，2 年随访结束时 18 例完成的患者中 4 例完全缓解，12 例部分缓解。目前比较利妥昔单抗和环孢素 A 治疗膜性肾病的多中心随机对照研究（MENTOR）正在进行中。

5.霉酚酸酯　联合糖皮质激素治疗膜性肾病已有不少报道。有学者应用霉酚酸酯（1.0mg，2 次／天）联合糖皮质激素治疗 32 例膜性肾病患者，随访 12 个月平均尿蛋白量从 8.40g/24h 降至 1.41g/24h，但是与口服环磷酰胺 [1.5mg/(kg·d)] 联合激素组相比从疗效到不良反应都没有优势。有学者应用霉酚酸酯或联用糖皮质激素治疗 17 例膜性肾病患者，患者中位尿蛋白／肌酐比值从 7.3 降至 1.5。有学者应用霉酚酸酯治疗 16 例激素、环孢素 A 或细胞毒性药物抵抗的膜性肾病患者，结果 6 例患者尿蛋白减少 50% 以上，2 例取得部分缓解。霉酚酸酯联合糖皮质激素不失为治疗膜性肾病的一种选择，特别是对于不能耐受其他免疫抑制治疗的患者。

6.其他治疗　单用糖皮质激素虽对部分膜性肾病患者有效，但总体疗效不佳，目前不推荐。

有学者应用硫唑嘌呤联合激素治疗膜性肾病，随访多年均未能取得减少蛋白尿、改善预后等获益，目前不推荐。

Eculizumab 是抗 C5 单克隆抗体，对阵发性睡眠性血红蛋白尿、非典型溶血尿毒综合征等补体相关性疾病有效。而 C5b-9 膜攻击复合物在膜性肾病肾脏损伤中起了重要作用，Eculizumab 治疗膜性肾病存在理论可行性，但尚缺乏临床依据。

尽管大部分膜性肾病患者长期合理管理，膜性肾病仍是肾小球疾病终末期肾病第二或第三大病因。西方有研究通过纳入 1189 例膜性患者进行肾脏存活率的研究发现，5 年肾脏存活率达 86%，10 年为 65%，15 年存活率为 59%。其中，大量蛋白尿和病程持续时间是最重要的因素，尿蛋白 > 4g/d 病程超过 18 个月、尿蛋白 6g/d 病程 > 9 个月、尿蛋白 8g/d 病程 > 6 个月或是起病时尿蛋白 > 10g/d 者，发展至 ESRD 的概率明显升高。30% 以上的蛋白尿患者可以自行缓解，但随着病程进展、蛋白尿加重，自发缓解率下降，且高自发的缓解率与女性和非肾病水平蛋白尿两个因素有关。同时，有研究报道非肾性水平蛋白尿患者的 15 年肾脏存活率可达 90%。有报道称 100 个未诊治患者中 72% 的患者肾存活时间达 8 年，但是其中 37% 没有肾病表现，而且 50% 以上每天蛋白尿 < 5g。即便如此，8 年后有 25% 转为终末期肾脏病（ESRD），15 年后几乎 50% 转为 ESRD。因此，蛋白尿低于 3.5g/d、无红细胞、无高血压、肾功能正常、没有系统性继发性因素的患者都有相对良好的预后。如果不行肾活检，这些患者需要监测，因为 50% 以上可能会在疾病进展中的某些时刻发生肾病性蛋白尿，且多在临床症状出现后的最初 2 年内。

第五节　肾病综合征

一、病因分类

肾病综合征根据病因分为原发性和继发性，原发性肾病综合征只有在排除掉继发性的原因后才能诊断。肾病综合征病因的明确对于其本身治疗及预后的判断非常重要，由于诊断技术的进步，很多原本诊断为原发性的肾病综合征都找到了继发性的原因，从而对患者产生了比较正面的影响。继发性的原因很多（表 1-2），临床常见的原因有感染、风湿免疫系统疾病、肿瘤、代谢性疾病及药物等。

表 1-2　继发性肾病综合征病因

分类	病因
药物	非类固醇类消炎药、α- 干扰素、氨羟二膦酸二钠、帕米膦酸钠、钾中毒、青霉胺、卡托普利、金制剂、有机溶剂、海洛因、甲醛、碳氢化合物感染
感染	细菌感染：如链球菌、梅毒、结核、麻风
	病毒感染：如 BK 病毒、肝炎病毒（乙型、丙型、戊型）、巨细胞病毒、带状疱疹病毒、EB 病毒、HIV
	寄生虫感染：如弓形虫、疟原虫、血吸虫、包虫、丝虫
过敏	蜂毒、蛇毒、预防接种
肿瘤	实体瘤：如肺癌、肾细胞癌、肝癌、胃癌等
	非实体肿瘤：如淋巴瘤、白血病、多发性骨髓瘤等
系统性疾病	系统性红斑狼疮、干燥综合征、类风湿、皮肌炎、过敏性紫癜、血管炎、冷球蛋白、淀粉样变
遗传性疾病	Denys-Drash 综合征、Frasier 综合征、甲髌综合征、Alport 综合征、Galloway-Mowat 综合征、MELAS 综合征、遗传性糖尿病
代谢性疾病	糖尿病、黏液水肿、Craves 病、肥胖

☆ ☆ ☆ ☆

二、临床表现及病理生理

（一）大量蛋白尿

大量蛋白尿指每日从尿液中排泄蛋白质超过 $3.5g/1.73m^2$，儿童为 50mg/kg。这是肾病综合征的主要诊断依据，这也是肾病综合征临床和病理生理表现的基础。首先，大量蛋白尿的产生主要是由于肾小球滤过膜通透性异常所致。正常肾小球滤过膜对血浆蛋白有选择性滤过作用，可以阻止绝大部分血浆蛋白从肾小球滤过，只有很少部分血浆蛋白进入肾小球滤液。肾小球病变引起选择性滤过屏障作用损伤，导致大分子和中分子蛋白等大量漏出。如膜性肾病时机械屏障损伤，导致大分子的蛋白（一般大于 150kD）漏出。其次，肾小球疾病时，肾小球基底膜结构功能异常，泌酸成分明显减少，导致肾小球阴离子电荷屏障损伤，使带阴离子电荷的白蛋白滤过增加，从而导致蛋白尿。如微小病变时，电荷屏障损伤，导致小分子量的白蛋白漏出。此外，肾小球血流动力学改变也能影响肾小球滤过膜的通透性。血液增高，蛋白尿增多；血压降低，蛋白尿减少。血管紧张素 II 主要作用于出球小动脉，导致球内压增加，从而导致蛋白漏出。使用血管紧张素转化酶抑制剂或血管紧张素 II 受体拮抗剂扩张出球小动脉，降低球内压可以减少尿蛋白的产生。

足细胞病变近年来被认为与肾病综合征的蛋白尿有很密切的联系，尤其与微小病变型与局灶节段性肾小球硬化型的蛋白尿形成密切相关，微小病变中足细胞具有黏附作用的肌养蛋白聚糖（dystroglycan）表达减少，其减少的程度与尿蛋白量密切相关；原发性局灶节段性肾小球硬化。患者中可见足细胞脱落、凋亡。早在 50 年前就发现肾病综合征存在广泛足突融合的现象。足细胞中 nephrin、podocin 的基因及蛋白表达在遗传性肾病综合征患者中缺失。在动物肾病综合征模型中，维生素 D 被发现通过减少足细胞的凋亡，增加 nephrin、podocin、$\alpha3\beta1$ 整合蛋白及 dystroglycan 表达，从而减少蛋白尿的产生。

大量蛋白尿可导致患者显著的负氮平衡，但肌肉耗损的程度被水肿掩盖，直到患者水肿消退才能完全体现出来。增加蛋白质摄入量并不能提高白蛋白的代谢，因为增加摄入量可通过影响血流动力学增加肾小球压力，并增加尿蛋白质丢失。低蛋白饮食反而会减少蛋白尿，但也减少了白蛋白合成率，从长远来看可能增加负氮平衡的风险。

（二）血浆蛋白浓度的改变

1. 低蛋白血症　肾病综合征的特征之一，即血浆白蛋白低于 30g/L。低白蛋白血症主要由尿液丢失所致。除此之外，低蛋白血症还受以下因素的影响：①肝脏白蛋白合成代偿性增加，但这代偿机制似乎被肾病综合征削弱。在低蛋白血症时，白蛋白分解率的绝对值是正常的，甚至于下降，肝脏合成白蛋白增加，

☆ ☆ ☆ ☆

如果饮食中能补充足够的蛋白，每日肝脏合成的白蛋白可达到20g以上，在部分肌肉发达，摄入蛋白较多的肾病综合征的患者中，可不出现低蛋白血症；但在部分仅中度蛋白尿的肾病综合征患者也可出现低蛋白血症，这部分患者往往肝脏合成功能较差，常伴有低胆固醇血症；也可能由于血管壁对白蛋白的通透性增加，使白蛋白向间质中漏出，而血浆中白蛋白减少。指甲盖上的白线（马克尔线）是低白蛋白血症的临床典型特点。②肾小管分解白蛋白的能力增加。肾病综合征时，肾小管摄取和分解白蛋白明显增加，肾内白蛋白代谢可以达到16%～30%，而正常人只有10%左右。③严重水肿导致胃肠道吸收能力下降。④胃肠道白蛋白的丢失增加，这可能与病情的严重程度相关。

肾病综合征患者常呈负氮平衡，年龄、病程等均可影响白蛋白水平。低蛋白血症时，与药物结合的白蛋白减少，导致药物游离浓度增加，此时，常规剂量药物也可产生不良毒副作用。低蛋白血症和蛋白异常血症使红细胞沉降率（ESR）显著增加，因此ESR不再作为肾病患者急性期反应的标志。

2. 其他蛋白浓度的改变　肾病综合征时，除了血浆白蛋白的改变外，还有其他蛋白浓度的改变，有些增加有些减少，主要取决于合成和分解的平衡。如血清蛋白电泳中 α_2 和 β 球蛋白升高，而 α_1 球蛋白正常或降低；IgG下降，而IgA和IgE升高。蛋白浓度的改变导致了肾病综合征患者其他临床症状，如B因子的缺失，使肾病综合征患者容易感染；纤维蛋白原、凝血因子V、Ⅶ升高，抗凝血因子减少加重了血栓形成的可能。

（三）水钠潴留

水肿是肾病综合征的一个主要临床表现，当组织间液增加超过5kg，即可出现临床可察觉的水肿。目前其发病机制仍不太明确。100多年前对于肾病综合征水肿的发生提出了低充盈假说：尿中大量蛋白丢失，导致血浆白蛋白下降，使血浆胶体渗透压下降，根据Starling定律使水分从血管渗透到细胞外间隙的液体增加所致。随之而来的循环血容量减少（容量不足）产生继发性刺激肾素-血管紧张素系统（RAS），导致醛固酮诱导的远端小管钠潴留。这种对血容量减少的代偿加重了水肿，因为较低的胶体渗透压改变了静水压下的跨毛细血管壁压力的平衡，迫使更多的液体进入细胞间隙而不是储存在血管内。此即"低充盈学说"。根据该理论，治疗肾病综合征患者的水肿的方法很清晰：扩张有效循环血量，增加血管内的胶体渗透压，比如输注白蛋白。该学说在临床上存在很多证据：如部分肾病综合征患者的血浆量、血压和心排血量都减少，特别是儿童的微小病变肾病（MCD）患者，并且可以通过输注白蛋白扩充血容量进行纠正。

但是"低充盈学说"并不能很好地解释所有的肾病综合征患者的临床表现。①根据"低充盈学说"，临床上肾病综合征患者会出现低血容量的表现如低血压、脉压小、脉搏细弱等症状。但是在临床上，低血容量患者只见于 7% ～ 38% 的患者，成人肾病综合征患者中血容量大多为正常甚至增加。这些肾病综合征患者，肾脏钠水排泄障碍可能才是其水肿的主要原因，低蛋白血症只是加重的原因。②单独使用白蛋白并不能增加患者的尿量。相反，单独使用利尿剂却可以使患者利尿。③螺内酯或者 ACEI 等药物能抑制肾素 - 醛固酮轴的活性，但是使用这些药物并不能增加钠的排泄。④很多肾病综合征患者病情缓解时最初的表现即尿量增加，此时血浆白蛋白并未增加。⑤很多血浆白蛋白减少的患者并未出现水肿。有学者制作了微小病变的大鼠模型进行实验，实验结果提供了强有力的证据证明"低充盈学说"并不能完全解释肾病综合征水肿的原因。

因此，最近关于肾病综合征水肿的机制又提出了"高充盈学说"。有学者证明肾脏集合管与肾病综合征的水钠潴留密切相关，并且发现集合管上皮细胞的钠离子通道（ENaC）是钠离子重吸收的关键通路。在很多肾病综合征的动物模型中发现 ENaC 表达明显增加，同时这些集合管节段的 Na^+-K^+-ATP 酶活性也明显增加，而一些蛋白酶（如纤溶酶）可以调节并激活这些钠离子通道。因此根据"高充盈学说"，肾病综合征患者的水肿是由于尿蛋白增加，同时尿液中各种蛋白酶增加，导致集合管系统的 ENaC 被激活，导致钠水重吸收增加，从而导致水钠潴留。最近，有学者发现肾病综合征患者的尿液确实导致活化的 ENaC 增加，在使用纤溶酶抑制剂后可以抑制活性 ENaC 的表达。

但是对于"高充盈学说"仍然不能完全解释所有肾病综合征患者的临床表现，如部分肾病综合征患者尤其是小儿患者容易出现低血容量症状：低血压、心跳加速、四肢冰冷及血液浓缩。同时，如果所有的肾病综合征患者水肿都是可以用"高充盈学说"解释，那么，单用阿米洛利（ENaC 竞争性抑制剂）应该可以利尿及减轻水肿，但是临床上很少单独使用阿米洛利来治疗肾病综合征患者的水肿，而是经常和袢利尿剂合用来利尿。

综上所述，目前还没有哪种学说能完全解释肾病综合征患者水钠潴留的机制，包括最早提出"高充盈学说"的 Meltzer 在文章中也提到，临床上一些患者的水肿可以用"低充盈学说"解释，另一部分可以用"高充盈学说"解释。在临床上确认是什么原因导致的水钠潴留又非常重要，因为它与患者药物的使用及治疗效果密切相关。仅根据其中一种学说来治疗水肿，而不是根据患者的实际情况出发，对于患者来说都是一件很危险的事情。

（四）高脂血症

高脂血症在大量蛋白尿的患者十分常见，因此它被认为是肾病综合征的一个主要特征。肾病综合征患者几乎所有脂蛋白成分均增高，血浆总胆固醇、低密度脂蛋白胆固醇明显增高；三酰甘油和极低密度脂蛋白胆固醇升高。高密度脂蛋白胆固醇可以升高、正常或降低，且高密度脂蛋白 3（HDL3）有成熟障碍。

载脂蛋白也出现异常，如 ApoB 明显升高，而 ApoC 和 ApoE 轻度升高。尽管血清三酰甘油水平容易变化，但血清胆固醇浓度通常高于 500mg/dl。现在普遍认为，肾病综合征患者因为高凝状态合并高脂血症，发生冠心病的风险增加，且冠心病死亡风险增加了 5 倍，但微小病变型肾病患者除外，这可能是因为微小病变型肾病不会存在长期的高脂血症。

肾病综合征的血脂异常可能的机制包括肝脏低密度脂蛋白（LDL）和极低密度脂蛋白（VLDL）的合成增加，缺陷的外周脂蛋白脂肪酶的激活导致 VLDL 增加，以及尿液中高密度脂蛋白（HDL）的丢失。

实验证据表明，通过降脂治疗可以延缓各种机制导致的肾脏疾病的进展，然而，支持他汀类药物延缓 CKD 进展的临床证据并不太明确，在这个问题上仍需要做充分的前瞻性临床研究。

三、并发症

（一）感染

由于大量免疫球蛋白自尿中丢失，血浆蛋白降低，影响抗体形成。肾上腺皮质激素及细胞毒性药物的应用，使患者全身抵抗力下降，极易发生感染，如皮肤感染、原发性腹膜炎、呼吸道感染、泌尿系感染，甚至诱发败血症。

（二）血栓形成

肾病综合征患者容易发生血栓，尤其是膜性肾病发生率可达 25% ～ 40%。形成血栓的原因有水肿、患者活动少、静脉淤滞、高血脂、血液浓缩使黏滞度增加、纤维蛋白原含量过高及凝血因子Ⅴ、凝血因子Ⅶ、凝血因子Ⅷ、凝血因子Ⅹ因子增加和使用肾上腺皮质激素而血液易发生高凝状态等。

（三）急性肾衰竭

肾病综合征患者因大量蛋白尿、低蛋白血症、高脂血症，体内常处在低血容量及高凝状态，呕吐、腹泻、使用抗高血压药及利尿药大量利尿时，都可使肾血灌注量骤然减少，进而使肾小球滤过率降低，导致急性肾衰竭。此外，肾病综合征时肾间质水肿，蛋白浓缩形成管型堵塞肾小管等因素，也可诱发急性肾衰竭。

（四）冠状动脉粥样硬化性心脏病

肾病综合征患者常有高脂血症及血液高凝状态，因此容易发生冠状动脉粥样硬化性心脏病。有报道，肾病综合征患者的心肌梗死发生率比正常人高 8 倍。冠状动脉粥样硬化性心脏病已成为肾病综合征死亡原因的第三因素（仅次于感染和肾衰竭）。

（五）电解质及代谢紊乱

反复使用利尿药或长期不合理的禁盐，都可使肾病综合征患者继发低钠血症；使用肾上腺皮质激素及大量利尿药导致大量排尿，若不及时补钾，容易出现低钾血症。

四、辅助检查

（一）血常规
可见小细胞性（缺铁性）贫血，血小板计数可增多。

（二）尿液检查
24h 尿蛋白定量 ≥ 3.5g，尿沉渣常含各种管型，也可出现红细胞和红细胞管型，有时可见脂尿。

（三）血生化检查
1.血脂　总胆固醇、三酰甘油、游离胆固醇、酯化胆固醇及磷脂均增高。

2.血清蛋白　常 ≤ 30g/L。

3.血清蛋白电泳　可见 α_2 球蛋白和 β 球蛋白增高。

4.其他　血浆铜蓝蛋白、转铁蛋白、补体均减少；甲状腺素水平降低；纤维蛋白原增加等。

五、诊断要点

1.大量蛋白尿 [≥ 3.5g/24h 或 ≥ 3.5g/（$1.73m^2 \cdot 24h$）]。

2.低蛋白血症（血清蛋白 < 30g/L）。

3.水肿。

4.高脂血症。

上述 4 条中，前两条为必要条件。诊断原发性肾病综合征，须排除继发性肾病综合征。

六、鉴别诊断

（一）继发性肾病综合征
除符合肾病综合征的临床表现外，依据系统受损等表现和实验室特异性检查，鉴别诊断一般不难。

（二）遗传性肾病
除符合肾病综合征的临床表现外，多具有阳性家族史，鉴别诊断一般不难。

七、治疗

（一）水肿
大多数患者的外周水肿和腹水由原发性肾脏钠潴留所致。

1.利尿剂和限制钠摄入　所有肾病性水肿患者的初始管理为利尿和限制膳

☆ ☆ ☆ ☆

食钠摄入（约 2g/d），并监测低血容量的临床征象。通常在治疗的初始阶段，每天能够耐受排出 2 ～ 3L 的液体，且不会导致乏力、直立性低血压、四肢冰冷及不能用其他原因解释的血清肌酐升高等血浆容量不足的表现。治疗时需要密切监测，如果出现这些临床表现，应该暂时停止利尿治疗。首选袢利尿剂。由于存在利尿剂抵抗，常需增加利尿剂的剂量，调整利尿剂的使用间隔。连续测量体重是评估利尿剂治疗的重要指导。

2. 利尿剂抵抗　大多数患者对袢利尿剂反应良好，但患者的尿钠排泄通常较非肾病患者少，甚至在其肾功能正常或接近正常时也是如此。利尿剂抵抗的相关因素包括：

（1）所有常用的利尿剂都具有高蛋白结合率。低白蛋白血症时，蛋白结合率下降，利尿剂转运至肾脏的速率减慢。

（2）进入肾小管腔的部分利尿剂与滤过的白蛋白相结合，致使利尿剂失去活性。

（3）亨利袢可能对袢利尿剂有相对抵抗性。

因此，肾病综合征患者的有效利尿剂量通常更高，静脉使用呋塞米的最大剂量可至 80 ～ 120mg；对于效应不足的患者，可能需要添加噻嗪类利尿剂，以在肾小管的多个位点上阻断钠的重吸收；通过使用白蛋白联合袢利尿剂的溶液，可增强对显著低白蛋白血症患者的利尿作用；血管紧张素转化酶抑制剂降低白蛋白尿，提高血浆白蛋白浓度，此外还可抑制近端小管钠的重吸收，增强对利尿剂的反应。

（二）蛋白尿

在缺乏针对基础疾病的具体治疗时，应尽可能降低肾小球内压，减慢病情进展的速度。这通常需要通过应用血管紧张素转化酶抑制剂（ACEI）或血管紧张素受体拮抗剂（ARB）来实现。这些药物的潜在不良反应包括 GFR 的急剧下降和高钾血症；在开始使用这些药物和逐渐调整剂量期间，应监测患者的血清肌酐和血清钾水平。

（三）高脂血症

肾病综合征导致的脂质异常可随疾病的缓解而逆转。尚未确定持续性肾病患者高脂血症的最佳治疗方案。除了治疗基础肾小球疾病外，可选择的治疗方案还包括：

1. 膳食调整。

2. 使用 ACEI 或 ARB 来减少蛋白质排泄可使血浆总胆固醇和低密度胆固醇及脂蛋白（a）水平下降 10% ～ 20%。

3. 他汀类药物能够使血浆总胆固醇和低密度胆固醇浓度降低 20% ～ 45%，同时降低三酰甘油的水平。但发生肌肉损伤的风险增加。使用普伐他汀和氟伐

☆ ☆ ☆ ☆

他汀时产生肌肉毒性的可能性较小，但降低血清胆固醇的效果较差；同时使用吉非贝齐或环孢素的患者，使用他汀类药物产生肌肉毒性的风险明显增加。

（四）深静脉血栓

预防性抗凝必须同时权衡出血风险。当不清楚抗凝相关的出血风险时，可应用多种预测模型进行评估，包括心房颤动的抗凝及危险因素风险评分。对于没有抗凝禁忌证（活动性大出血、重度失代偿凝血病、血小板减少或重度血小板功能障碍、未控制的高血压、近期或计划行手术或侵入性操作）的肾病综合征患者，建议对以下情况给予预防性抗凝。

1. 无论何种原因引起的肾病综合征　存在抗凝的潜在适应证（心房颤动、遗传性易栓症、特定外科手术、重度心力衰竭、长期制动、病态肥胖和既往特发性血栓栓塞事件史且出血风险不高）；人血白蛋白浓度小于 20g/L 同时有低至中度出血风险。

2. 膜性肾小球肾炎（MN）患者　抗凝相关的出血风险低且人血白蛋白小于 30g/L；抗凝相关的出血风险中等，且人血白蛋白浓度小于 20g/L；有高出血风险的患者，不考虑给予预防性抗凝。

抗凝治疗适用于偶然发现的 RVT 患者；已发生非肾性血栓栓塞事件或急性 RVT 的肾病综合征患者给予抗凝治疗。对急性 RVT 患者应用溶栓治疗（联合或不联合导管取栓术）。当给予抗凝时，建议只要患者肾病未愈就持续使用华法林，疗程至少 6 ～ 12 个月，目标 INR 值是 2.0 ～ 3.0。

（五）免疫抑制

原则上根据肾活检病理结果选择治疗药物及疗程。

1. 对治疗的反应　依据蛋白尿的相对减少量和白蛋白水平来分类，下列为常用定义：

（1）完全缓解是指尿蛋白减少至 300mg/d 以下（尿蛋白肌酐比＜ 200mg/g）和血白蛋白＜ 35g/L。

（2）部分缓解是指尿蛋白减少 50%，绝对值为 0.3 ～ 3.5g/d；人血白蛋白浓度正常。

（3）复发是指完全或部分缓解持续 1 个月以上，再次出现尿蛋白 3.5g/d 以上；每年复发 3 次或以上，则认为是频繁复发。

（4）糖皮质激素依赖是指正在治疗或治疗完成 2 周以内复发或需持续使用以维持缓解。

（5）糖皮质激素抵抗是指使用足量泼尼松治疗 16 周后尿蛋白未达到部分缓解的标准。

2. 糖皮质激素　原发性 NS 治疗的最基本药物仍为糖皮质激素。糖皮质激素使用的原则为：

（1）起始剂量要足，成人泼尼松 1mg/（kg·d），最大剂量不超过 60 ～ 80mg/d；儿童可用至 2mg/（kg·d），最大剂量不超过 80mg/d。足量治疗维持 4 ～ 12 周，视病理类型而定。

（2）肾病综合征缓解后逐渐递减药物。

（3）激素治疗的总疗程一般在 6 ～ 12 个月，对于常复发的肾病综合征患者，在激素减至 0.5mg/（kg·d）或接近 NS 复发的剂量时，维持足够长的时间，然后再逐渐减量。激素剂量在 10mg 左右时，不良反应明显减少。

目前常用的激素是泼尼松，在有肝功能损害的患者选用泼尼松龙或甲泼尼龙口服。糖皮质激素治疗肾病综合征时要注意个体化，应尽可能采用每天一次顿服。长程糖皮质激素治疗时应注意药物不良反应（如高血糖、高血压、股骨头无菌性坏死、消化道溃疡、感染等），定期进行相关检查。

3. 环磷酰胺（CTX） 是临床应用最多的烷化剂。CTX 的一般剂量为 2mg/（kg·d），口服 2 ～ 3 个月或每次 0.5 ～ 0.75g/m^2，静脉滴注，每月一次。病情稳定后减量，累积剂量一般不超过 10 ～ 12g。CTX 的主要不良反应为骨髓抑制、肝功能损害、性腺抑制、脱发、出血性膀胱炎、感染加重及消化道反应。使用过程中应定期检查血常规和肝功能。

4. 钙调磷酸酶抑制剂（CNI） 可通过选择性抑制钙调磷酸酶，降低 T 细胞中 IL-2 和其他细胞因子的转录。

（1）环孢素 A（CsA）：起始剂量为 3 ～ 4mg/（kg·d），血药浓度应维持在谷浓度 100 ～ 200ng/ml。完全缓解后继续给予至少 6 个月；部分缓解后继续使用 1 年，维持剂量通常不超过 3mg/（kg·d）。

（2）他克莫司（FK506）：起始剂量 0.1mg/（kg·d）（分两次给药）或一次 4mg，2 次/天。调整剂量至谷浓度 5 ～ 10ng/ml。不良反应主要为齿龈增生、多毛、高血压、神经毒性及高血糖、高血脂等代谢异常，肾功能不全及小管间质病变严重的患者慎用。

5. 吗替麦考酚酯（MMF） 可逆性抑制一磷酸腺苷脱氢酶发挥作用，导致 B 细胞和 T 细胞增殖减少及抗体生成减少。口服生物利用度好，与白蛋白高度结合，肝功能障碍或低蛋白血症其水平明显升高。目标剂量 1.5 ～ 3g/d，分 2 次使用。严重肾功能不全需调整剂量，GFR 低于 25ml/min，最大剂量不超过 2g/d。最常见不良反应为胃肠道症状和白细胞减少，可增加发生感染、淋巴瘤的风险。用于治疗激素抵抗和激素依赖的原发性 NS 有一定疗效。主要抑制 T、B 淋巴细胞增殖。能增加 NS 的缓解率、降低复发率、减少激素等的不良反应。具体剂量、疗程视个体而异。

6. 单克隆抗体

（1）利妥昔单抗：是一种嵌合型的抗 CD20 单克隆抗体，可耗竭 B 淋巴细胞。该药似乎可有效延长激素依赖型或 CNI 依赖型患者的缓解期。使用方法：一次 375mg/m²，第 1、8 天静脉使用。使用过程中需监测 CD19⁺B 细胞。该药不良反应少，首次使用需注意如低血压、发热、皮疹、腹泻和支气管痉挛等不良反应，以及继发于中性粒细胞减少和（或）低丙种球蛋白血症的严重感染。

（2）依库珠单抗：是一种人源化单克隆抗体，与 C5 有高度亲和性，阻止 C5 降解，影响 C5a 和膜攻击复合物（C5b-9）形成。使用方案：每周静脉使用 900mg，连续 4～5 周，之后每 2 周使用 1200mg，持续 1 年。

（六）各种病理类型原发性 NS 的治疗

1. 微小病变肾病（MCD）　首选泼尼松，初始剂量为每日 1mg/kg（最大剂量为 80mg/d），持续 12～16 周，随后 6 个月内逐渐减量至停药。较短的疗程往往伴有复发。通常患者的蛋白尿在治疗有反应后 2～3 周内转阴。90% 以上患者在 4 个月内完全缓解，50%～65% 的患者将会有一次复发，10%～25% 的患者会反复复发。部分缓解不是 MCD 的特征，如果出现则应怀疑误诊，常见于因采样误差而遗漏的 FSGS。

对于复发患者采取以下治疗方案：

（1）对不频繁复发且无明显不良反应的患者，可重复给予较短疗程，即足量的口服泼尼松治疗 1 个月后在第 2 个月逐渐减量至停药。

（2）对于频繁复发且无明显不良反应的患者，长期给予低剂量口服泼尼松（约为一次 15mg，隔日 1 次）维持类固醇诱导的缓解；低剂量泼尼松后仍继续复发，以每周 5mg 的速度逐渐增加剂量至获得稳定缓解；如增加泼尼松的剂量产生不能耐受的不良反应，则应将患者视为糖皮质激素依赖。

（3）对于不能耐受长期应用糖皮质激素且频繁复发的患者，建议给予 CTX 而非 CsA，通常在泼尼松诱导或维持缓解后开始使用。

（4）对 CTX 治疗后继续复发的患者、糖皮质激素抵抗型或依赖型的患者，建议使用 CsA 或 FK506 联合低剂量泼尼松（0.15mg/kg）进行治疗。

（5）对于频繁复发或糖皮质激素依赖型的、CTX 和 CsA 治疗后持续复发的患者，建议尝试利妥昔单抗治疗。

2. 系膜增生性肾小球肾炎（MsPGN）　病变轻，系膜细胞增生较少，以 IgM 或 IgG 沉积为主，按微小病变激素治疗方案，适当延长疗程；病情重，系膜细胞增生显著，激素依赖或无效者，需加用细胞毒性药物，可减少复发；合并高血压的患者常规使用 ACEI/ARB。部分患者的病理表现以系膜区 IgM 沉积为主，对糖皮质激素的反应不足 50%，预后较差。

3. 局灶节段性肾小球硬化（FSGS）　首选糖皮质激素，泼尼松每日 1 次，剂量 1mg/kg（最大剂量为 60～80mg/d）。总疗程至少需要 6 个月。8～12 周内完全缓解，继续使用初始剂量 1～2 周，之后 2～3 个月逐渐减量停药，每

☆ ☆ ☆ ☆

2 ～ 3 周减量 1/3；如 12 周时仅部分缓解，3 ～ 9 个月内缓慢减少至停药，每 6 周左右减量 1/3；12 ～ 16 周尿蛋白明显减轻，未达到部分缓解，是否继续使用取决于不良反应程度及尿蛋白是否继续下降。对于存在使用糖皮质激素高风险、复发（缓解后 2 个月以上）、激素依赖和激素抵抗的患者，建议 CNI（CsA 或 FK506）联用小剂量糖皮质激素。患者对糖皮质激素反应低的因素包括小管间质病变重且血肌酐浓度高、大量尿蛋白（> 10g/d）、家族性病史等。对于肾脏病理中严重血管或间质病变的患者或 eGFR 低于 30 ～ 40ml/（min·1.72m^2）的患者，不建议使用 CNI，建议使用 MMF，加或不加小剂量糖皮质激素。常规联用 ACEI/ARB。

4. 膜性肾小球肾炎（MN）

（1）特发性 MN 的 5 年自发缓解率达 25% ～ 40%。因此，基于 24h 尿蛋白定量和肌酐清除率，对疾病进展风险分类，指导治疗决策。

①低风险：随访 6 个月期间，蛋白定量低于 4g/d 且肌酐清除率维持正常。对于 6 个月期间保持低风险的患者，推荐继续观察，而非给予免疫抑制治疗。监测频率为每 3 个月监测 1 次，为期 2 年，之后 1 年监测 2 次以评估可能需要治疗的疾病进展情况。

②中等风险：尿蛋白定量为 4 ～ 8g/d 且持续 6 个月以上，eGFR 正常或接近正常且在 6 ～ 12 个月的观察期间维持稳定。对于中等风险且尿蛋白在观察 6 个月后没有继续下降的患者，推荐启用免疫抑制治疗，使用以细胞毒性药物（CTX）或 CNI（CsA 或 FK506）为基础的方案，并且均联合使用糖皮质激素。如果治疗 4 ～ 6 个月后没有观察到蛋白尿大量减少（较峰值水平下降 30% ～ 50%），则考虑为治疗无效。如初始治疗无效，建议使用另一种方案进行治疗，给药方案与进行初始治疗所介绍的方案一样。对于使用细胞毒性药物进行初始治疗的患者，在开始使用 CNI 治疗前，通常要在停止细胞毒药物治疗后先等待 3 ～ 6 个月，除非患者具有严重症状或继发于活动性 MN 的血清肌酐升高。

③高风险：尿蛋白定量 > 8g/d 并持续 3 个月和（或）GFR 低于正常或在 3 个月内下降。对于高风险的患者，推荐以细胞毒性药物或以 CNI 为基础的方案，并且均需联合使用糖皮质激素。肾功能下降者建议使用 CTX。

（2）复发患者：蛋白尿复发可出现在 25% ～ 30% 的接受 CTX 治疗的患者，在使用 CNI 治疗的患者中复发率更高。

①对于使用 CNI 作为初始治疗的患者，建议使用与初始方案相同的给药方式再进行一个疗程的治疗或者选用以 CTX 为基础的方案，尤其是对于不能耐受初始方案的患者。

②对于使用以 CTX 为基础的方案作为初始治疗的患者，选择包括重复原治疗方案或者换成以 CNI 为基础的治疗。

☆ ☆ ☆ ☆

（3）耐药患者：耐药患者是指处于中度或高度风险且以 CTX 和以 CNI 为基础的方案试用治疗均失败的患者。在仔细评估进一步免疫抑制治疗的潜在风险和获益后，可考虑试用利妥昔单抗。

5. MPGN

（1）治疗基础病：如考虑丙型、乙型肝炎病毒感染所致的 MPGN，抗病毒治疗后通常可缓解；对细菌性心内膜炎早期抗生素治疗、多发性骨髓瘤的治疗可使 MPGN 部分缓解。

（2）特发性免疫复合物介导的 MPGN 治疗取决于肾功能障碍的严重程度。

①血肌酐正常的患者，建议在 ACEI/ARB 的基础上加用泼尼松，剂量为 1mg/（kg·d），持续 12～16 周。治疗有效，则应在 6～8 个月的时间里逐渐减少至隔日用药；治疗 12～16 周后，蛋白尿的降低少于 30%，则建议逐渐减量并停用，加用 CNI。

②血清肌酐升高伴或不伴有高血压且无新月体的患者，给予泼尼松进行初始治疗。如对治疗没有反应或血清肌酐和（或）蛋白尿升高，加用 CTX；CTX 无效可用利妥昔单抗治疗。

③对于伴或不伴新月体的快速进展性疾病患者，推荐使用糖皮质激素和 CTX 进行治疗。

（3）C3GN 和 DDD 都不常见，尚无高质量的证据，治疗应基于基础病因。自身抗体引起的疾病，如 C3 致炎因子（C3NeF）或抗 H 因子抗体等建议初始治疗包括血浆置换、利妥昔单抗或依库珠单抗；基因缺陷引起，建议输新鲜冷冻血浆；C3 基因突变引起，行血浆置换。

第 2 章

肾小管疾病

第一节　肾小管性酸中毒

肾小管性酸中毒（RTA）是因近端肾小管碳酸氢根离子重吸收和（或）远端肾小管泌氢离子功能障碍引起的临床综合征，肾小球滤过率则相对正常。该疾病病因隐匿复杂，临床表现多样，常累及多个系统和器官，其主要临床表现为高氯性、正常阴离子间隙性代谢性酸中毒、电解质紊乱、骨病及尿路症状等表现。大多数患者无肾小球异常。

一、临床分型

在一些遗传性疾病中，RTA 可能是主要或仅有的临床表现。本疾病按发病原因可分为原发性和继发性 RTA；按是否发生全身性代谢性酸中毒分为完全性和不完全性 RTA；按肾小管累及的部位分为近端和远端 RTA。现在多采用按病变部位、病理生理变化和临床表现综合分类：1 型：远端 RTA（RTA- Ⅰ）；2 型：近端 RTA（RTA- Ⅱ）；3 型：兼有 1 型和 2 型 RTA 的特点（RTA- Ⅲ）；4 型：高钾性 RTA（RTA- Ⅳ）；国外报道以 4 型最为常见，国内报道以 1 型占比例最多。邵怡等对 195 例原发性肾小管性酸中毒分析发现，原发性 RTA 占 23.1%；继发性 RTA 占 76.9%。继发性的常见病因包括干燥综合征（42.6%）、慢性肾脏疾病（12.8%）及肾毒性药物（4.1%）等。在首发症状中乏力、萎靡占 69.7%，烦渴、多饮、多尿占 45.6%，肢瘫占 39.5%，骨关节痛占 33.8% 等。

二、1型（远端）肾小管性酸中毒

1 型肾小管性酸中毒是由于远端肾小管酸化功能障碍所致，不能有效地在肾小管管周液和管腔液之间建立氢离子梯度，分泌氢离子减少，滞留体内，形成代谢性酸中毒。

（一）病因

1.原发性　包括特发性和家族性肾小管性酸中毒，肾小管功能多有先天性缺陷。

2. 继发性　以慢性间质性肾炎最为常见。

（1）自身免疫性疾病：高 -γ 球蛋白血症、Sjögren 综合征、原发性胆汁性肝硬化、系统性红斑狼疮、慢性活动性肝炎及血管炎等。

（2）遗传性系统性疾病：Ehlers-Danlos 综合征（皮肤弹性过度综合征）、镰状细胞贫血、Marfan 综合征、遗传性椭圆形红细胞增多症、Fabry 病及 Wilson 病等。

（3）基因异常：常染色体显性 RTA：阴离子交换体 1 缺陷，常染色体隐性 RTA：H^+-ATP 酶 A4 亚单位异常，常染色体隐性 RTA 合并进行性神经性耳聋：H^+-ATP 酶 B1 亚单位异常。

（4）药物及毒物：两性霉素 B、甲苯、马兜铃酸及锂等。

（5）合并肾钙质沉积的疾病：甲状旁腺功能亢进、维生素 D 中毒及特发性高钙血症。

（6）肾小管间质疾病：梗阻性肾病和慢性肾盂肾炎等。

（二）发病机制

该型 RTA 发病机制尚不完全清楚，目前认为它主要是由于远端小管 H^+ 分泌障碍或 H^+ 反漏而引起。由于氢泵功能障碍，主动泌氢减少，不能建立或维持管腔内外正常的 H^+ 浓度梯度，在儿童多为原发，常为先天性肾小管功能缺陷，在成人则常为继发于慢性肝脏疾病和某些自身免疫疾病。远端肾小管分泌氢离子的功能主要靠 H^+ 泵（H^+-ATP 酶，电依赖性）和 H^+-K^+-ATP 酶（ATP 依赖性）来完成。近年研究发现，远端小管细胞内 H^+-K^+-ATP 酶活性显著下降（可降低75%），而 H^+-ATP 酶则变化较少，可能是 1 型 RTA 发病的主要机制。另有研究发现，远端肾小管细胞内 H^+-K^+-ATP 酶的活性显著下降，也可能是 RTA 发病的原因。由于远端肾小管分泌氢离子减少，尿内铵离子、可滴定酸的排出也减少：由于钠离子 - 氢离子的交换减少，故钠离子 - 钾离子的交换增强，尿钾排出增多，常引起低钾血症。

（三）临床表现

1. 电解质紊乱　高血氯性代谢性酸中毒血碳酸氢盐离子浓度低于21mmol/L，阴离子间隙正常；酸中毒时，完全性 RTA 时血 pH 下降，尿则为反常性碱性尿；尿与血 2 差值低于 20mmHg；滤过碳酸氢盐离子排泄分数一般正常或轻度增高：由于皮质集合管 H^+-K^+ 泵功能减退导致低钾血症，严重者可致低钾性麻痹、心律失常和低钾性肾病。

2. 骨病表现　酸中毒除了直接引起骨质溶解外，并能抑制肾小管重吸收钙，并且 1, 25-$(OH)_2D_3$ 生成减少，患者呈现高尿钙、低血钙，进而继发甲状旁腺功能亢进，出现高尿磷、低血磷，严重的钙磷代谢障碍引起骨病、肾钙化和肾结石，甚至发生病理性骨折、骨盆畸形，易继发感染和梗阻性肾病。

3. 其他 生长发育迟缓，有些存在尿浓缩稀释功能障碍、多尿，部分患者可伴有神经性耳聋。

（四）诊断

本型 RTA 的诊断一般并不困难。其诊断依据有：

1. 高氯血症代谢性酸中毒：血 HCO_3^- < 21mmol/L，阴离子间隔正常。

2. 尿 pH > 5.5。

3. 尿、血 $PaCO_2$ 差值（U-BpCO$_2$）< 20mmHg（2.67kPa）。

4. 滤过 HCO_3^- 排泄分数（$FEHCO_3^-$）一般正常或轻度增高。

5. 其他：低钾血症、骨病、泌尿系结石的存在，多支持 1 型 RTA，但不作为诊断的必要条件，可行特殊检查方法加以证实，如氯化铵负荷试验、中性磷酸钠和硫酸钠试验及呋塞米试验等。

（五）治疗与预防

1. 以治疗原发病为主，纠正酸中毒 补充钾盐可应用体内每天产酸量相等的碱 [通常 1 ～ 2mmol/（kg·d）] 纠正酸中毒。一般剂量为 [30 ～ 60mmol/（L·d）] 的碳酸氢盐或 1 ～ 3mmol/（kg·d）。应用碳酸氢钠纠正酸中毒能在短期内降低细胞外血钾浓度，导致无症状性低钾血症。因此，纠正酸中毒同时补钾，一般可用柠檬酸钾或者 Albrigt 合剂（每 1000 毫升水中加入柠檬酸钾 98g 和柠檬酸 140g），补钾不能用氯化钾，以免加重高氯性酸中毒。对于持续低钾血症和肾结石患者，最好的碱性药物是柠檬酸盐。

2. 肾结石及骨病治疗 口服柠檬酸合剂可以增加钙在尿中的溶解度，从而预防肾结石及肾钙化。发生骨病或钙严重缺乏时可给予钙剂和活性维生素 D 制剂 1，25-(OH)$_2$D$_3$ 和骨化三醇。

3. 预防并发症 原发性远端肾小管性酸中毒（dRTA）在儿童可产生许多并发症，如生长发育障碍、肾钙化、骨病、严重电解质紊乱甚至死亡。只要早期施以正确的治疗和护理，大部分病例的症状可以得到缓解。

三、2 型（近端）肾小管性酸中毒

（一）病因与病理生理

近端肾小管性酸中毒（Ⅱ型 RTA，pRTA）是由于近端肾小管重吸收碳酸氢根障碍所致，表现为肾脏碳酸氢根重吸收阈值的下降（正常肾脏的碳酸氢根阈在婴儿约为 22mmol/L，在年长儿及成人为 24 ～ 27mmol/L），而远端酸化功能则完好无损。

近端 RTA 的病因比较复杂（表 2-1）。凡是累及肾小管功能的各种原发病均能导致 pRTA。如多发性骨髓瘤、Wilson 病、甲状旁腺功能亢进、Alport 综合征等，这些疾病均能通过损害肾小管 - 肾间质而诱发本病。此外某些药物毒物也可通过损伤肾小管 - 间质而诱发本病。但因为近端肾小管的功能损伤很少只选择性的累及重吸收碳酸氢根的能力，所以多数情况下还合并有近端肾小管的其他功能障碍，若伴发氨基酸尿、肾性糖尿和磷酸盐尿，则称范科尼综合征。

表 2-1　近端肾小管性酸中毒的病因

单纯性 HCO_3^- 重吸收障碍
原发性：遗传
一过性（婴儿）
碳酸酐酶活性改变：
遗传
药物：磺胺、乙酰唑胺
突发性
骨硬化病伴碳酸酐酶 II 缺乏复合型障碍（近端小管多重重吸收障碍）
原发性：散发
遗传
遗传性系统性疾病
酪氨酸血症：遗传性果糖不耐受
Wilson 病：半胱氨酸血症
Lowe 综合征：丙酮酸羟化障碍
继发于低钙血症及继发甲旁亢
维生素 D_3 缺乏
异常蛋白血症：多发性骨髓瘤
单克隆 γ- 球蛋白病
药物或毒物：失效四环素
链佐菌素、庆大霉素
精氨酸、铅、汞
小管间质病：肾移植
干燥综合征
髓质囊性变
其他：肾病综合征
淀粉样变
阵发性夜间血红蛋白尿

☆ ☆ ☆ ☆

它还可以原发孤立存在，称为孤立性 pRTA，按其基因基础可分为三个亚类：常染色体显性 pRTA，推测病因是编码 NHE3 的基因 $SLC9A3$ 的突变导致钠氢交换障碍；合并眼疾的常染色体隐性 pRTA，源于编码 kNBCl 的基因 $SLC4A4$ 的突变造成 kNBC1 活性的下降和丧失，从而影响近端肾小管基侧膜对碳酸氢根的转运；散发性孤立性 pRTA 机制未明，可能与 NHE3、H^+ 泵、kNBCl 和（或）Ca 功能不成熟有关。

（二）临床表现

均表现为阴离子间隙正常的高血氯性代谢性酸中毒。当酸负荷使血浆 HCO_3^- 浓度降到足够低时，远端肾小管能够排泌足够的 NH_4^+ 使尿液 pH 下降到 5.5 以下，然而一旦碱化治疗使血浆 HCO_3^- 正常化以后，远端肾单位就无力挽回 HCO_3^- 的大量流失，因此尿液呈高度碱性，含有大量的碳酸氢根（高达滤过负荷的 10% ～ 15%）。这种 HCO_3^- 流失只是暂时现象，当血浆碳酸氢根水平维持在酸血症范围时，又能达到稳态。此外，低血钾常较明显。

骨病发生率在 20% 左右，主要为骨软化症或骨质疏松，儿童可有佝偻病，原因除酸中毒外可能还与活性维生素 D_3 抵抗有关。尿路结石和肾脏钙化较少见。

由于 RTA 本身的隐匿性，此类患者往往是因其他合并的症状来首诊，比较常见的有婴幼儿期生长迟缓、眼部疾病、智力低下等。在合并眼疾的常染色体隐性 pRTA 中普遍表现为严重的身材矮小（身高 - 4.4 ～ - 50OSD）和随年龄进展的眼部疾病如青光眼、白内障和带状角膜病等，另外往往合并有恒牙釉质缺损、精神运动迟缓和智力低下。头颅 CT 可能发现基底节钙化。同时酸中毒也较严重。而散发性的孤立性 pRTA 则表现较轻，多起病于婴儿早期，首发表现为生长迟缓和反复的呕吐，是由于肾脏和小肠的原发性 HCO_3^- 重吸收障碍所致，一般不合并其他异常。

继发的 pRTA 在原发病表现的基础上合并近端肾小管性酸中毒。其中非选择性 pRTA 除肾小管性酸中毒表现外，还合并低磷血症、糖尿、氨基酸尿和小分子蛋白尿。

（三）诊断

出现：①阴离子间隙正常的高血氯性代谢性酸中毒。②低钾血症，尿钾排出增多。③尿中碳酸氢根增多，HCO_3^- 排泄分数大于 15%，酸中毒不严重时尿液呈碱性，酸中毒严重时尿液呈酸性，则近端肾小管性酸中毒诊断即可成立。疑似病例可行碳酸氢盐重吸收试验，即让患者口服或静脉滴注碳酸氢钠，如 HCO_3^- 排泄分数大于 15% 即可确诊。HCO_3^- 排泄分数 - $[HCO_3^-]$ 尿 × $[Cr]$ 血 / $[HCO_3^-]$ 血 × $[Cr]$ 尿。

此外，对于非选择性 pRTA 可有高尿磷、低血磷、高尿尿酸、低尿酸血症、

☆ ☆ ☆ ☆

高尿钙、葡萄糖尿和氨基酸尿等。

（四）治疗

能进行病因治疗者应行病因治疗（如对果糖不耐受症应限制果糖摄入）。

针对肾小管性酸中毒的治疗原则是持续给予合适剂量的碳酸氢盐或枸橼酸盐来补碱，所补充的量须考虑以下两部分的需要：①补偿尿液中碳酸氢根的流失。②平衡蛋白质分解和骨骼生长所产生的酸。

对于近端肾小管性酸中毒，由于每日从尿中流失的碳酸氢根量极大，因此所需补充的碱量也很大（约每 24 小时 10 ～ 20mmol/kg 体重）。目前推荐使用枸橼酸钠、枸橼酸钾混合物，因为枸橼酸代谢可产生碳酸氢根，需注意每日剂量应分多次服用，尽可能保持日夜负荷均衡。值得指出的是，补碱治疗的药物量大且口感差，因此长期依从性不满意。合用噻嗪类利尿剂可以减少碱的用量，但缺点是可能使低钾血症加剧。

由于在近端肾小管中 HCO_3^- 的重吸收通过 NBC 与钠离子的重吸收相偶联，因此患者尚须限钠饮食，以减少细胞外容积，促进肾小管对 HCO_3^- 的重吸收。

为控制骨病，部分患者可予补充活性维生素 D_3，特别是儿童患者。

（五）预后

pRTA 的疗程视其类型而不同。常染色体显性 pRTA 和合并眼疾的常染色体隐性 pRTA 通常是永久性疾病，需终身服碱。散发性孤立性 pRTA 则是暂时性的疾病，肾小管缺陷随生长发育而自行改善，因此早期补碱的目的在于改善生长，一般 3 ～ 5 年以后可以撤药，不再复发。

四、3 型（混合型）肾小管性酸中毒

该型 RTA 在发病机制、临床表现上兼有 Ⅰ 型和 Ⅱ 型 RTA 的特点，但也有学者认为并不存在这样一个独立类型，而应视为 Ⅰ 型或 Ⅱ 型 RTA 的一个亚型。其远端小管酸化障碍较 Ⅰ 型重，尿中排出的 HCO_3^- 也多（可达到滤过量的 5% ～ 10%），故酸中毒程度比前两型重，并发症也较多。治疗同 Ⅰ、Ⅱ 型 RTA。

五、4 型肾小管性酸中毒

当醛固酮分泌过少或远端肾小管病变使其对醛固酮的作用反应减弱时，可导致远端肾小管泌氢减少，出现Ⅳ型 BTA。临床上以下列 5 类原因多见：

（1）原发性盐皮质激素缺乏：Addison 病，双侧肾上腺切除，各种合成肾上腺盐皮质激素的酶如 21- 羟化酶缺乏以及催化皮质酮 18- 甲基氧化的甲基氧化酶缺陷等。

（2）低肾素低醛固酮血症：与原发性醛固酮缺乏相反，该型患者表现为肾素水平过低，多为老年人，伴轻至中度肾功能不全，但血钾升高、代谢性酸中

毒与 GFR 下降不成比例，常见于糖尿病肾病、肾小管间质疾病。

（3）危重患者中的选择性低醛固酮血症：见于严重感染性或心源性休克患者，其血中促肾上腺皮质激素（ACTH）和可的松水平升高，伴醛固酮下降或合成减少。原因与肝素、缺氧、细胞因子等有关。由于低醛固酮的作用，患者表现为高血钾、代谢性酸中毒，予以保钾利尿剂、钾负荷时可加重。

（4）醛固酮耐受：又称为假性低醛固酮血症（PHA），PHA Ⅰ型见于婴儿，为常染色体显性或隐性遗传。PHA Ⅱ型见于成人，表现为高血钾、高氯性代谢性酸中毒、钠潴留及高血压，CFR 正常，血肾素及醛固酮水平不低，酸中毒为轻度，给予盐皮质激素无反应。

（5）继发性肾脏疾病伴肾小管分泌障碍和（或）高血钾：为皮质集合管的电压障碍，血醛固酮水平可降低、正常或升高。由多种继发性肾疾病或药物所致，大多累及小管间质，如镰状细胞病、系统性红斑狼疮、梗阻性肾病等；药物有螺内酯、环孢素 A、氨苯蝶啶等。有学者又称之为 PHA Ⅲ型，除高血钾外，尿呈碱性。

（一）临床表现

1. 存在高氯性酸中毒。

2. 尿钾排泄明显减少，血钾高于正常。

3. 尿中不含氨基酸、糖和磷酸。

（二）诊断

1. 临床确诊为肾小管性酸中毒。

2. 存在慢性肾脏疾病或肾上腺皮质疾病。

3. 持续的高钾血症，应疑及此病。

4. 需与 Ⅰ型 RTA 合并高钾血症的情况鉴别。

（三）治疗方案及原则

1. 一般治疗

（1）限制饮食中钾的含量，避免应用易致高钾的药物。

（2）限制饮食中钠的含量尽管对此类患者有宜，但应避免长期限制钠的摄入。

2. 病因治疗　需针对原发性病因进行治疗。

3. 药物

（1）原发病的治疗：寻找原发病给予治疗。

（2）纠正酸中毒：给予小量的 $NaHCO_3$ 1.5 ～ 2.0mmol/（kg·d）。

（3）地塞米松：剂量为 0.1 ～ 0.3mg/d，低肾素、低醛固酮或肾小管对醛固酮反应低的患者，以增加肾小管对钠的重吸收，尿钾及净酸排泄增加。常用超生理剂量，故有高血压及心功能不全者应慎用。

☆☆☆☆

（4）呋塞米：可抑制氯的重吸收，增加钾和氯离子的分泌，增加血浆醛固酮的含量，有纠酸和对抗高钾的作用。常用剂量为 20～40mg，3 次／天，口服。禁用螺内酯、氨苯蝶啶、吲哚美辛等。

（5）离子树脂：口服能结合钾离子的树脂，可减轻高钾血症和酸中毒。

（6）透析治疗：经上述处理高钾血症不能缓解者，可考虑透析治疗。

六、肾功能不全性肾小管性酸中毒

通常出现在慢性肾功能不全患者，基本障碍为远端肾小管 NH_4^+ 的产生和排泄减少、肾髓质不能聚集大量的氨（NH_3）而导致排酸下降。当肾功能逐渐下降时，健存肾单位减少可导致代谢性酸中毒，GFR 在 30ml/min 时为高氯性，CFR 降至 15ml/min 时，代谢性酸中毒的性质又逐渐向高阴离子间隙性转变。与远端 RTA 不同，该型酸中毒患者可将尿液酸化，原因为近端小管重吸收 HCO_3^- 或远端小管 H^+ 排泌功能及 Na^+、K^+ 转运过程基本正常。

慢性肾功能不全状况下的酸中毒可维持很长的稳定期，主要原因为骨骼的缓冲作用。但长期酸中毒可影响肾脏对维生素 D 的羟化，加重骨病，所以还是应当适当补碱，纠正酸中毒。

第二节　肾小管磷酸盐转运障碍

所谓肾小管磷酸盐转运障碍，是指肾小管重吸收无机磷减少而导致的持续性低磷血症，伴或不伴多系统损害表现所构成的疾病。低磷血症指血清磷浓度小于 2.5mg/dl。

一、磷的生理作用和磷平衡的调节机制

磷和磷离子在调节细胞代谢和保持骨骼的完整性中起重要作用。众所周知，磷离子参与了细胞信号传导、核酸和磷脂的组成和代谢。羟磷灰石是骨骼里重要成分。当细胞外液和血清磷浓度降低时，类骨质的矿化就会发生障碍。类骨质对于矿物质的比例增高会导致骨软化和佝偻病的发生。

正常人每天吸收约 20mg/kg 的磷。粪便每天排泄约 7mg/kg 磷，尿中每天排泄约 13mg/kg 磷。磷主要在十二指肠、空肠和回肠吸收。位于肠道刷状缘的钠 - 磷转运复合体介导了磷的吸收。血清中的无机磷可从肾小球完全滤过，绝大部分在肾近端小管与钠一起被重吸收，远端肾小管很少重吸收。近端小管刷状缘的钠 - 磷转运复合体介导了磷吸收。一些生理刺激因子，如甲状旁腺激素（PTH）通过改变刷状缘中钠 - 磷转运复合体的数量来影响小管磷吸收。磷调素也在磷的代谢中起一定的调节作用。

☆ ☆ ☆ ☆ ☆

一般地说，磷的平衡机制，主要由以下四方面组成：

（1）1，25-(OH)$_2$D$_3$ 能促进肠道对磷的吸收和肾小管对磷的重吸收。

（2）PTH 和降钙素均分别抑制近端肾小管对磷的重吸收，使尿磷增加；PTH 激活近端肾小管的腺苷环化酶，使环磷酸腺苷（cAMP）增加而抑制近端小管重吸收磷；降钙素抑制肾小管重吸收磷的作用不依赖于 cAMP，生理水平降钙素的作用是保持肾小管钙、镁的重吸收，而药理水平降钙素的作用则是抑制肾小管对磷的重吸收、促进磷排出。

（3）在 1，25-(OH)$_2$D$_3$ 和 PTH 的协同作用下，骨骼的骨盐溶解度增加，将磷酸盐从骨内转移到细胞外液。

（4）"磷调素"的排磷作用：是近年发现的一种新的调节磷代谢的重要物质，与部分低磷血症患者有关。

磷调素主要包括成纤维细胞生长因子 23（FGF23）和卷曲基因相关蛋白 4（FRP4）等。此外，14-3-3 蛋白家族也具有降低血磷的作用。正常人体内也存在一定水平的 FGF23，终末期肾病患者血清 FGF23 水平明显增高，而且与血磷水平和钙磷乘积呈负相关；而各种非肾病因素导致的低磷血症患者血清 FGF23 水平也不同程度地增高。这提示 FGF23 可通过尿磷排出增多而降低血磷水平。实际上，除了磷调素、PTH 和降钙素等主要调节磷的物质外，表皮生长因子、多巴胺、甲状腺素和糖皮质激素也有较弱的促进尿磷排出的作用。据目前报告，最大的磷调素 DNA 文库来自骨软化相关的肿瘤组织和 hyp 小鼠的成骨细胞。

低磷血症通常由 3 种因素引起：尿磷排出增加；胃肠道磷重吸收下降；磷从细胞外转移到细胞内。尿磷排出增加的病因包括原发性甲状旁腺功能亢进、继发性甲状旁腺功能亢进、肾小管功能缺陷、ATN 的多尿期、梗阻后利尿、肾移植后、细胞外液容量增加、"磷调素"水平增高、家族性疾病（X 性联低磷血症；McCune-Albright 综合征）等。

二、高磷酸血症

（一）定义

高磷酸血症是慢性肾脏病（CKD）的常见并发症，是引起继发性甲状旁腺功能亢进、钙磷沉积变化、维生素 D 代谢障碍及肾性骨病的重要因素，与冠状动脉、心瓣膜钙化等严重心血管并发症密切相关。

（二）病因与发病机制

1. 急性肾脏损伤（AKI）　肾脏是磷酸盐排泄的主要途径。急剧的 GFR 的减少可直接导致血磷酸盐浓度的升高，通常与血肌酐的上升平行。

2. 慢性肾脏疾病（CKD）　机体正常有滤过功能的肾单位的丧失可以反馈

☆ ☆ ☆ ☆

性地促进健存的肾单位磷酸盐排泄来维持血磷酸盐的浓度。在 CKD 过程中，随着肾脏功能的减退，FGF23 和 PTH 的升高可提高健存的肾单位磷酸盐的排泄以维持磷酸盐的代谢平衡。这一调节作用可以在 75% 的正常肾脏功能丧失前维持磷酸盐的平衡。一旦肾小球滤过率（GFR）减低至小于 35ml/（min·1.73m^2），健存肾单位出现失代偿，导致血磷酸盐的稳定上升。与酸中毒和贫血类似，CKD 患者出现高磷酸血症预示着病情较重。

保证 CKD 患者血液中磷酸盐代谢平衡的代价就是血液循环中 FGF23 及 PTH 的高表达。FGF23 可有力抑制骨化三醇，通过 NPT2b 抑制肠道对磷酸盐的吸收，进而防止磷酸盐过多。然而，由于骨化三醇有下调肾素表达、减少炎症因子及调整心室肥大的生物学活性，骨化三醇的抑制在心血管和肾脏方面可能有不利的影响。FGF23 产生过多可能通过刺激心肌肥厚，有直接的心血管毒性，这在动物模型中是可见的。最近，一个关于 148 名非透析 CKD 患者的磷结合剂的随机对照试验评估了磷酸盐过多对体内激素的影响。与对照组比较，中位数超过 8 个月的随访显示，磷结合剂强化治疗可阻止 PTH 的升高，降低血中磷酸盐 0.3mg/dl，减少 22% 的 24h 尿磷酸盐，但是不能有效降低 FGF23 水平。

在横纹肌溶解（挤压伤）及恶性肿瘤的患者，特别是淋巴瘤和白血病治疗过程中，由于细胞的溶解会导致大量的磷酸盐的丢失。横纹肌溶解的高磷酸血症典型地伴随着高钙血症、肌红蛋白尿及 AKI。严重的感染或者糖尿病酮症酸中毒的高分解代谢状态也能通过细胞溶解释放磷酸引起高磷酸血症，通常会伴随着 GFR 的急剧降低。

3. 治疗导致的高磷酸血症　大量磷酸的供给，如含磷酸盐基的泻药或灌肠药累积，均可以导致高磷酸血症。口服磷酸的钠溶液可以尝试用于结肠镜检查的准备，其中含有大量磷酸盐可以引起肾小管钙磷晶体的沉积及 AKI。从这一状态下恢复是缓慢并且不完全的，有些患者还会以永久性透析为结局。鉴于以上这些原因，建议 CKD 的患者应该接受不含磷酸钠盐的肠道准备。双膦酸盐，特别是 Paget 病中的磷酸盐，可以升高血液中的磷酸盐水平，可能是通过升高组织磷酸盐的释放或者增加肾小管的重吸收。

4. 甲状旁腺功能减退　PTH 是主要的磷酸盐调节激素。在 PTH 分泌减少的状态下（特发的或者手术后的甲状旁腺功能减退症）或者是对外周作用的抵抗（假性甲状旁腺功能减退症），肾小管磷酸盐的分泌是减少的，血磷酸盐浓度升高。

5. 慢性低钙血症　高磷酸血症与慢性低钙血症相结合时可以因为高水平的血 PTH 被察觉。由于假性甲状旁腺功能减退没有明显的特征，血 PTH 的异常出现可以被认为是其主要表现。

6. 肢端肥大症　在肢端肥大症中，高磷酸血症由于肾小管对磷酸盐的重吸收的升高引起，而这是由生长激素和 IGF-1 刺激诱导的。

7. 家族性肿瘤样钙沉着症　这一罕见的、常染色体隐性遗传病最初是在中东或者非洲的祖先中被发现，是由 *GALNT3*、*FGF23* 或者 *klotho* 基因的失活性突变引起的。

GALNT3 编码的糖基转移酶对于 FGF23 的活性是必需的，由此才能有一种基因表型。FGF23 功能的缺失会导致肾小管对磷酸盐重吸收的大量增加及对维生素 D 活化的不受限制，导致高磷酸血症及高钙血症，骨化三醇的表达增高及异位的软组织钙化。最常见的就是密集的钙化团块聚集在大关节周围，除去之后又复现。机体 PTH 水平无下降。

8. 持续性的过度换气与呼吸性碱中毒　由持续性的过度换气导致的呼吸性碱中毒特征是肾脏对于 PTH 作用的抵抗、高磷酸血症及低钙血症；也可能是功能性的假性甲状旁腺功能减退，因为肾脏磷酸盐清除是减弱的，而血 PTH 则是正常的，伴或不伴低钙血症，尿钙排泄没有减少。

（三）临床表现

高磷酸血症最主要的临床意义是软组织内磷酸盐和钙的沉积。慢性的高磷酸血症可能是血管钙化发病的原因，特别是在 CKD 中。在一些极端案例中，高磷酸血症可以引起肿瘤样软组织磷酸钙沉积或者是广泛的血管钙化，在动脉和皮肤内（钙化防御或者钙性尿毒症小动脉病）。高磷酸盐血症也能阻断 25- 羟维生素 D 转化为骨化三醇，导致低钙血症和 PTH 的兴奋。

（四）诊断

成人实验室检测血液中血磷浓度高于 1.5mmol/L，便可诊断为高磷血症，出现高磷血症时应注意检测是否存在基础疾病，如肾衰竭和血液肿瘤等。

（五）治疗

急性高磷酸血症的治疗目标是通过静脉输液使得高磷酸排泄增加或者是在严重 AKI 患者中行肾脏替代治疗。静脉输注葡萄糖及胰岛素可以使磷酸盐进入细胞内，类似于高钾血症的治疗。

CKD 患者和透析患者的慢性高磷酸血症的治疗仍然是 CKD 临床治疗的主要部分。较高的血磷酸盐浓度与血管钙化、心血管事件和病死率有关。然而，一项不良结局的安慰剂对照试验证实没有可用的高磷酸血症的治疗是临床受益的。在慢性透析患者中，饮食磷酸盐的限制及磷结合剂可降低血磷酸盐的浓度。磷酸盐结合剂的选择包括乙酸钙、碳酸钙、思维拉姆、碳酸镧和镁盐，每天要和食物一起服用多次，从而与胃肠道的磷酸盐结合限制其吸收。由于其使用方便（每天 1 次）及其新颖的作用机制（在小肠中抑制 NPT2b，阻断磷酸盐的吸收），烟酸是一个有可能的磷结合剂的备选项。

三、低磷酸盐血症

（一）定义

低磷酸盐血症因循环血液中磷酸盐浓度低于正常而引起的磷代谢紊乱，又称低磷血症。血磷酸盐水平的降低可能反映了磷酸盐的缺乏。理论上可在长期的低磷摄入的情况下被观察到。然而，由于低摄入导致一些防御机制影响了血磷酸盐的降低。在急性的呼吸性碱中毒中，适当地降低血磷酸盐水平可能伴随着细胞内液和细胞外液的分布不均。

（二）病因

轻度的低磷酸盐血症可以由遗传疾病或者后天获得的因素导致。主要的后天因素是由于食物摄入少或者是疾病期间严重的厌食或者是酒精中毒导致的营养不良。另一原因是磷酸盐可以通过多种机制进入细胞内，特别是在使用胰岛素时。

尽管有许多的遗传性疾病和综合征，总的来说，这些疾病还是罕见的。

1. 遗传性低磷酸血症 与慢性低磷酸盐血症相关的遗传性疾病通常在童年时期被诊断出来。持续性的低磷酸常导致佝偻病或者软骨病。遗传性的低磷酸盐血症由原发性缺陷导致，伴或者不伴肾小管疾病（范科尼综合征）或者是继发于另一种遗传性疾病，主要是代谢紊乱或者是维生素 D 活性的异常。

2. 常染色体显性遗传低磷酸盐佝偻病 儿童有此种磷酸盐丢失疾病表现为骨骼方面的缺陷，包括长骨变弯及肋软骨关节变宽。常染色体显性遗传低磷酸盐佝偻病与 FGF23 的突变有关。

3. X 染色体相关低磷酸盐佝偻病 这一罕见的磷酸盐丢失综合征以骨骼缺陷为临床特征，身材矮小，肢端肥大。

X 染色体相关低磷酸盐佝偻病与 *PHEX* 基因的多种突变有关（X 染色体上的磷酸盐调节肽链内切酶）。PHEX 可能在 FGF23 的蛋白酶解中起着一定的作用。*PHEX* 突变导致循环内 FGF23 的高表达，肾脏磷酸盐的丢失及低磷酸盐血症。

血钙、骨化三醇及 PTH 的水平则是正常的，碱性磷酸酶的水平是升高的。

4. 常染色体隐性遗传低磷酸盐佝偻病 这一遗传性的佝偻病是由牙本质基质蛋白 1 基因（*DMP1*）突变引起，DMP1 被认为可抑制骨 FGF23 的分泌。

5. 范科尼综合征和近端肾小管性酸中毒 范科尼综合征是以一组复杂的近端肾小管转运缺陷为临床特征的疾病，可导致葡萄糖、氨基酸、碳酸盐及磷酸盐的重吸收减少。

因为 70% 的磷酸盐经肾小球过滤后由近端小管重吸收，范科尼综合征可导致磷酸盐的丢失及低磷酸盐血症。导致范科尼综合征的病因可被分为原发（特发性的、Lowe 综合征及 Dent 病）或者是与其他代谢性疾病相关（胱氨酸病及 Wilson 病）。

磷酸盐丢失的范科尼综合征也可以出现在成人的获得性疾病中。通常原因是多发性骨髓瘤及特殊的药物，包括替诺福韦、异环磷酰胺及碳酸酐酶抑制剂。

除了肾小管缺陷导致磷酸盐的丢失，肾脏 1α- 羟化酶的活性可能是不足的，从而导致循环内骨化三醇水平减少，骨骼疾病如佝偻病和肢端肥大。与范科尼综合征相关的功能性紊乱，如多尿症及细胞外液容量收缩，导致高醛固酮症并最终导致肾衰竭。

6. 维生素 D 相关佝偻病　一些罕见的遗传性疾病与低磷酸盐血症有关，包括 1 型维生素 D 相关佝偻病，由肾脏 1α- 羟化酶缺乏导致；2 型由骨化三醇作用的外周抵抗引起，临床表现与那些维生素 D 缺乏的佝偻病类似，但是秃头症出现在 50% 的患者中。1 型患者中，骨化三醇的水平是低的，然而 2 型中，通常循环中的 1α- 羟化酶水平是正常的，骨化三醇水平则是高的。低剂量的骨化三醇对 1 型的治疗是有效的，而极大剂量的骨化三醇或者阿法骨化醇则是对 2 型维生素 D 相关性佝偻病有效。

7. 远端肾小管性酸中毒（1 型）　存在高钙血症和肾钙质沉着症。慢性酸中毒提高了近端小管柠檬酸盐的重吸收，防止其在尿液中形成可溶的柠檬酸钙复合物。慢性酸中毒也可引起骨中钙和磷酸盐释放的增多。低磷酸盐血症是易变的，可能仅仅伴随维生素 D 的缺乏。

8. 获得性低磷酸盐血症　低磷酸盐血症相关的获得性疾病的数量比遗传性疾病的数量更多，包括甲状旁腺功能亢进及维生素 D 缺乏。体内总消耗相关的真性的磷酸盐缺乏需要与细胞外磷酸盐进入细胞内或者是升高的骨骼矿化区别开来。

9. 酒精中毒　在西方国家，酒精中毒是严重的低磷酸盐血症的最常见病因。多种因素参与其中，包括长期的食物摄入不足，继发于低镁血症大量的磷酸盐从尿中流失，以及由酒精肝硬化或者是急性禁食患者过度换气或者是葡萄糖的输注导致的磷酸盐从细胞外进入细胞内。

10. 甲状旁腺功能亢进　甲状旁腺素可以通过下调 NPT2a 协同转运蛋白提高尿磷酸盐的排泄。原发性甲状旁腺功能亢进患者典型的表现为中度的血钙过多和高磷酸盐血症。

11. 移植后的低磷酸盐血症　肾脏的磷酸盐的丢失在尸体及活体肾脏移植受者中是非常常见的。大部分肾脏移植受体患者发展为长期的低磷酸盐血症。其可能的原因包括 CKD 参与的甲状旁腺功能亢进，但是最好的证据表明持续的循环中高 FGF23 水平可能是肾移植后尿磷酸盐丢失的关键因素。

12. 急性呼吸性碱中毒　急剧短期的过度换气，血磷酸盐可降低至 0.1mmol/L

（0.3mg/dl）。这一减少在急性的代谢性碱中毒被观察到。随着急剧的过度换气而来的低磷酸盐血症可能与细胞外磷酸盐的丢失有关。然而，需要记住的是长期慢性的过度通气导致高磷酸盐血症。

13. 糖尿病酮症酸中毒　在失代偿的糖尿病患者中，酮体、葡萄糖堆积引起的酸中毒、多尿，血磷酸盐可以正常或者升高，甚至出现高磷酸盐尿。纠正这一并发症可以通过胰岛素来治疗及再补充细胞外液导致大量的磷酸盐转移到细胞内，低磷酸盐血症也随之而来。通常情况下，血磷酸盐不会减少到低于 0.3mmol/L（0.9mg/dl），早已存在的磷酸盐缺乏除外。

14. 全肠道外营养　静脉输入营养液会与严重的低磷酸盐血症有关，原因为静脉输入营养液后，胰岛素的分泌增多，胰岛素介导磷酸盐转换到细胞内，特别是如果肠道外营养液中缺乏磷酸盐时。

15. 肿瘤相关性骨软化症　低磷酸盐血症可与间叶组织肿瘤患者的肾脏磷酸盐丢失导致的肿瘤介导的骨软化症（血管外皮细胞瘤、纤维瘤及血管肉瘤）有关。低磷酸盐血症的机制使肿瘤分泌磷调素（FGF23、sFRP-4、MEPE 及 FGF7）。这一问题会在肿瘤切除后得到解决。

16. 药物介导的低磷酸盐血症　甲磺酸伊马替尼，一种酪氨酸激酶抑制剂，被证实可引起低磷酸盐血症及升高 PTH 水平。这一作用的机制尚不明确。

（三）临床表现

临床表现更大程度上依赖于低磷酸盐血症降低速度而不是其严重程度或者是总的机体的磷酸盐的缺乏。在实践中，当血磷酸盐大于 0.65mmol/L（2mg/dl）临床症状并不明显。主要的临床表现包括代谢性脑病、红细胞和白细胞的功能丧失，某些时候溶血，以及血小板减少症、肌力的减少（横膈膜力量）及心肌收缩力的减少，可能分别出现偶尔的横纹肌溶解和心肌病。低磷酸盐血症有时会引起麻木、腱反射减低、恶心、呕吐、肌肉酸痛、纤维性骨炎及假性骨折等。

（四）诊断

低磷酸盐血症临床表现不典型，主要依靠实验室检查血清磷的水平。当血磷低于 0.8mmol/L 时便可以诊断。文献报道，当血磷水平低于 0.48mmol/L 时，才会出现临床症状。根据血磷水平的高低又可分为轻度低磷血症（0.3～0.8mmol/L）和重度低磷血症（＜0.3mmol/L）。

（五）治疗

通常情况下，磷酸盐的缺乏不是紧急情况。首先，其涉及的机制需要明确，从而决定最合适的治疗方案。当磷酸盐缺乏诊断成立时，在可能的情况下，口服牛奶制品或者磷酸盐是首要治疗方法，除了肾钙质沉着症或者是有尿磷酸盐流失的肾结石。在有严重症状的磷酸盐缺乏中，磷酸盐可以通过静脉输注，24h

内 2 次。在接受肠外营养的患者，每 1000kcal 中可给予 10 ～ 25mmol 磷酸钾，因为有诱发软组织钙化的风险，注意避免高钾血症。双嘧达莫可以减少肾脏磷酸盐阈值低的患者的尿磷酸盐的排泄。

第三节　肾小管对钠钾钙转运障碍

肾小球正常情况下 24h 内滤过产生约 180L 水，21000mmol Na^+，750mmol K^+，但这些仅小部分最终以尿液排出体外。如此显著的液体量降低主要是通过非常活跃的小管转运来实现的。因此，小管转运蛋白的缺陷可能导致水、电解质平衡紊乱。

遗传研究已经揭示了大部分遗传性肾小管疾病的分子机制，增加了诊断的特异性。基因检测诊断可用于这一章中讨论的多种疾病。

一、生理性钠、钾重吸收

肾小管上皮细胞基底侧的 Na^+-K^+-ATP 酶使得细胞内保持低钠高钾的状态。这种跨细胞的钠离子浓度梯度使 Na^+ 从管腔被动转运到细胞内。顶端的钠离子通道和转运蛋白能够调控钠离子的重吸收，然而小管不同部位的转运蛋白是不同的。

在肾小管近端小管，大部分 Na^+ 的重吸收是由 Na^+-H^+ 交换蛋白完成的，它能被乙酰唑胺所抑制。近端小管重吸收钾的机制目前仍不十分明确。髓袢升支粗段（TAL）对钠、氯的重吸收与对钾的重吸收相互平衡。此段肾小管的上皮细胞管腔侧存在有 Na^+-K^+-2Cl^- 同向转运体（$NKCC_2$），将 Na^+、K^+、2Cl^- 共同转运到细胞内，转入细胞内的 Na^+ 和 Cl^- 分别经过基侧膜的钠泵及一种特殊的氯通道（CLCNKB）进入血液，此段 Na^+ 的转运依赖于基底侧氯通道（CLC-Kb）及 CLC-Kb 的辅助蛋白 Barttin。细胞内的 K^+ 则顺着管腔侧 ATP 调节的钾通道（ROMK）再分泌到管腔中，形成 K^+ 的再循环，K^+ 的再循环一方面保证了 K^+ 的充分供应使 Na^+-K^+-2Cl^- 的转运得以运行；另一方面形成的管腔正电压，促使一部分 Na^+ 和 K^+ 通过细胞间隙从管腔进入间质，钙和镁也通过细胞间通路重吸收。

远曲小管是通过管腔膜上的 Na^+-Cl^- 同向转运体（NCCT）实现 Na^+ 的重吸收的，可被噻嗪类利尿剂所抑制。

此段有效的 Na^+ 重吸收同样需要 CLC-Kb 参与。远曲小管从起始部分开始出现钾的排泌，此段对钾的排泌受管腔内高钠低氯的刺激。

在集合管是通过管腔上皮钠通道（ENaC）将管腔内的钠转运入细胞内，管腔内形成负电荷，有助于钾的排泌。ENaC 可被阿米洛利和氨苯蝶啶所阻断，

☆☆☆☆

盐皮质激素醛固酮能上调 ENaC 的表达。此段细胞管腔侧的细胞膜上有钾通道和钾 / 氯协同转运体共同实现钾的排泌。

二、生理性钙排泄

成人体内总钙量为 1000 ～ 1200g，99% 以骨盐形式存在于骨骼中，其余存在于各种软组织中，细胞外液钙仅占总钙量的 0.1%，约 1g。成人血钙水平为 2.2 ～ 2.6mmol/L（8.8 ～ 10.4mg/dl），以 3 种形式存在：①游离钙，是起直接生理作用的部分，约占总血钙的 50%，其值介于 1.17 ～ 1.3mmol/L（4.7 ～ 5.2mg/dl）。②蛋白结合钙，约占 40%，其大部分与白蛋白结合（每 1g/dl 的白蛋白可以结合 0.8mg/dl 的钙），由于其不能透过毛细血管壁，故属于非扩散性钙。③可扩散结合钙，其余 10% 为与有机酸结合的钙，如枸橼酸钙、磷酸钙等，它们可扩散通过生物膜（如肾小球滤过膜）。保持体钙贮备和血浆钙浓度最终依赖于饮食中钙摄入、肠道钙吸收和钙在粪、尿中的排泄。每日平衡膳食，粗略估计摄入钙 1000mg，约 400mg 从食物中被吸收，200mg 经胆、胰、肠排泄，净吸收为 200mg。正常人粪钙排量占摄入量的 75% ～ 80%，由食物中未被吸收的钙和消化液中的钙组成。尿钙约占钙摄入量的 20%，机体对此部分排泄钙具有一定的调节能力。

肾脏可以将游离钙和可扩散结合钙从肾小球滤过，每日总量可达 10g 左右，绝大多数都被肾小管重吸收，每日经尿排泄的钙约 200mg。滤过钙的 50% ～ 60% 可经近端肾小管重吸收，其吸收与钠、水重吸收的比例相似。在近曲小管，钙进入细胞后经位于基侧膜的 $Ca^{2+}ATP$ 酶泵出到细胞外液中。20% ～ 30% 滤过的钙可在髓袢被重吸收，主要在粗段，由该段 Na^+、Cl^- 重吸收所造成的管腔正电性促使 Ca^{2+} 进入细胞内，以后经基侧膜 $Ca^{2+}-Mg^{2+}-ATP$ 酶的泵作用而转运出细胞。袢利尿剂可阻断该部钙的重吸收。远端小管和集合管虽然只负责最后 15% 滤过钙的重吸收，但因为该处钙重吸收可以与钠、水完全分开，同时受许多激素、利尿剂等的影响，因此对钙平衡的调节起很大的作用。

影响肾脏对钙重吸收的因素有：①甲状旁腺激素（PTH），可以增加皮质部髓袢升支粗段、远曲小管、集合管等部位对钙的重吸收。②维生素 D，主要作用于远端肾小管，通过钙结合蛋白，使钙吸收增多。③细胞外液（ECF）容量，ECF 增多可减少钙吸收，ECF 减少则促进钙的吸收，这种影响主要是作用于近端小管。④酸碱平衡，代谢性酸中毒促进钙排泄，代谢性碱中毒则减少钙排泄。⑤磷酸盐，磷酸盐的缺乏可促使尿钙排出增加。⑥高钙血症，一方面可通过对 PTH 的影响，降低肾小球滤过率（GFR）使尿钙排出减少；另一方面又使近端肾小管钙、钠排泄增加；通常情况下后者作用较前者为大。⑦利尿剂，袢利尿剂促尿钙排泄。噻嗪类利尿剂应用早期对尿钙排泄影响不大，长期应用则可明显减少尿钙排泄，这一作用可用于治疗特发性高钙尿症。

三、Bartter 综合征

Bartter 综合征是由 Frederic Bartter 在 1962 年报道的具有低钾性代谢性碱中毒，高醛固酮血症，对血管紧张素 Ⅱ 的加压反应减弱，血压正常及肾小球旁器增生等特征的一组疾病。随着更多具有不同表现的病例的相继报道，Bartter 综合征又可分为经典型 Bartter 综合征，Gitelman 综合征和新生儿 Bartter 综合征。

（一）病因和发病机制

随着分子遗传学的发展，现已明确 Bartter 综合征是由于编码肾小管上几个关键离子泵的基因突变，导致相应离子转运障碍所致。

1. 经典型 Bartter 综合征及新生儿 Bartter 综合征　在髓袢升支粗段（TAL）管腔侧存在着 Na^+-K^+-$2Cl^-$ 协同转运子（Na^+-K^+-$2Cl^-$-cotransporter，NKCC2），将 Na^+-K^++$2Cl^-$ 共同转运到细胞内，转运的动力来自基侧膜的钠泵将细胞内 Na^+ 泵出后造成的细胞内和管腔侧 Na^+ 浓度差。转入细胞内的 Na^+ 和 Cl^- 分别经过基侧膜的钠泵以及一种特殊的氯通道（CLCNKB）进入血液。细胞内的 K^+ 可顺着管腔侧 ATP 调节的钾通道（ROMK）再分泌到管腔中，形成 K^+ 的再循环。K^+ 的再循环一方面保证了 K^+ 的充分供应使 Na^+-K^+-$2Cl^-$ 的转运得以运行；另一方面形成的管腔阳性电位差促使一部分 Na^+ 和 K^+ 通过细胞间通路进入血液，钙和镁也通过细胞间通路重吸收。在管腔侧还存在着 Na^+-K^+ 交换。

Bartter 综合征可因 NKCC2、ROMK 或 CLCNKB 的任何一个基因突变而致病，表现为常染色体隐性遗传。若 NKCC2 或 ROMK 中任一个基因变异导致新生儿 Bartter 综合征，其中 NKCC2 基因（位于 15 号染色体上）变异又称为 Ⅰ 型 Bartter 综合征，ROMK 基因（位于 11 号染色体上）变异则称为 Ⅱ 型 Bartter 综合征。CLCNKB 基因（位于 1 号染色体上）变异导致经典性 Bartter 综合征，又称为 Ⅲ 型 Bartter 综合征。

若 NKCC2 基因变异，使 NaCl 在 TAL 重吸收障碍；ROMK 基因变异，由于 K^+ 不能补充到 TAL 管腔中，Na^+-K^+-$2Cl^-$ 转运也不能进行；若 CLCKNB 基因变异，使 Cl^- 不能从管腔中分泌到血管内，TAL 细胞内 Cl^- 浓度大量上升，从而抑制了 Na^+-K^+-$2Cl^-$ 的转运，NaCl 重吸收减少。由于 TAL 能重吸收 20% 滤过的 Na^+ 和 K^+，由此造成有效血容量减少，刺激肾素释放；同时由于 TAL 的 NaCl 重吸收减少，到达致密斑的 NaCl 增加，也刺激了肾素的分泌，继而引起血管紧张素 Ⅱ、醛固酮的升高。远端肾单位 NaCl 增加及高醛固酮血症的共同作用促进了 Na^+ 与 K^+、H^+ 的大量交换，从而促进了低钾血症及代谢性碱中毒的形成。TAL 的 NaCl 转运障碍，肾髓质渗透梯度明显降低以及失钾等都使尿液的浓缩、稀释受到影响。同时血液中还出现 PGE_2 的大量分泌，可直接增加肾素的释放，并能抑制 TAL 的 NaCl 的转运。引起前列腺素 E_2（PGE_2）增加的机制不明，可由低钾、肾素 - 血管紧张素系统（RAS）兴奋或容量减少引起。在 NaCl 丢失、容量减少以及 PGE_2、一氧化氮（NO）介导的舒血管作用下，产生继发性血管对血管紧张素 II 的加压反应减弱，因此虽然血中肾素及血管紧张素水平升高却无高血压。

在新生儿 Bartter 综合征，可能由于 Cl^- 转运障碍而妨碍了管腔内阳性电位差驱动的钙和镁通过细胞间通道的重吸收；而且由于 TAL 对 NaCl 吸收减少，远曲小管（DCT）代偿性重吸收增加，而限制了钙在 DCT 的重吸收，常有严重的高钙尿症，进而导致肾钙沉着症。经典型 Bartter 综合征高钙尿症多较轻，多不发生肾钙沉着症，机制不明。

2.Gitleman 综合征　远曲小管（DCT）大约可吸收 7% 由肾小球滤过的 NaCl，DCT 基侧膜上亦分布着钠泵，为 Na^+ 主动重吸收提供动力。管腔中 Na^+ 以被动扩散或通过噻嗪类利尿剂敏感的 Na^+-Cl^- 协同转运子（NCCT）顺浓度梯度进入细胞。

Gitleman 综合征是由于 NCCT 基因（位于 16 号染色体上）变异所致，为常染色体隐性遗传。NCCT 基因变异使 Na^+ 和 Cl^- 不能在 DCT 重吸收，导致 NaCl 丢失，容量减低，刺激 RAS，造成醛固酮增多，都促使 K^+、H^+ 从皮质集合管的分泌，形成低钾性代谢性碱中毒。

Gitleman 综合征患者尿中 PGE_2 排泄正常，可能由于低容量、低钾及 RAS 兴奋的程度不足以刺激局部和全身 PGE_2 的合成。Gitleman 综合征合并有明显的低钙尿症及低镁血症，原因仍不十分明了。低钙尿症可由于在 DCT，NaCl 进入细胞减少，提高了细胞膜极化状态，激活了管腔内电压门控钙通道，促进了钙的重吸收；细胞内 Na^+ 减少使基侧膜钠 / 钙交换增加，亦增加了 Ca^{2+} 的重吸收。低镁血症可能与低钾血症及代谢性碱中毒抑制 DCT 镁的重吸收有关。

（二）临床表现和实验室检查

1.经典型 Bartter 综合征　表现多种多样，典型的症状为在 6 岁前起病，多数患者有肌无力，甚至抽搐；多尿、多饮、呕吐、便秘、喜盐、易脱水等；可有生长发育迟缓及轻重不一的智力发育障碍。虽然血钾低，但由此引起的心电图改变及心律失常不常见。母亲妊娠时可有羊水过多及早产史。

2.Gitleman 综合征　发病年龄较晚，通常在 20 岁以后，表现较新生儿 Bartter 综合征为轻，可无症状而由常规的实验室检查发现或表现为间歇性的疲乏、肌无力、痉挛等，无或仅轻度生长发育迟缓；还可发生软骨钙质沉着症，多由低镁血症引起。母亲多无妊娠时羊水过多、早产及多尿史。

Bartter 综合征与 Gitleman 综合征的鉴别见表 2-2。

☆ ☆ ☆ ☆

表 2-2　Bartter 综合征与 Gitelman 综合征的鉴别

	Bartter 综合征	Gitelman 综合征
血浆 K^+	降低	降低
血浆 HCO_3^-	升高	升高
尿 Ca^{2+}	升高	降低
尿量	增多	正常
容量不足	显著	轻微

3. 新生儿 Bartter 综合征　是 Bartter 综合征中最严重的类型。早期的特征之一是母亲不明原因的羊水过多，常容易导致在 27～35 周早产。羊水过多是胎儿多尿的结果，表现为尿中氯增多，钠、钾、钙、PGE_2 均在正常范围内。出生后第 1 周，可发现低钾性代谢性碱中毒，尿比重低，尿中钠、氯、钙升高，而钾在正常范围。1～3 周后，随着近端小管和远端小管发育成熟以及在升高的醛固酮作用下，尿钾逐步升高大于正常，而尿钠较前减少。出生后依旧多尿并持续 4～6 周，往往导致严重的水、电解质失衡，这些患儿有严重的特征性的高钙尿症和肾钙沉着症，可因肾钙沉着导致肾衰竭。血和尿 PGE_2 均有升高，而且肾素、醛固酮均升高。新生儿 Bartter 综合征患儿表现多样，常有特征性的外貌，如消瘦、肌肉细小伴突出的前额、眼睛大、耳朵突出、嘴角下垂的三角形面容；另外，还可有发育障碍、斜视、神经性耳聋等。

实验室检查，Bartter 综合征和 Gitelman 综合征具有一些共同特征，如低钾血症，代谢性碱中毒，失盐，血浆肾素、醛固酮水平升高而血压正常或偏低，对远端氯的重吸收均明显降低。Gitelman 综合征患者都表现为低镁血症，而在 Bartter 综合征中仅见于 20%～30% 的患者。Gitelman 综合征患者常伴低钙尿症，其尿钙与尿肌酐的比值小于 0.10，而在 Bartter 综合征常正常或升高（> 0.7）。Bartter 综合征患者的尿液浓缩酸化功能受损，而 Gitelman 综合征患者正常或仅轻度减弱。Gitelman 综合征患者尿液中 PGE_2 正常，而 Bartter 综合征患者尿中前列腺素及血管舒缓素大多升高，血浆中 PGE_2 和 $PGF_{2\alpha}$ 基本正常。

肾活检 Bartter 综合征患者可见肾小球旁器的增生，但亦可见于长期使用利尿剂及长期钠丢失的患者；而在 Gitelman 综合征则少得多。

（三）诊断和鉴别诊断

本病诊断主要依据典型的临床特征及肾脏特殊病理改变确定。下列疾病或情况常有相似表现而需鉴别诊断。

假性 Bartter 综合征：Bartter 综合征主要应与假性 Bartter 综合征鉴别。后者亦可表现为低钾性代谢性碱中毒，但无肾小管病变，可见于长期使用利尿剂、一些消化道及营养异常（如呕吐、厌食、婴儿长期少氯饮食等）、囊性纤维化、先天性氯泻症等。除了相应的病史可资鉴别外，尿氯排泄量是主要的鉴别项目。除了应用利尿剂者，其他假性 Bartter 综合征患者尿氯排泄量低，而各种类型的 Bartter 综合征患者尿氯排泄均增高。另外囊性纤维化患者汗液中有异常 NaCl 和 K^+ 的丢失，先天性氯泻症患者粪中氯的浓度超过钠和钾浓度之和，应用利尿剂者在尿中检出利尿剂亦有助于鉴别。

其他具有低钾性碱中毒及肾素 - 醛固酮异常的疾病各具特点，不难鉴别。如肾动脉狭窄、肾素分泌瘤常具有恶性高血压，高肾素，高醛固酮；原发性醛固酮增多症，具有高血压，肾上腺结节样增生，高醛固酮，低肾素；Liddle 综合征则伴有高血压，低醛固酮，低肾素。

（四）治疗

Bartter 综合征的治疗目标为纠正低钾血症，通过药物以减轻高醛固酮和高前列腺素分泌的影响。

1. 经典型 Bartter 综合征　补充氯化钾是主要的治疗措施，补钾量视患者肾脏失钾量和每日需钾量而定。但单纯大量补钾可因进一步增加醛固酮合成而促使钾从肾脏丢失，因此有必要同时加用潴钾利尿剂如螺内酯以更有效改善低钾血症及伴随的症状。

环加氧酶抑制剂现已成为治疗经典型 Bartter 综合征的有效药物，吲哚美辛最为常用。它能改善多尿、低钾血症及前列腺素增高带来的全身症状，并能够提高患儿的生长率。

血管紧张素转化酶抑制剂的疗效尚未完全肯定。β 受体阻滞剂不能降低所有 Bartter 综合征患者血浆肾素和醛固酮水平，不能改善低钾血症，并可能通过降血压作用引起异常的肾素和醛固酮的升高，故在 Bartter 综合征中不推荐使用。

2. Gitelman 综合征　在 Gitelman 综合征中，除了钾的补充外，例如补充钾盐和（或）抗醛固酮药物（如螺内酯），镁的补充十分重要，可以补充氯化镁。由于 Gitelman 综合征患者无高前列腺素尿症，吲哚美辛在这一类型的 Bartter 综合征中无明显作用。

3. 新生儿 Bartter 综合征　这一类型的 Bartter 综合征治疗最重要的是纠正水、电解质紊乱。根据患儿丢失及需要量口服及静脉补充盐溶液。由于在出生后 2～3 周内尿钾丢失少，可在 2～3 周后再予补钾，可以使用潴钾利尿剂如螺内酯减少尿钾的丢失，有助于改善全身状况，但亦会使尿钙升高及发生尿钙沉着症。

环加氧酶抑制剂是这一类 Bartter 综合征的一线治疗药物，吲哚美辛应用最为广泛，它能减少盐的丢失，减轻低钾性碱中毒的程度，也能部分改善尿的浓缩功能，但不能防止尿钙沉着症。对怀疑有 Bartter 综合征的胎儿的母亲不宜使用吲哚美辛，因其对胎儿的动脉导管及肾脏的发育有影响，因此多推荐在出生后 4～6 周使用，警惕发生坏死性小肠结肠炎及肾毒性。

☆ ☆ ☆ ☆

四、Liddle 综合征

（一）定义

Liddle 综合征是一种常染色体显性遗传性疾病，1963 年由 Grant Liddle 首次报道，表现为高血压、低钾血症、代谢性碱中毒。临床表现类似于原发性醛固酮增多症，但该疾病肾素、醛固酮并不增加，对醛固酮受体拮抗剂如螺内酯、依普利酮治疗无效，醛固酮非依赖性钠通道阻滞剂如氨苯蝶啶、阿米洛利能有效纠正高血压、低钾血症等，故 Liddle 综合征又称为假性醛固酮增多症。

（二）病因和发病机制

肾小管上皮细胞钠通道对维持远端肾小管对 Na^+ 的限速重吸收、体液平衡和血压的长期调控方面具有关键作用。

现已明确 Liddle 综合征病变基础为肾脏集合管上皮细胞的上皮钠通道的 β 亚基或 γ 亚基的胞质侧羧基端区域低频率的点突变或缺失突变导致肾远曲小管钠离子重吸收的增加。

ENaC 由 3 个同源亚基 α-ENaC、β-ENaC、γ-ENaC 组成多聚体，每个亚基位于胞质侧的羧基端都有 1 个高度保守的富含脯氨酸的 PY 模体（PPxY）。在正常上皮细胞中，ENaC 通过 PY 模体与 Nedd4 的 WW 结构域结合。

Nedd4 是一种泛素连接酶 E3，可使需要被降解的蛋白连接上泛素链并将其传递给蛋白酶体降解。ENaC 与 Nedd4 结合后，α-ENaC 和 γ-ENaC 的氨基端被泛素化，继而 ENaC 胞吞内化，最终被蛋白酶体和溶酶体降解。若 ENaC 的 β- 或 γ- 亚基羧基端的 PY 模体突变或缺失，则 ENaC 无法与 Nedd4 结合，使之不能正常泛素化和降解，因而 ENaC 半衰期延长、活性增加，对 Na^+ 的通透性明显增加，Na^+ 重吸收增加，血容量增加导致血压升高。由于 Na^+ 重吸收增加，上皮细胞管侧膜 Na^+-K^+ 交换增加，K^+ 从尿中过度分泌排泄，导致低钾血症，大量细胞内 K^+ 不断移出细胞外，H^+ 和 Na^+ 通过离子泵进入细胞内，引起细胞外液的代谢性碱中毒。同时，高血容量抑制肾小球旁器合成和释放肾素，使肾素、血管紧张素生成减少。低血钾和高血容量均可抑制肾上腺皮质球状带分泌醛固酮，从而引起低肾素，低醛固酮血症。

（三）临床表现与实验室检查

Liddle 综合征是发生在青年的罕见疾病，常有早发高血压家族史，无明显诱因出现持续的四肢乏力，间断加重，夜尿增多，多饮，同时偶伴有头晕、食欲缺乏、心悸、胸闷及憋气等，查体可以发现明显的高血压。

实验室检查发现明显低钾血症、代谢性碱中毒，但是血浆肾素、醛固酮水平降低，尿 17- 羟类固醇，17- 酮类固醇及 ACTH 试验均正常。

☆ ☆ ☆ ☆

（四）诊断与鉴别诊断

根据青少年起病，早发高血压家族史，低钾性代谢性碱中毒，低肾素性高血压，低醛固酮血症，螺内酯治疗无效，氨苯蝶啶、阿米洛利诊断性降压治疗效果明显，临床诊断不难，最终通过基因检测证实患者存在 ENaC 相关基因突变方能确诊。临床工作中需注意的是，研究表明各种新生突变位点可引起散发性 Liddle 综合征：有学者分析了中国两个家系 8 例 Liddle 综合征患者，发病年龄（22.0±8.0）岁，但 Tapolyai 等学者报道的诊断年龄可达（67.1±13.4）岁；不同 Liddle 综合征的突变个体，其临床表现也不尽相同。

该疾病应与表现为低钾血症、高血压的疾病相鉴别。

如原发性醛固酮增多症、表征性盐皮质激素增多症、糖皮质激素可抑制的醛固酮增多症、肾上腺 17α- 羟化酶缺乏，肾上腺 11β 羟化酶缺乏等，一般通过实验室检查可以确诊。

（五）治疗

Liddle 综合征目前尚无根治方法，治疗以限制钠盐、补钾及利尿剂治疗为主。

在限盐饮食的基础上使用阿米洛利或氨苯蝶啶，国内外的研究已充分肯定了其降压效果。它们能通过在 ENaC 水平上与 Na^+ 竞争，从而抑制 Na^+ 的重吸收，从而减少 K^+ 的排出，螺内酯对于改善血管内皮功能也可能有一定效果，不同个体对阿米洛利或氨苯蝶啶的反应性不同，因此对其中一种无效可尝试换用另一种。但在临床工作中也需要注意以下问题：对于限盐不严格导致降压疗效欠佳的患者，以及部分单用阿米洛利或氨苯蝶啶不能很好地控制血压的老年人，为了减少心血管事件的发生，应早期在 ENaC 抑制剂的基础上联合应用钙通道阻滞剂、血管紧张素转化酶抑制剂等药物降压治疗：因这两种药物均为保钾利尿剂，尤其是肾功能异常患者，须定期检测血钾：应及时处理因长期服药而出现阿米洛利结晶甚至肾结石等不良反应的情况：当出现严重的钠潴留，部分患者可联合使用噻嗪类利尿剂或呋塞米，这时应增加阿米洛利或氨苯蝶啶剂量，低钠饮食，防止钾经肾脏进一步丢失：醛固酮受体拮抗剂螺内酯无效。

（六）预后

改善 Liddle 综合征患者预后的关键是早发现，早诊断。

由于 Liddle 综合征是引起的高血压罕见原因，临床可能会误诊、漏诊，从而导致血压难以控制，出现高血压靶器官损害。

五、表征性盐皮质激素增多

（一）定义

表征性盐皮质激素增多症（AME）为一种常染色体隐性遗传病，AME 主要由 11-β 羟类固醇脱氢酶被抑制而引起。临床表现类似于 Liddle 综合征。

（二）发病机制

正常情况下，醛固酮通过调节远曲小管和集合管实现对水、电解质平衡进行调节。醛固酮与醛固酮受体结合能增加基底膜上的 Na^+-K^+-ATP 酶及 ENaC 的表达，从而增加远端小管 Na^+ 的重吸收及 K^+ 的排泄。糖皮质激素也能与醛固酮受体结合表现出类醛固酮样作用。但是正常情况下糖皮质激素能够被 11-β 羟类固醇脱氢酶代谢为肾上腺皮质酮而失去此种作用。

AME 患者的编码 11-β 羟类固醇脱氢酶的 *HSD1182* 基因突变已经被检测到。由于基因突变导致 11-β 羟类固醇脱氢酶功能异常，使得糖皮质激素的清除代谢障碍，累积的糖皮质激素与非特异性的醛固酮受体结合，从而使 Na^+ 的重吸收增加，血容量增加，K^+、H^+ 排泄增加，高血容量抑制肾小球旁器合成和释放肾素，使肾素、血管紧张素生成减少。低血钾和高血容量又可以抑制肾上腺皮质球状带分泌醛固酮。11-β 羟类固醇脱氢酶同样在胎盘表达，其活性下降可能与低体重儿相关。

（三）临床表现及诊断

AME 多发病于儿童期，以高血压、低血钾、代谢性碱中毒和血浆低肾素、低醛固酮活性、尿中糖皮质激素代谢产物增多为特征。患儿出生时可能有低体重儿史，之后未能顺利长大。临床表现及实验室检查可以提示诊断，尿中皮质醇代谢物 / 皮质酮代谢物比值明显升高有助于诊断。

（四）治疗

与 Liddle 综合征一样，AME 的治疗以限制钠盐、补钾及利尿剂治疗为主。虽然醛固酮受体拮抗剂螺内酯对 Liddle 综合征治疗无效，但确是 AME 长期治疗的首选药物，补钾基础上联合使用氨苯蝶啶或阿米洛利亦有效；氢化可的松或 ACTH 治疗可使病情加重。

有报道称肾移植后，糖皮质代谢、生化指标及高血压可恢复正常。

六、糖皮质激素可抑制的醛固酮增多症

（一）定义

糖皮质激素可抑制的醛固酮增多症(GRA)由 Sutherland 于 1966 年首先报道，分布于多个国家，在具有爱尔兰血统的白种人中似更常见，我国亦有此病的个例及家系报道。GRA 是一种常染色体显性遗传疾病，患者有原发性醛固酮增多症的典型表现：高血压、低钾血症及肾素活性受抑，与原发性醛固酮不同的是，GRA 患者分泌的醛固酮可以被糖皮质激素所抑制。

（二）发病机制

GRA 患者的肾上腺束状带分泌对醛固酮敏感的促肾上腺皮质激素，正常人醛固酮是由球状带分泌，束状带仅仅分泌糖皮质激素。醛固酮的合成需要

11-β 羟化酶，糖皮质激素需要醛固酮合成酶参与，GRA 患者 8 号染色体复制时出现异常，编码 11-β 羟化酶的 CYP1181 基因和同源染色体上编码醛固酮合成酶的 CYP11B2 基因发生非对等交换，CYPIIB1 基因中 ACTH 反应调节元件与 CYP1182 基因编码区的上游启动子结合，导致醛固酮合成酶在束状带的异位表达，并受 ACTH 调节，醛固酮对 ACTH 的刺激反应强于对肾素 - 血管紧张素 II 的反应。因此糖皮质激素能抑制醛固酮的过量分泌，且长期治疗能维持抑制效应。

（三）临床表现及诊断

GRA 患者常被误诊为原发性高血压，GRA 患者往往高血压发病年龄轻，呈家族聚集性，较早即发生脑出血（< 40 岁）。低钾血症常并不明显，血清钾也可能正常。与其他基因异常导致的高血压病一样（如 Liddle 综合征、AME 及 Gordon 综合征），血浆肾素活性低。尽管平均醛固酮水平是高的，但是对筛选试验反应性低，醛固酮 / 肾素比值常大于 300，但在原发性高血压、AME 及 Liddle 综合征并不增加。

在正常人，醛固酮合成酶存在球状带，先是通过 C-18 的羟化，后经 C-18 位的氧化，将皮质酮转化为醛固酮，而皮质醇则是通过仅仅存在于束状带的 17-羟化酶的羟化作用而合成的。在 GRA 患者中，皮质醇可以在醛固酮合成酶的作用下继续在 C-18 位氧化，从而产生两种结构夹杂的化合物 18-hydroxycortisol（18-OHF）和 18-oxocortisol（18-OXOF），GRA 患者两者血清浓度明显升高，通过特殊方法亦可以在尿液中被检测到。

混合基因 CYP11B1/CYP11B2 筛查能够确诊该疾病。

地塞米松能够抑制血醛固酮水平，当每 6 小时给 0.5mg 地塞米松，连续 2d 后，醛固酮可降至检测水平以下（< 4ng/dl）。

七、假性醛固酮减少症 II 型

假性醛固酮减少症 II 型（PHA II）又称为 Gordon 综合征、家族性高钾血症并高血压，由 Paver WKA 和 Pauline Gj 两人于 1964 年首先描述，1970 年命名为 Gordon 综合征。临床表现与 Cietlman 综合征相反，其特征为高血压、高钾血症及轻度的高氯性代谢性酸中毒，是一种极为罕见的常染色体显性遗传性疾病，但也偶见散发病例。

（一）发病机制

目前已知 PHA II 是由于基因突变，导致丝氨酸 / 苏氨酸蛋白激酶中无赖氨酸激酶 WNK1 或 WNK4 酶活性改变，进而引起肾小球上皮多种转运蛋白功能紊乱，临床上以高血钾和高血压为主要表现的一种综合征。WNK1 和 WNK4 有 16% 的同源性，前者表达于远曲小管（DCT）、皮质集合管（CCD）和髓质集合管上皮的胞质内，后者则表达于 CCD 的胞质及细胞连接，在 DCT 只表达在紧密连接。WNK4 作为噻嗪类利尿剂敏感型 NCCT 的负调节因子，能够减少小管上皮细胞 NCCT 的表达，同时 WNK4 也能下调钾通道（ROMK）和上皮氯通道的表达。由于 *WNK4* 基因的突变，使 WNK4 丧失了抑制及下调 NCCT、ROMK 的功能，NCCT、ROMK 过度活跃，导致 Na^+、Cl^- 的重吸收增加，泌 K^+ 减少，进而出现高血钾、高血氯、水钠潴留、血容量扩张。WNK1 并不直接影响 NCCT 的活性，但能够通过调节 WNK4 抑制 NCCT 的强度，表现为显著的抑制作用，即对 NCCT 本身有间接的活化作用。噻嗪类利尿剂有明确的抑制远端肾单位重吸收钠的作用，Gordon 综合征的这些异常可被噻嗪类利尿剂所纠正。

（二）临床表现和诊断

Cordon 综合征发病于青少年或成年，但有的患者出生即伴有高钾血症。由于 Gordon 综合征患者肾小管对 Na^+、Cl^- 的重吸收增加，泌 K^+ 减少，患者存在不同程度的慢性高钾血症、高氯血症、容量依赖性高血压，高血钾、高血氯又能引起代谢性酸中毒，与此同时肾小球滤过率则正常。

患者高血容量依赖性高血压，血浆肾素活性受抑，醛固酮水平正常或轻度升高，可能与高血钾促进醛固酮分泌增加有关。目前报道的 Gordon 综合征家系提示，尿钙可以正常，也可以出现高尿钙，对这些不同的临床表现目前未能明确解释。由于长期的酸中毒影响生长发育，患者往往身材矮小。

Gordon 综合征的临床表现有一定的特殊性，诊断时必须具有高血钾，再结合高血氯、代谢性酸中毒、高血压同时肾功能正常，临床上基本能够明确诊断。本病的病因是遗传基因异常，家系分析符合常染色体显性遗传模式，外显性较高，对疑似患者必须进行家系调查，分析临床资料，明确其遗传方式，探查基因缺陷，在分子水平上明确诊断。

（三）治疗

由于存在遗传缺陷，Gordon 综合征患者需要终身治疗，噻嗪类利尿剂能够特异性抑制 NCCT，因此其是治疗 Gordon 综合征的主要药物。有研究指出，噻嗪类利尿剂（如氢氯噻嗪 25 ～ 100mg，1 次 / 天），经过约 1 周的作用时间，高血压及电解质紊乱能够被很好地纠正。

（四）预后

Gordon 综合征若早期得到诊断和合理治疗，预后良好。

八、特发性高钙尿症

高钙尿症是指在没有饮食控制的情况下，尿钙排泄率大于 0.1mmol/（kg·d）或大于 7.5mmol/d（男），6.25mmol/d（女）。所谓特发性高钙尿症（IH）指血

☆ ☆ ☆ ☆

清钙正常，已知的导致高钙尿症的原因（如结节病、肾小管性酸中毒、甲亢、恶性肿瘤、快速进展性骨病、Paget 病、Cushing 综合征及利尿剂呋塞米等应用）均可除外的高钙尿症。

（一）发病机制

目前认为可能有以下 3 种机制参与了高钙尿症的发生。

1. 肠钙吸收增加 研究发现部分 IH 患者肠钙吸收明显增加，而且体内 1, 25 (OH)$_2$D$_3$ 含量常升高。其原因未明，可能与肾磷丢失造成的轻度或相对的低磷血症或对血浆中的 1-α 羟化酶敏感性升高有关。但也有部分患者肠钙吸收明显升高而 1, 25(OH)$_2$D$_3$ 仅中度升高或正常，提示可能有其他机制参与，如动物实验中发现的肠壁维生素 D 受体（VDR）的过度表达。肠钙吸收增加使血离子钙短暂升高，可滤过钙增加并抑制甲状旁腺激素的分泌，肾小管对钙的重吸收减少，从而导致血钙正常而尿钙排泄增加。

2. 肾小管对钙的重吸收障碍 部分 IH 患者肾小管对钙的重吸收明显减少，可能是由于甲状旁腺激素分泌相对减少，更有可能是肾小管的异常，特别是肾小管相关酶的缺陷（如 Ca^{2+}-Mg^{2+}-ATP 酶）所致。肾小管重吸收缺陷导致尿钙排出增加，刺激甲状旁腺激素分泌和 1, 25(OH)$_2$D$_3$ 合成增多，引起继发性肠钙吸收亢进，以维持血钙正常，亦使尿钙排出增加。

3. 骨矿物质的丢失 越来越多的证据表明骨骼矿物质的丢失也是 IH 的发病机制之一。大多数 IH 患者中骨矿物质的密度都有中度的降低，伴有肠钙吸收增多的高钙尿症患者更易于罹患骨的丢失。虽然骨的丢失也可以是对肾钙丢失后增高的 PTH 的继发反应，但钙的负平衡比 PTH 的增高常见的多，提示骨骼本身也主动参与了 IH 的发生。骨密度降低的机制尚未完全明了，可能与高动物蛋白饮食刺激骨吸收或一些高尿钙患者 1, 25(OH)$_2$D$_3$ 升高刺激骨的重吸收，抑制骨的形成有关。另外，IH 和骨质减少的患者单核细胞激活产生过量的白介素 -1（IL-1），肿瘤坏死因子 -α（TNF-α）和粒 - 巨噬细胞集落刺激因子（GM-CSF），它们在骨的重构中起重要作用。腰椎的骨矿物质密度与 IL-1 和 TNF-α 水平负相关，与 GM-CSF 水平呈正相关。

（二）临床表现和诊断

IH 在儿童和在成人的发生率基本相似。主要表现为血尿，可呈肉眼血尿或镜下血尿，血尿呈非肾小球性，尿液检查除血尿外可无其他异常。随着病程延长，尿路结石的发生率增加，还可有尿频、尿急、尿痛、排尿困难、腰和（或）腹痛及反复泌尿系统感染等症状。

若 24h 尿钙定量 > 0.1mmol/kg，尿钙 / 肌酐 > 0.2（可有人群差异）；血钙正常；排除已知的导致高钙尿症的疾病后，即可诊断特发性高钙尿症。

用于进行 24h 尿钙测定的尿液标本必须是在进行 1 周的饮食控制（每天进

食 100g 肉类，不进食奶制品、高钙水、乙醇、过多盐等）后，采集连续两天内 2 个 24h 内的尿液。若 24h 尿钙定量降至 0.07mmol/kg，提示高钙尿症与饮食有关。

需要进行详细的病史询问及体格检查，排除引起高钙尿症的原因，如钙和维生素 D 的补充、糖皮质激素或呋塞米治疗史、一些疾病（骨髓瘤、Paget's 病、结节病、原发性甲状旁腺功能亢进、肾小管性酸中毒、近期发生的骨折及肾磷丢失等）。

（三）治疗

1. 饮食治疗　避免高钙饮食，每天总钙的摄入量 800mg 左右。在治疗高尿钙患者中曾长期推荐低钙饮食，认为能有效减少尿钙的排泄。但后来实践发现，低钙摄入对存在骨密度降低、负钙平衡的高钙尿症患者是不利的，而且不能防止肾结石的复发，可能因为正常情况下钙可与草酸盐在肠腔内形成复合物，钙缺乏可使肠道吸收过多的草酸盐，导致草酸尿，形成含草酸的肾结石。因此低钙饮食应慎重，若应用，应注意评价，保证无负钙平衡发生。

低盐饮食能减少肾小球滤过率，增加远端小管对钙的重吸收，有效减少 IH 患者尿钙的排泄。

多饮水，每天喝水 2L 左右，减少结石的发生。

高蛋白饮食能增加尿钙排泄，导致负钙平衡，因此每天蛋白摄入约 1g/kg，其中动物蛋白的比重应低些。

2. 药物治疗

（1）噻嗪类利尿剂：在饮食治疗数月后，尿钙仍持续处于高水平者，可予噻嗪类利尿剂治疗。它能减少尿钙排泄，达到钙的正平衡，防止肾结石的复发及减少骨折的发生等。可使用氢氯噻嗪，从每天 25mg 开始，增加到每天 50mg。应用过程中注意监测血钾，加用阿米洛利（5mg/d）可防止低血钾的发生。

（2）磷酸纤维素钠：磷酸纤维素钠是一种钙离子交换树脂，能与肠内钙结合减少钙吸收从而减少尿钙排泄；但亦有研究发现应用磷酸纤维素钠后，能使草酸盐排泄增多，不能有效防止肾结石的发生。因此磷酸纤维素钠的治疗作用还未得到证明。

九、假性甲状旁腺功能减退症

假性甲状旁腺功能减退症（PsHP）是由于周围组织（肾小管上皮细胞和骨）对 PTH 的作用抵抗，故表现为血钙降低，血磷升高，与甲状旁腺功能减退的表现相似，但甲状旁腺本身无病变，低钙刺激甲状旁腺增生，PTH 分泌增加，因而血清 PTH 常升高。许多患者还具有特征性的体态异常，如身材矮小、圆脸、智力发育迟缓、短指（趾）畸形等，由 Albright 等在 1942 年首先报道，称为

☆☆☆☆

Albright 遗传性骨营养不良。

通常 PTH 是通过与靶细胞膜表面特异性的 G 蛋白偶联受体结合，继而产生第二信使（主要是环磷酸腺苷，cAMP）来发挥 PTH 的作用。根据靶细胞对 PTH 不反应的情况可分为 PsHP Ⅰ型和 PsHP Ⅱ型。

PsHP Ⅰ型多为一组显性遗传性疾病，靶组织对 PTH 完全无反应，cAMP 生成障碍，在注射外源性 PTH 后不能使血清钙、尿 cAMP 和尿磷上升。PsHP Ⅰ型还可以分为 PsHP Ⅰa 型、PsHP Ⅰb 型和 PsHP Ⅰc 型。

PsHP Ⅰa 型具有 Albright 遗传性骨营养不良的表现，并有上述的低钙、高磷、PTH 升高、cAMP 生成障碍等生化异常。分子遗传学研究表明 PsHP Ⅰa 型是由于染色体 20q13.2 上编码刺激性 G 蛋白 α 亚单位（Gs α）的 GNAS-1 基因突变所致，因而发生 Gs α 活性的降低，cAMP 生成障碍。由于其他许多激素，如促甲状腺激素、促性腺激素等也是通过 G 蛋白、cAMP 通路起作用的，所以在 PsHP Ⅰa 型的患者中可以观察到多种激素的抵抗。另外还有些患者具有 Albright 遗传性骨营养不良的表现，但没有低钙血症及其他 PsHP 的生化异常，Albright 等称其为假 - 假性甲状旁腺功能减退症（PPsHP）。PPsHP 虽然没有 PTH 抵抗的表现，但可与 PsHP Ⅰa 型存在于同一家系中，仍有 Gsα 蛋白缺陷，其机制尚不明确。

PsHP Ⅰb 型无 Albright 遗传性骨营养不良的表现，但具有生化异常（如低钙、PTH 作用后不能使尿 cAMP 和尿磷上升等）。该型患者 Gs α 的活性正常，对激素的抵抗也仅限于 PTH 的靶器官对 PTH 的抵抗，因而推测 PsHP Ⅰb 型可能是由于 PTH/PTHrP 受体的基因缺陷所致，但还未完全证实。亦有观点认为是 GNAS-1 基因的不同突变所致，除引起 PsHP Ⅰa 型和 PPsHP 外，还可导致 PsHP Ⅰb 型。

PsHP Ⅰc 型具有 PsHP Ⅰ型的特征，对多种激素抵抗，但却未发现 Gs α 的缺陷或 GNAS-1 基因的突变，原因未明，可能是 PTH/PTHrP 受体信号通路的其他组成部分缺陷所致。

PsHP Ⅱ型患者在给予外源性 PTH 后，Gs 活性正常，尿 cAMP 升高但尿磷不增加。该类型的机制尚未完全明确，可能由于靶组织细胞对 cAMP 无反应或 PTH 信号通路的其他缺陷所致。PsHP Ⅱ型的家族性不明显。

治疗方面，假 - 假性甲状旁腺功能减退症仅有体态改变而无生化异常，无须特殊治疗。对假性甲状旁腺功能减退症的治疗基本上与甲状旁腺功能减退相同，给予补充钙剂及维生素 D，血生化异常纠正后，PTH 代偿性分泌增多也可得到纠正。

☆ ☆ ☆ ☆

十、家族性低钙尿性高钙血症和新生儿重度甲状旁腺功能亢进

家族性低钙尿性高钙血症（FHH），亦称家族性良性高钙血症（FBH），是一少见的常染色体显性遗传性疾病。特点为轻至中度高钙血症（10.5 ～ 12mg/dl），总钙和离子钙都升高，并持续终身，但通常无高钙血症的临床表现；尿钙排泄低；而血 PTH 浓度却不适当的表现为正常。另外，骨密度及 1, 25 (OH)$_2$D$_3$ 均正常；钙清除率（CCa）与肌酐清除率（Ccr）的比值小于 0.01；甲状旁腺次全切除术后高钙血症仍存在。

现已明确大部分家族的 FHH 与位于染色体 3q 上的细胞外钙敏感性受体（CaR）基因突变有关；该基因缺陷亦有位于 19 号染色体或非上述两染色体上者。但亦有 15% 的 FHH 患者未发现 CaR 的突变。CaR 广泛分布于哺乳类组织中，甲状旁腺和肾脏均有分布，髓袢升支粗段尤为丰富。CaR 基因突变多为错义突变。甲状旁腺细胞上 CaR 缺陷使钙的调定点上调。钙的调定点是使 PTH 浓度下降 50% 时的血钙水平，钙的调定点上调，即一般血钙浓度不能抑制 PTH 分泌，需要更高的血钙水平才能达到调定点，从而抑制 PTH 分泌。另外，位于肾脏上的 CaR 突变导致肾小管对钙的重吸收增加，FHH 患者行甲状旁腺切除后肾小管对钙的重吸收仍增加证明了 CaR 在肾钙调节中的作用。

FHH 是一无症状的良性病变，患者具有正常的预期寿命，甲状旁腺次全切除术无效，因此其与原发性甲状旁腺功能亢进的鉴别十分重要。由上述特点可资鉴别。

FHH 患者不必行甲状旁腺切除术，对无症状患者亦不必药物治疗降低血钙浓度。

新生儿重度甲状旁腺功能亢进（NSHPT）见于近亲结婚的 FHH 患者的后代，两个相同的突变的 CaR 等位基因即表现为 NSHPT，可以看作是 FHH 的纯合子形式。临床表现为严重甲状旁腺增生，PTH 水平明显升高，极严重的高钙血症，若非早期行甲状旁腺切除术，将是致死性的。治疗主要是行甲状旁腺全切除术，并辅以维生素 D 和钙剂替代治疗。

第四节　肾性失镁

镁离子是体内重要的阳离子，在细胞内含量仅次于钾，对于维持神经肌肉正常电位、调节细胞代谢和体内某些酶的活性有重要作用。正常人体内镁离子总量约 24g（1000mmol），其中 50% ～ 60% 存在于骨组织，40% ～ 50% 在细胞内，而细胞外液中的含量则只有 1% 左右，因此失镁患者早期的生化指标并没有明显的低血镁表现。正常血清中的 Mg^{2+} 浓度为 0.74 ～ 0.95mmol/L

☆☆☆☆

（1.8～2.3mg/dl），其中 20%～30% 以与蛋白（主要是白蛋白）结合的形式存在，不能从肾小球滤过；其余 70%～80% 则能自由滤过，但这其中仍有 10% 左右不以离子形式而与枸橼酸根、碳酸氢根及磷酸根结合存在。在体内起重要生理作用的主要是自由离子形式的镁。

肾脏在体内镁平衡方面起着决定性作用。正常进食吸收的情况下从肾小球滤过的 Mg^{2+} 绝大部分被肾小管重吸收，从终尿中排出的 Mg^{2+} 仅 3% 左右。重吸收的主要区段在髓袢升支粗段的皮质部（cTAL），吸收 60%～70%，髓袢升支粗段的髓质部（mTAL）则不参与重吸收。另外近端和远端肾小管重吸收比例分别为 5%～15% 和 10%～15%。由于在肾单位的任何区段都没有发现明显的 Mg^{2+} 排泌，因此认为肾脏对 Mg^{2+} 平衡的调节是通过重吸收的改变来实现的。此重吸收过程受到精确的调控，从而尽可能保证血清 Mg^{2+} 水平的稳定，在严重缺镁的情况下，肾脏重吸收显著增强，甚至可以使镁排泄分数（FEMg）小于 1%，净排出量小于 24mg/d；而在 Mg^{2+} 负荷的情况下，重吸收存在"肾镁阈"效应，如果血镁浓度超过阈值 [通常为 0.74mmol/L（1.8mg/dl）]，则增加的镁负荷不能被重吸收而完全从终尿中排出。

一、肾单位各区段对镁离子重吸收的特点

近直小管和近曲小管对 Mg^{2+} 的通透性很低，髓袢升支粗段皮质部为镁离子重吸收的主要区段，镁离子重吸收是通过细胞旁路进行的被动过程。在 cTAL 的腔侧膜上存在 Na^+-K^+-$2Cl^-$ 协同转运子，将钠、钾和氯离子以 1：1：2 的比例从小管液中主动转运到细胞内，此为电中性转运。其中钾离子随即通过腔侧膜上的钾通道返回管腔，钠离子被基侧膜上的 Na^+-K^+-ATPase 泵入管周间隙，氯离子则经基侧膜上的 Cl^- 通道进入管周间隙。由此产生的跨上皮的电势差（管腔内为正）成为 Mg^{2+} 经细胞旁路重吸收的驱动力。Na^+-K^+-$2Cl^-$ 共转运速率改变决定管腔 - 管周电势差的变化，从而影响镁离子的重吸收。袢利尿剂如呋塞米通过抑制 Na^+-K^+-$2Cl^-$ 共转运子妨碍了跨上皮电势差的形成，从而减少了 Mg^{2+} 的重吸收。因此在初次使用呋塞米有时会导致尿镁的大量排出，但长期使用后此现象能够缓解，考虑可能是近端肾小管和远端肾小管重吸收反应性增加的缘故。远端肾小管，主要是远曲小管（DCT），虽然此区段只吸收原尿中 10%～15% 的 Mg^{2+}，但此数量占到由 TAL 逃逸的 Mg^{2+} 的 60%～70%，并且其下游区段几乎不再有重吸收 Mg^{2+} 的功能，因此 DCT 在决定终尿的排 Mg^{2+} 量上起着重要作用。

肾性失镁是指在正常摄入的前提下，由于肾脏重吸收 Mg^{2+} 功能障碍而发生的低镁状态，血浆 Mg^{2+} < 0.66mmol/L（1.6mg/dl）。一般无症状，但在严重情况下 Mg^{2+} < 0.49mmol/L（1.2mg/dl）出现明显甚至致命的症状，包括：

1. 神经肌肉易激性：Trousseau 征和 Chvostek 征可出现阳性，发生垂直眼震，并有虚弱、疲劳等主诉。

2. 代谢异常：常见为并发低钾血症和低钙血症，据报道，40% 的低镁血症患者合并低钾，而 12% 的患者血钙水平在 2.0mmol/L（8mg/dl）以下。由于镁离子是 ATP 酶的重要辅因子，其缺乏导致 Na^+-K^+-ATPase 活性下降，从而发生细胞内失钾，因此在低镁血症存在的同时低钾状态很难纠正。

3. 心血管并发症：低镁血症一方面抑制心肌细胞膜上的 Na^+-K^+-ATPase 活性，一方面增加其钾通道的开放，二者共同减低细胞内钾离子浓度，从而导致心肌细胞膜除级，动作电位阈值降低，同时导致钾离子外流减慢，影响复极过程。因此低镁血症常并发多种心律失常，包括房性和室性。心电图特征表现为 T 波低平、U 波明显及 QRS 波群增宽，这些改变也可能与合并的低钾血症有关。

4. 此外，还可以有糖尿病患者血小板聚集力增高等表现。肾性失镁与肾外性失镁的鉴别主要在于 24h 尿的总排镁量。一般在低镁血症存在的情况下，肾脏重吸收增加，终尿排泄的镁离子均小于 12mg/24h；如果在低镁血症的同时24h 尿镁超过 24mg，即可诊断肾性失镁。

肾性失镁可继发于慢性肾功能不全、肾小管间质疾病和药物损害等，如表 2-3 所示。目前报道的家族性肾性失镁的临床表现在几个亚型之间略有差异（表 2-4），大多数亚型所累及的蛋白及其基因定位已明确。

表 2-3　肾性失镁的病因

氨基糖苷类	糖尿病 1 型 /2 型
两性霉素 B	高醛固酮血症
噻嗪类利尿剂	血容量扩张
钙调磷酸酶抑制剂	糖尿病酮症酸中毒（DKA）
顺铂	肾小管功能障碍
慢性乙醇中毒	ATN 恢复期
Henle 袢功能障碍	梗阻性肾病恢复期
袢利尿剂	肾移植后
高钙血症	先天性家族性肾性失镁
肾小管流量增高	肾功能不全
渗透性利尿	任何原因引起的 GFR $< 10ml/（min \cdot 1.73m^2）$

表2-4　家族性镁平衡障碍分类

临床特征	遗传	突变	发病年龄	表现
合并高尿钙和肾脏钙化的低镁血症	AR	PCLN-1 CLDN16 (3q27)	婴儿期	血 Mg^{2+} 下降、尿 Ca^{2+} 和尿 Mg^{2+} 上升、血 PTH 水平升高、尿路结石、肾脏钙化、多尿、眼部疾病，可合并有佝偻病
常染色体显性的低PTH血症	AD	CaR (3q13.3-21)	任何年龄	血 Mg^{2+}、Ca^{2+} 下降、PTH 上升、尿 Mg^{2+} 下降，血钾正常
继发低血钙的低镁血症	AR	镁离子通道 (9q12-22.2)	新生儿期	血 Mg^{2+}、Ca^{2+} 下降、PTH 上升、尿 Mg^{2+} 升高或正常，血钾正常
婴儿期孤立的肾性失镁	AD	Gamma-Na-K-ATPase FXYD2 (11q23)	儿童时期	血 Mg^{2+} 下降、尿 Mg^{2+} 上升、尿 Ca^{2+} 降低，可有癫痫发作
婴儿期孤立的肾性失镁	AR	离子通道	儿童时期	血 Mg^{2+} 下降或正常、尿 Mg^{2+} 上升、尿 Ca^{2+} 上升

二、临床表现

　　婴儿期即发生严重的肾性失镁，表现为多尿、尿钙水平高，早期即出现尿路结石和肾钙化，血浆镁离子浓度低，同时常有多器官系统的累及，特征性的表现为眼部疾病，包括近视、眼球震颤和脉络膜视网膜炎。此外神经性耳聋、软骨钙化、佝偻病、高血压和痛风性关节炎也有报道。由于血钙水平基本正常，很少发生婴儿期低钙惊厥。

　　血浆钙、钾、磷和 pH 均正常，甲状旁腺激素（PTH）水平升高，但由于低镁的存在可抵抗 PTH 过度作用。

　　发病于新生儿期，血浆钙、镁水平极低，特征为镁排泄分数 < 5% 的情况下的顽固低镁血症，对钙治疗无反应，镁治疗有效。此病男性多见，Hanna Shalev 等报道男女比例为 13 : 2。低血钙继发于低镁所致的甲状旁腺衰竭和周围性甲状旁腺激素抵抗，维生素 D_3 合成不足可能也参与其发病。在出生6 个月内极易发生低镁、低钙的神经症状，包括反复的惊厥、谵妄、肌肉痉挛和癫痫发作。在稍年长的儿童，如果镁治疗不足，则常出现感觉中枢不敏感和言语障碍，少数伴有舞蹈样手足徐动症。血钙水平（1.64±0.41）mmol/L，当血钙在正常范围时血 PTH 往往也正常。偶见低血钾，在低血镁的情况下很难纠正。

三、治疗

镁缺乏可给予镁盐治疗。常用的口服镁盐包括氧化镁、氢氧化镁、硫酸镁、乳酸镁、氯化镁、碳酸镁、吡酮酸镁等。口服镁盐可能导致胃肠道的不适，特别是引起腹泻。

镁的补充可采用口服、静脉和肌肉或持续鼻饲补镁，目前还没循证医学证据给出最适剂量。对于无症状轻度低镁患者，可高镁饮食（镁在绿叶蔬菜、豆类、坚果、动物蛋白及未加工的谷物中含量较高）；对于临床表现明显者的中重度失镁患者，已有研究证实，口服补镁的剂量在 $18 \sim 87mg/$（kg·d）[$0.7 \sim 3.5mmol/$（kg·d）] 即可保持患者无症状和血钙水平正常，但血镁水平仍低于正常。口服常用硫酸镁（$MgSO_4 \cdot 7H_2O$），1g 所含镁元素为 0.1g，其他口服镁盐如醋酸镁、氯化镁、乳酸镁等亦可以选择。静脉补充适用于严重缺镁的病例，但需缓慢补充，且在此过程中应检测血镁及膝反射，防止镁中毒的发生。由先天性的肾脏对钙镁代谢异常所致的严重反复低镁并经各种治疗无效时可做肾移植。在肾移植之前可行补镁治疗，螺内酯和阿米洛利也能作为减少尿镁排除的权宜治疗。

第 3 章
肾间质疾病

第一节　急性间质性肾炎

急性间质性肾炎（AIN）是一种由多种病因引起的急性、可逆性、以肾间质炎症浸润为特征的疾病，通常肾小球、肾血管不受累或受累相对轻微。AIN虽是急性肾损伤一个少见病因，但却不容忽视，因为它常需要特定的治疗干预。近年 AIN 发病率有所增加，在原因未明或药物相关性 AKI 行肾活检的患者中，有 10%～25% 患者系 AIN 所致，AIN 可发生在任何年龄，但儿童少见。

一、病因

导致 AIN 病因有多种，包括药物过敏、感染相关、系统性疾病及肾移植急性排斥反应等。近年随着抗生素等药物的广泛应用，药物已成为导致 AIN 的最重要病因，特别在老年患者中，70%～90% AIN 系因药物所致，特别是抗生素和质子泵抑制剂（PPI）等，抗生素以 β- 内酰胺类药物，如青霉素族、头孢菌素族等最为常见。系统性疾病主要包括系统性红斑狼疮、干燥综合征及恶性肿瘤等。特发性 AIN 病因不清，部分可能与病毒感染有关。其中约 1/3 患者并发眼前葡萄膜炎，又被称为肾小管间质性肾炎 - 眼葡萄膜炎综合征。

二、发病机制

研究表明，急性间质性肾炎主要可能由药物或抗原致病因子诱导过敏所致。药物诱导过敏反应的证据：AIN 发生在小部分人群，与肾外临床表现敏感性有关；AIN 在相同药物或其他密切相关药物意外接触后复发；AIN 可与迟发型过敏反应有关（肾性肉芽肿）。另外，继发于感染的 AIN 与肾盂肾炎不同，AIN间质缺乏中性粒细胞浸润、肾实质未能分离感染源，提示 AIN 可能是一种免疫性疾病。

实验模型显示，诱导 AIN 的抗原具备 3 个主要特征：抗原可能是肾小管基底膜组成部分（糖蛋白 3M-1 和肾小管间质抗原）、分泌肾小管蛋白（如 Tamm-

☆ ☆ ☆ ☆ ☆

Horsfall 蛋白）或来源于肾脏以外的蛋白质（如来源于免疫复合物）。尽管有些类型 AIN 可能由针对肾脏本身的抗原免疫反应导致，但多数 AIN 主要由肾外抗原引起；这些抗原主要与药物或感染因素相关。这些抗原可能通过诱导抗原与肾脏蛋白结合（抗原种植），充当半抗原成分修饰改变肾脏天然蛋白的免疫原性，引起交叉免疫反应及间质循环免疫复合物沉积，表明 AIN 发生可能与细胞或抗体介导的免疫有关。AIN 患者肾活检组织间质内大量 T 细胞浸润，甚至肉芽肿形成也表明细胞介导免疫参与 AIN 的发生。少数 AIN 肾活检组织中可见抗肾小管基底膜抗体或免疫复合物沉积，提示抗体介导免疫反应可能在这些 AIN 患者的致病中发挥作用。间质免疫复合物形成或 T 淋巴细胞浸润，可导致炎症反应，多数可修复，但有时可引起间质成纤维细胞浸润和细胞外基质合成，最终引起慢性间质纤维化和肾衰竭。

近年，随着免疫检查点抑制剂（如抗 PD-1 和抗 CTLA-4）在肿瘤治疗的应用，其相关 AIN 也渐被发现，如抗 PD-1 纳武单抗、碘解磷定单抗及抗 CTLA-4 的伊匹单抗等引起的 AIN，通常在用药后 4 ～ 12 周发生，表现为肾间质 CD3$^+$、CD4$^+$ T 细胞浸润为主的多种炎性细胞浸润，提示免疫检查点抑制剂激活的效应 T 细胞可能参与肾损伤；其发生也可能与免疫治疗过程中反射性自身免疫有关。

三、药物相关急性间质性肾炎

（一）临床表现

1. 肾脏损伤表现　急性间质性肾炎（AIN）的临床表现缺乏特异性，AIN 症状一般在药物使用几天或几周后出现，但有些患者在药物使用数个月后出现。AIN 的典型表现是突然出现肾功能损害，伴少量蛋白尿（＜ 1g/d）、尿检异常，可出现腰痛，血压多正常，无水肿。非甲氧西林所致的 AIN，临床表现常不典型，如出现原因未明 AKI，需考虑存在 AIN 可能，肾功能损害程度不等，其 1/3 的患者需要透析，白细胞管型常见，50% 患者出现血尿和脓尿，不伴红细胞管型。1/3 患者出现腰痛，由肾被膜扩张反射所致。影像学检查显示，肾脏大小正常或轻微增大，超声皮质回声增强（与肝脏回声相似或更强）。

2. 全身临床表现　全身表现有时出现过敏性反应，包括低热、皮疹、轻度关节痛和嗜酸性粒细胞增多等。如果患者非甲氧西林所诱导的 AIN，不足 1/2 的患者出现这些症状，低于 10% 的患者出现上述所有症状。某些药物引起的 AIN 可出现溶血或肝炎等过敏反应，血清 IgE 水平可升高。如 AKI 患者出现过敏反应或者嗜酸性粒细胞增多，需考虑 AIN 导致的 AKI。然而，有些 AKI 患者出现过敏反应但与 AIN 无关，如药物诱导的急性肾小管坏死。

3. 药物相关临床表现　AIN 一些临床和组织学改变与某些致病药物相关。甲氧西林诱导的 AIN，其临床表现以肾外症状、尿检异常为突出，肾功能可正常，而肾衰竭出现在 50% 的患者中。利福平所致 AIN 常发生在利福平再次给药或间歇用药数个月后。患者出现肾衰竭，伴发热、胃肠道症状（恶心、呕吐、腹泻和腹痛）和肌肉酸痛，也可伴随溶血，血小板减少症，较少出现肝炎。肾活检显示间质炎症浸润和肾小管损伤。少数病例发生在持续使用利福平治疗 1～10 周后，不常出现肾外症状或抗利福平抗体，肾组织活检显示严重间质炎症浸润。苯茚二酮诱导的 AIN 常伴随肝炎的发生，可能有致命危险。别嘌醇诱导的 AIN 常出现在慢性肾脏病患者中，可伴有皮疹和肝功能障碍或出现史蒂文斯 - 约翰逊综合征表现，这些严重过敏反应可能与人类白细胞抗原（HLA-B58）有关。

非甾体消炎药（NSAIDs）是引发 AIN 常见药物，3/4 病例伴随肾病综合征。一般发生在 50 岁以上患者，所有 NSAIDs 都可能导致 AIN，包括环氧化酶 -2 选择性抑制剂等。AIN 常发生在 NSAIDs 使用数个月后（平均 6 个月），但也可发生在 NSAIDs 使用数日或 1 年以上。NSAIDs 所致 AIN 可出现大量蛋白尿，伴有水肿。其他肾脏表现可能与其他药物诱导的 AIN 相似，然而，其肾外表现仅出现在 10% 的患者中。值得注意的是，其他药物较 NSAIDs 相比，较少引起 AIN 相关的肾病综合征，仅少数病例报道发现氨苄西林、利福平、锂制剂、干扰素、苯妥英钠、氨羟二磷酸二钠及 D- 青霉胺等可引起 AIN 所致肾病综合征改变。

（二）病理

DAIN 的病理特点是间质炎症的浸润，浸润的细胞主要为 T 细胞、单核巨噬细胞，偶出现浆细胞、嗜酸性粒细胞和少量中性粒细胞。$CD4^+T$ 细胞和 $CD8^+T$ 细胞的数量在不同患者中存在差异。在某些病例，T 细胞浸润可穿过肾小管基底膜（主要是远端小管），发生小管炎导致小管坏死。

某些药物诱导的 AIN 病例，肾活检可显示肾间质肉芽肿。

这些肉芽肿数量少，无坏死，含有少量巨细胞，与非肉芽肿间质浸润有关。间质水肿常见，伴不同程度局灶性肾小管病变，包括轻微细胞改变到肾小管坏死。肾间质病变与血管和肾小球损伤无关。尽管一些 AIN 出现肾病综合征表现，但在光学显微镜下肾小球正常，肾小球损伤与微小肾病肾小球损伤相似。

多数 DAIN 患者肾活检显示无免疫复合物沉积，免疫荧光和光学显微镜呈现阴性，在甲氧西林和非甾体消炎药、苯妥英钠和别嘌醇所致 AIN 患者可见 IgG 在肾小管基底膜呈现线状沉积。

（三）诊断

药物相关急性间质性肾炎（DAIN）的临床诊断至今尚无统一标准，其原因与患者用药情况复杂，有时难以确定致病药物与发病的关系，而且临床表现往往不特异有关。

目前对 DAIN 的诊断，认为应首先注意鉴别患者为急性或慢性肾衰竭，对急性肾衰竭患者可根据患者肾小管功能异常显著、缺乏肾炎综合征或肾病综合

☆ ☆ ☆ ☆

征表现等特征初步确定 AIN，并根据其近期用药史、全身药物过敏表现、嗜酸性粒细胞尿等特点考虑 DAIN 临床疑似诊断。

诊断急性间质性肾炎的金标准是肾活检。然而，嗜酸性粒细胞尿和镓扫描可作为诊断 AIN 的辅助手段。使用瑞氏（Wright）染色或汉斯（Hansel）染色检测尿中有嗜酸性粒细胞，其中，汉斯染色敏感性更强。如尿中超过 1% 嗜酸性粒细胞，则结果为阳性。嗜酸性粒细胞对 DAIN 具有一定诊断作用，但其敏感性低（67%），在 AIN 并 AKI 的患者中，仅 50% 患者呈现阳性，其特异性87%，急性肾小管坏死、感染后或新月体肾小球肾炎，动脉粥样硬化栓塞性肾病、尿路感染、尿路血吸虫病和肾前期 AKI 患者也可检测到嗜酸性粒细胞。另外，28% 尿路感染患者尿液中含嗜酸性粒细胞。但目前嗜酸性粒细胞的筛查仍被作为 AIN 一般性筛查，由于其缺乏敏感性和特异性，故 AIN 明确诊断需要肾活检或参考使用药物的临床情况和停药反应。

研究表明，镓 -67 在 AIN 患者中肾脏摄取增加，对 45 例 AIN 患者分析发现，88% 患者肾扫描异常（48h 后达最大值），然而 18 例急性肾小管坏死患者中 17个扫描正常。然而，该研究样本量小且为回顾性研究，镓肾扫描对诊断 AIN 不具有特异性，因肾盂肾炎、肿瘤或肾小球疾病肾扫描也可呈现异常。因此我们不推荐镓扫描作为 AIN 诊断工具。

由于 AIN 临床表现的多态性，非侵袭性诊断手段受限，肾活检常被认为诊断 AIN 所必需，已多项研究表明许多患者肾活检前的诊断可能有误。

（四）治疗

DAIN 治疗原则包括去除病因、支持治疗以防治并发症及促进肾功能恢复。

1. 一般治疗　应及时去除病因，首先停用相关药物或可疑药物，避免再次使用同类药物。但当患者使用多重药物治疗时，明确致病药物比较困难，因此在确切致病药物未能明确时，应根据治疗需要，尽量减少用药种类，并应结合所用药物的药理作用特点、患者临床表现特征综合分析，停可疑药物观察。临床实践显示，许多 AIN 患者在停用致病药物数日后肾功能可有所改善，无须给予特殊治疗。

2. 糖皮质激素　除去致病原外，糖皮质激素常被用于治疗 AIN。其剂量醋酸泼尼松为 1mg/（kg·d），1 个月内渐减量，有时可考虑甲泼尼龙冲击治疗。糖皮质激素的使用对 AIN 长期肾功能的影响尚不明确，目前研究多为小样本、非对照和回顾性研究。然而，一些学者建议早期系统使用短疗程糖皮质激素，短疗程糖皮质激素有助于促进肾功能恢复。对致病药物停用 1 周后，肾功能仍不恢复的 AIN 患者，糖皮质激素可促进血肌酐快速下降。但 NSAIDs 诱导的AIN，糖皮质激素似乎不影响肾病综合征的进展。

DAIN 患者须透析或致病原去除 1 周肾功能仍不能很好改善者建议短疗程

激素治疗,当肾活检确诊 AIN 诊断后,给予糖皮质激素初始剂量为 1mg/(kg·d),不超过 60mg/d,1～2 周后,逐渐减量,总疗程持续 4～6 周。

3. 免疫抑制剂　基于 AIN 免疫发病机制,其他免疫抑制剂可能用于治疗急性间质性肾炎,并减轻皮质醇类激素不良反应。免疫抑制剂还适用于对激素抵抗或激素依赖的患者。8 例 AIN 患者应用霉酚酸酯 500～1000mg,2 次/天,6 名患者肾功能得到改善,其余 2 名患者肾功能无恶化。另外,mTOR 抑制剂西罗莫司可通过抑制间质巨噬细胞及肌成纤维细胞 mTOR 信号,进而减轻 AIN。其他免疫抑制剂如甲氨蝶呤、环孢素 A、咪唑硫嘌呤也有应用于间质性肾炎的报道,但疗效有待进一步研究。

四、其他类型急性间质性肾炎

(一)感染相关性急性间质性肾炎

广义的感染相关性急性间质性肾炎包括肾实质感染和全身感染所致的急性间质性肾炎两大类。前者是由微生物直接侵犯肾盂及肾实质引起的化脓性炎症又称肾盂肾炎。后者是由各种病原体导致的全身感染(常为肾外感染)引起免疫反应导致的肾间质非化脓性炎症,即狭义的感染相关性 AIN。

100 余年以前,本病首先发现于罹患猩红热和白喉的患者,随后相继发现其可见于多种病原体的全身感染,是 AIN 的常见类型之一。近年来随着抗生素的广泛使用,与细菌感染相关的 AIN 已显著减少,而其他病原体(尤其是病毒)所致者仍较常见,如肾综合征出血热、人类免疫缺陷病肾损害及肾移植术后感染等,临床不容忽视。

1. 病因及发病机制　许多病原体均可导致全身感染相关的 AIN,包括:

(1)细菌:如金黄色葡萄球菌、链球菌、肺炎球菌、大肠埃希菌、沙门菌、空肠弯曲菌、结核杆菌、白喉杆菌、布鲁杆菌、军团菌等。

(2)病毒:如腺病毒、EB 病毒、巨细胞病毒、单纯疱疹病毒、麻疹病毒、风疹病毒、甲型或乙型肝炎病毒、多瘤病毒、人类免疫缺陷病毒(HIV)、汉坦病毒、柯萨奇病毒、流感病毒、埃可病毒等。

(3)螺旋体:如钩端螺旋体、梅毒螺旋体等。

(4)寄生虫:如弓形虫、血吸虫、疟原虫、利什曼原虫等。

(5)其他:包括肺炎支原体、衣原体、立克次体、白念珠菌等。

尽管已有一些研究发现在全身感染相关的 AIN 患者肾组织中可检出病原体的抗原或 DNA,但至今尚缺乏病原体直接致病的证据。通过动物实验研究发现,这些病原体可能主要是通过细胞免疫反应介导引起 AIN。

2. 病理变化　全身感染相关性 AIN 患者的肾活检病理表现则与药物相关性AIN 者十分相似,光镜下以皮髓交界部病变及血管周围病变最为突出,主要特点为肾间质弥漫或多灶状单核和淋巴细胞浸润,肾间质弥散性水肿,肾小管扩张,上皮细胞变性或灶状坏死。通常情况下肾小球及血管基本正常,免疫荧光常规检查为阴性。

某些病原体可在引起 AIN 的同时伴发肾小球病变,则可见肾小球局部的免疫复合物沉积,并有相应的肾小球病理改变。如:军团菌感染时可伴有肾小球系膜增生或局灶坏死性病变,有时还伴有坏死性小血管炎,免疫荧光可见 IgG、IgM 或 C3 在肾小球和小血管沉积;血吸虫或疟原虫感染可伴有肾小球系膜增生性病变,免疫荧光可见 IgG、IgM 或 C3 在肾小球系膜区团块样沉积;汉坦病毒感染也可见类似变化。

3.临床表现　本病的临床表现特点取决于其致病的病原体。一般说来,患者发病时均有全身感染的临床表现,可有发热、寒战、头痛、恶心、呕吐等感染甚至败血症的症状,不同病原体感染还可伴有其特征性多脏器受累表现,分别可累及呼吸系统、消化系统、血液系统或神经系统,可能同时出现肺炎、肝损害、溶血或出血、心肌炎等表现。患者常在感染数日或数周后出现肾脏损害表现,可主诉腰痛、尿量异常,突出表现为少尿或非少尿性急性肾衰竭。

化验检查常有末梢血白细胞(特别是中性粒细胞)增高,核左移。尿液检查可见轻至中度蛋白尿、肾性糖尿、血尿及白细胞尿,但嗜酸性粒细胞尿少见,部分患者尿中可见较多的脱落肾小管上皮细胞。通常肾小管功能损害十分显著,尿渗透压常降低,少数患者还可出现肾小管性酸中毒或范科尼综合征。

超声检查常见双侧肾脏体积增大。

4.诊断与鉴别诊断　诊断思路与 AIN 基本相同,即应首先需鉴别患者为急性或慢性肾衰竭,对确认急性肾衰竭者,根据患者的肾小管功能异常显著、缺乏肾炎综合征或肾病综合征(如水肿、高血压)等特征可初步确定 AIN,凡有近期感染史、目前存在全身感染征象及伴随临床表现(如败血症)者均应考虑感染相关 AIN 的可能性。

临床怀疑感染相关性 AIN 者需尽快进行可疑病原体的检查,可以通过体液微生物培养、相应的抗原或抗体检测、病原微生物的抗原 DNA 检测等方法进行检查。如:血培养细菌学检查有助于发现细菌感染所致的败血症;血清学特异抗体检测有助于发现军团菌、沙门菌、钩端螺旋体等所致感染;病毒特异抗原或其 IgM 抗体的检测有助于发现各种病毒所致的感染等。对临床怀疑全身感染相关性 AIN、但上述检查无法确诊时,在感染控制基本满意、病情允许的条件下应行肾活检病理检查,具有上述感染性 AIN 特征性表现者即可以确诊。在肾组织中发现病原体成分有助于病因诊断,但检查阴性也不能作为除外诊断的依据。

鉴别诊断中最直接的方法是本病患者经针对病原体的抗感染治疗病情可以

缓解、肾功能得到改善。在病因诊断时主要应与药物相关性 AIN 进行鉴别。全身感染相关性 AIN 患者多无全身过敏表现、外周血及尿中的嗜酸性粒细胞一般不高、病理检查肾间质中较少见嗜酸性粒细胞浸润均有助于鉴别。值得注意的是，临床上许多患者在感染初期即已开始应用抗生素或解热镇痛药等药物治疗，因此常难以除外药物因素的影响。此时一方面应尽快进行可疑病原体的检查、创造条件进行肾活检，另一方面需在尽量避免应用可疑药物的情况下积极抗感染治疗，密切监测停药及抗感染治疗后病情的动态变化，综合各方面的信息做出病因诊断。

5. 治疗及预后　针对可疑病原体给予积极的抗感染及支持治疗最为重要，对重症呈少尿或无尿型急性肾衰竭表现或伴有多脏器衰竭者，应按急性肾衰竭治疗原则给予替代治疗。一般认为，对于此类患者只要积极控制感染无须应用糖皮质激素治疗。也有学者认为，在系统性感染控制后若病情仍未见好转，可以考虑给予小剂量激素短期治疗，可能有助于改善预后。但因尚缺乏随机、对照、较大样本的研究证据支持，目前仍有较大争议。

多数感染相关性 AIN 患者经及时、积极的抗感染及支持治疗后肾功能可得到完全恢复或部分缓解，通常远期预后良好。部分患者因感染较重或治疗不及时可发展成慢性肾功能不全。少数重症或高龄患者可死于全身感染败血症或急性肾衰竭的并发症。

（二）特发性急性间质性肾炎

特发性急性肾小管间质性肾炎，简称特发性急性间质性肾炎，是指患者的临床表现为可逆性非少尿型急性肾衰竭、肾脏病理的组织学特征为典型急性间质性肾炎，但临床难以确定特异病因。

此类 AIN 在 ARF 肾活检患者中占 15% ～ 25%，其比例在不同单位或不同学者的报告中差异较大，与诊断的条件与水平相关。部分患者经密切监测及动态观察最终可明确病因，如以往曾发现部分患者的病因与慢性活动性肝炎、溃疡性结肠炎有关。

特发性 AIN 患者的临床表现非特异并多样化，尽管患者常有发热，但很少出现皮疹或外周血或尿中的嗜酸性粒细胞增高。部分患者的肾组织免疫病理检查可见 IgG、C3 及抗肾小管基底膜（TBM）抗体线样或颗粒样沉积，提示其发病可能有免疫机制参与。

肾小管间质性肾炎 - 眼色素膜炎综合征或称肾小管间质性肾炎 - 眼葡萄膜炎综合征，简称为 TINU 综合征，是一类伴有眼色素膜炎的特发性 AIN。30 余年来，国内外报告的病例已超过 200 例。据文献报道，在眼色素膜炎患者中约 2% 的成人或 8% 的儿童可能出现 TINU 综合征，而在 AIN 患儿中约 14.3% 最终可能为本病。由于其同时累及肾脏和眼，临床及病理特征研究较为深入，故常作为特发性 AIN 中的特殊类型进行阐述。

1. **病因**　TINU 综合征的病因至今尚未明确。近年来有少数病例报告认为可能与衣原体、EB 病毒或带状疱疹病毒等感染有关。目前研究认为其发病可能与免疫反应密切相关，体液免疫及细胞免疫机制均可能参与病理损伤过程。有病例报告显示 TINU 综合征可伴发自身免疫性甲状腺病、骶髂关节炎、类风湿关节炎、肉芽肿性肝炎及间质性肺炎等，提示其发病可能还有自身免疫机制参与。此外，近年来有文献报道单卵双生兄弟或同胞姐妹共患 TINU 综合征，研究发现其与 HLA 表型相关，提示本病发生可能存在遗传异质性。

2. **临床表现**　TINU 综合征常见于女性，儿童及青少年多见，也可见于成人，各个年龄均可发病。70% 左右的患者于发病前有非特异性前驱症状，如乏力、不适、食欲缺乏、恶心、体重减轻等。发病时可出现全身症状，如发热、皮疹、肌痛，血压多正常，部分患者可发现淋巴结肿大。化验检查常有轻度贫血及红细胞沉降率增快，少见嗜酸性粒细胞增多，可发现 C 反应蛋白升高、纤维蛋白升高及高 γ 球蛋白血症等炎症综合征表现，偶于血中查到抗肾小管基底膜抗体、循环免疫复合物或其他自身免疫病相关抗体。

约 1/3 TINU 综合征患者伴有双眼前房性或全色素膜炎，可于肾脏损害之前（数周）、同时或于肾脏损害后（数周至数月）急性发作。常见的眼部症状有眼红、痛、畏光、视力下降。检查可发现睫状体充血、睫状体部渗出、尘状角膜后沉积物、房水闪光或浮游物、前部玻璃体炎性细胞浸润、局灶或多灶状脉络膜炎等，严重者还可伴有虹膜后粘连、黄斑囊性水肿及视网膜色素瘢痕等。TINU 综合征患者的眼色素膜炎极易复发，复发率达 50%，50% 的病例的眼部病变可转为慢性。

TINU 综合征患者的肾脏受累表现为轻至中度蛋白尿（通常 < 2g/d），尿沉渣镜检偶见红细胞、白细胞及颗粒管型。常有中至重度急性非少尿型急性肾衰竭伴明显肾小管功能异常。近端肾小管受累者可表现为肾性糖尿、氨基酸尿、完全性或不完全性 Fanconi 综合征，故可有低钾血症、低磷血症、低尿酸血症。远端肾小管受累者可表现为尿浓缩功能下降或远端肾小管性酸中毒。

3. **病理表现**　光镜下通常可见肾间质水肿，伴有大量单核细胞、淋巴细胞（主要是 $CD4^+$ 细胞）浸润，偶见嗜酸性粒细胞。肾间质可有非干酪样肉芽肿形成。肾小管有不同程度的退行性变。肾小球可正常或有轻度系膜增生，血管正常。大多数患者的免疫荧光检查阴性，少数病例可见 IgG、C3 沿肾小管基底膜呈线样或颗粒样沉积。

部分特发性 AIN 病例中，骨髓或淋巴结活检可见肉芽肿病变。

4. **诊断与鉴别诊断**　凡青少年或成年女性发生急性非少尿型急性肾衰竭，伴有发热、轻至中度蛋白尿、肾性糖尿、血沉快及高 γ 球蛋白血症，且无病因可寻时，应考虑特发性 AIN 的可能性，需通过动态观察尽量寻找病因并需特别注意除外系统性疾病。肾活检病理检查确诊为 AIN，临床上确无病因可寻时方可诊断为特发性 AIN。如患者在病程中出现眼色素膜炎时可诊断为 TINU 综合征。

临床上除与各种原因导致的急性肾衰竭及各类肾脏病（如重症肾小球肾炎、狼疮性肾炎等）伴有的急性肾间质病变相鉴别之外，尤其需要注意与其他病因（如药物、感染等）所致的 AIN 相鉴别，其中 TINU 综合征尤其应注意与结节病、结核、弓形虫病、干燥综合征、系统性红斑狼疮、Wegener 肉芽肿及传染性单核细胞增多症等疾病相鉴别。上述疾病均有其本病的特征性表现，肾脏及眼部的症状也与 TINU 综合征有所不同，通常不难鉴别。

5.治疗与预后　特发性 AIN 的治疗主要是支持治疗和免疫抑制治疗。一般认为，尽管部分急性肾衰竭较重者需要替代治疗支持，但多数特发性 AIN 患者的肾衰竭经支持治疗后可自发缓解，通常预后良好，尤其儿童患者预后更佳。

鉴于此类 AIN 的发病机制及临床特点均提示有免疫反应参与，临床上常给予糖皮质激素治疗。局部糖皮质激素治疗多可使眼色素膜炎得到缓解，但需注意缓慢撤药，以防复发，复发者再次局部治疗仍可见效。对于多数 TINU 综合征患者经全身性糖皮质激素治疗后不仅可改善肾功能，而且可预防肾间质纤维化进展。目前认为，对病情较重者及伴有肉芽肿的特发性 AIN 应早期应用中等剂量的激素治疗，必要时可以考虑给予甲泼尼龙冲击治疗。若无效或停药后复发，则可考虑应用其他免疫抑制剂（如环磷酰胺或环孢素等）治疗，仍可获得满意疗效，但需特别注意监测这些药物的不良反应。

部分成人患者对激素治疗反应不佳或 TINU 综合征反复复发，可遗留不同程度的肾功能损害，但仅有极少数（＜ 5%）进展至终末期肾衰竭。

第二节　慢性间质性肾炎

一、定义

慢性间质性肾炎是一组由多种病因引起的慢性肾小管间质疾病，由于间质性肾炎常伴随不同程度的肾小管损伤，"慢性间质性肾炎"又称"慢性小管间质性肾炎"，组织学特征表现为肾小管萎缩、巨噬细胞及淋巴细胞浸润和间质纤维化，早期可无肾小球受累，晚期可出现不同程度肾小球硬化。

二、病因

（一）药物

中药如含马兜铃酸的关木通、广防己、青木香等。西药如镇痛药（有非那西汀或阿司匹林的混合镇痛药、吲哚美辛、保泰松、布洛芬）、化疗药（顺铂、甲氨蝶呤）、免疫抑制剂（环孢素、他克莫司）等。

（二）毒物

毒物包括生物毒素（如斑蝥素、鱼胆等）、重金属（如铜、铅、镉、汞、砷等）和造影剂等。

（三）感染

感染如慢性肾盂肾炎、肾结核等。

（四）梗阻和反流

梗阻和反流如尿路梗阻（结石、肿瘤）、膀胱 - 输尿管反流。

（五）遗传性疾病

遗传性疾病如海绵肾、多囊肾、髓质囊性病等。

（六）代谢紊乱

代谢紊乱如高钙血症 / 高钙尿症、高尿酸血症 / 高尿酸尿症、低钾血症等。

（七）血管疾病

血管疾病如放射性肾病、肾动脉狭窄、高血压良性肾小动脉硬化症等。

（八）免疫性疾病

免疫性疾病如系统性红斑狼疮和干燥综合征等。

三、发病机制

间质成纤维细胞活化、肾小管上皮细胞转分化和间质炎性细胞浸润是间质纤维化发展的主要环节。慢性间质性肾炎的发病机制目前认为如下。

1. 肾毒性损伤　药物毒性代谢产物聚集，进而产生氧化或烷化代谢产物，直接造成组织损伤。

2. 缺血性损伤　如解热镇痛类药物抑制花生四烯酸，前列腺素类物质（PGs）代谢途径中的不同类型环氧化酶，导致前列腺素类活性代谢产物中的扩血管活性 PGs 产生减少，从而致使肾髓质缺血。病理情况下由于血流动力学的变化，进一步激活肾素 - 血管紧张素系统，加重缺血性肾损伤。

3. 免疫性损伤　某些免疫机制导致以细胞免疫为主的急性间质性肾炎，由于病变不能完全恢复，最终转变为慢性间质性肾炎。小管损伤后导致趋化因子释放和白细胞黏附分子表达，炎症细胞进入间质。肾小管细胞和巨噬细胞释放的生长因子，如血小板源性生长因子和转化生长因子 β，刺激成纤维细胞增生和活化，细胞外基质沉积增加，形成间质纤维化。肾间质纤维化中成纤维细胞的来源仍有争议，可能包括固有成纤维细胞群、血管周围纤维细胞迁移、肾小管细胞及内皮细胞向成纤维细胞转分化等。由于长时间质扩张，管周毛细血管网减少和氧弥散降低，导致肾脏缺氧，可导致进行性细胞凋亡及纤维化，肾功

☆ ☆ ☆ ☆

能进一步恶化。

四、流行病学

慢性间质性肾炎常与其他导致进展性肾脏疾病的病因并存，但原发性慢性间质性肾炎并不是终末期肾病（ESRD）的常见原因，报道显示其导致 ESRD 的比例在中国和美国仅为 3%～4%，但在苏格兰地区高达 42%，可能与诊断方式、毒物或药物暴露及治疗模式不同有关。

慢性间质性肾炎以男性为多，男女比例约为 1.34∶1，可发生在任何年龄，以中老年多见，儿童较少见。原南京军区总医院肾脏病研究所对 13 519 例肾活检病例分析发现，小管间质性疾病占 3.18%，其中慢性间质性肾炎占 1%；而在607 例慢性肾功能不全患者，小管间质性疾病所占比例高达 16%。

五、病理

慢性间质性肾炎的光镜病理改变无特异性，包括小管细胞萎缩或扩张；间质纤维化和单个核细胞（包括巨噬细胞、T 细胞、偶见中性粒细胞、嗜酸性粒细胞和浆细胞）浸润，小管管腔不同程度扩张。非干酪样肉芽肿是结节病的典型表现，在肾脏感染分枝杆菌、真菌或细菌，接触药物（包括利福平、磺胺类和麻醉剂），草酸或尿酸结晶沉积在肾脏时也可出现间质性肉芽肿样反应。间质肉芽肿样反应也可在肾脏软化斑、韦格纳肉芽肿、滥用海洛因、空回肠术吻合后出现。

多数慢性间质性肾炎的肾小球、肾小管基底膜无免疫球蛋白和补体沉积，偶可见补体 C3 在萎缩的肾小管基底膜呈非特异性沉积。由免疫因素介导的小管间质性肾炎在肾小管基底膜和间质区偶尔可见免疫球蛋白和补体沉积。轻链沉积病时肾小管基底膜可见单克隆免疫球蛋白轻链沉积，有时在系膜区也可见强度较弱的 C3 或 IgM 非特异性节段分布。电镜对诊断慢性间质性肾炎的意义不大。免疫性疾病所致的慢性间质性肾炎，电镜下可见致密物沉积，轻链沉积病可见肾小管基底膜有成簇的针尖样致密物沉积。

六、临床表现

（一）肾小管功能障碍

慢性间质性肾炎肾功能受损的表现通常很隐匿，其早期表现为小管功能障碍。慢性间质性肾炎常因实验室筛查或诊断高血压时发现肾小球滤过率（GFR）下降而被偶然查出。蛋白尿通常少于 1g/d，尿检有时可仅有白细胞，极少数情况下可出现白细胞管型，血尿在慢性间质性肾炎中不常见。

间质性肾炎均有不同程度小管功能障碍，肾小管受累部位不同，临床表现各异。近端小管缺陷时，可出现氨基酸尿、高磷酸盐尿、近端肾小管性酸中毒（RTA）或表现为范科尼综合征。远端小管缺陷可与远端肾小管性酸中毒有关。

髓质功能障碍时可出现浓缩缺陷（尿频和夜尿增多），严重时可导致肾源性尿崩症。一些患者在低盐饮食时也可出现储钠功能障碍，随后出现失钠综合征。另有一些患者，特别是有微血管病变者，可有泌钠功能障碍而出现盐敏感性高血压。

（二）肾脏内分泌功能障碍

慢性间质性肾炎可出现肾脏内分泌功能障碍。促红细胞生成素（EPO）是由肾皮质间质细胞分泌的一种激素，慢性间质性肾炎时 EPO 减少，贫血出现相对较早，且贫血程度往往重于肾功能损害程度。维生素 D_3 需在肾脏近端小管上皮细胞线粒体中羟化生成 $1，25\text{-}(OH)_2D_3$ 方具有生物学活性。慢性间质性疾病肾脏生成 $1，25\text{-}(OH)_2D_3$ 减少，肠道对钙吸收减少，可发生低钙血症和肾性骨病。肾髓质间质细胞可分泌前列腺素 PGE_2、PGA_2 和 $PGF_{2\alpha}$，其中 PGE_2、PGA_2 产生不足可能是导致肾性高血压的重要因素。

（三）慢性肾功能不全

随着病程进展，可渐出现肾功能受损的临床表现，如倦怠、乏力、厌食、恶心、呕吐、体重减轻及贫血等。肾小球滤过率逐渐下降，出现肾功能不全和衰竭。

七、实验室检查

（一）尿液检查

尿常规通常为低比重尿，伴少量低分子量蛋白尿，尿蛋白定量多在 $0.5 \sim 1.5g/d$，极少 $> 2g/24h$，后期因肾小球受累，可出现混合性蛋白尿；尿沉渣检查可有镜下血尿、白细胞及管型尿。尿 β_2- 微球蛋白、维生素 A 结合蛋白、溶菌酶、NAG、Tamm-Horsfall 蛋白等可有不同程度升高。尿渗透压通常降低，甚至出现等渗或低渗尿。部分患者有糖尿、磷酸盐尿和氨基酸尿或尿细菌培养阳性，尿酸化功能检查可表现为碱性尿（pH > 5.5）、尿 NH_4^+ 排出减少或 HCO_3^- 排泄增多。不同病因可导致不同部位肾小管损害，尿液检查异常也有差异。

（二）血液检查

贫血发生率高且程度较重，常为正细胞正色素性贫血。

部分患者可有低钾血症、低钠血症、低磷血症和高氯性代谢性酸中毒等表现。血尿酸常正常或轻度升高。

（三）影像学检查

B 超、放射性核素、CT 等影像学检查通常显示双肾缩小、肾脏轮廓不光整。影像学检查还有助于判断某些特殊病因，如尿路梗阻、膀胱输尿管反流及肾脏囊性疾病等。

静脉尿路造影可显示镇痛剂肾病特征性的肾乳头坏死征象。

由于造影剂具有肾小管毒性,因此,在肾小管损伤时应慎用。

八、诊断

本病起病隐匿,症状无特异性,需进行全面肾小管功能检查才能明确肾小管间质损害。如为弥散性肾实质损害,应通过肾活检明确诊断。具有下列临床特征者应考虑慢性间质性肾炎:

(1)存在导致慢性间质性肾炎的诱因,如长期服用镇痛药、慢性尿路梗阻等或有慢性间质性肾炎家族史。

(2)临床表现有小管功能障碍,如烦渴、多尿、夜尿增多、肾小管性酸中毒等或肾功能不全但无高血压、无高尿酸血症。

(3)尿液检查表现为严重小管功能受损。少量小分子蛋白尿($< 2.0g/24h$)、尿 RBP、溶菌酶、尿 β_2 微球蛋白和 NAG 均升高,可有糖尿、氨基酸尿。慢性间质性肾炎还须根据病史和临床病理特征进一步明确病因。

九、鉴别诊断

慢性肾小球肾炎常有水肿、高血压病史,多有大量蛋白尿($> 2g/24h$),且为肾小球性,常有管型尿,肾小球损害明显,肾盂造影无异常发现。

十、治疗

治疗原则为积极去除致病因子,根据病因用药,以延缓肾功能损害进展。

(一)病因治疗

停用有关药物,清除感染因素,解除尿路梗阻等。

(二)对症支持疗法

纠正肾性贫血可用重组人红细胞生成素(rHuEPO),必要时间断输注红细胞或全血;高血压给予相应处理,应用拮抗肾素-血管紧张素系统的药物;纠正电解质紊乱和酸碱平衡失调,肾小管浓缩功能障碍出现多尿时,应补充液体以免失水。给予低蛋白饮食等。

(三)促进肾小管再生

冬虫夏草有促进肾小管上皮细胞的生长,促进受损的细胞恢复,提高细胞膜的稳定性,增强肾小管上皮细胞耐受缺氧等作用,对间质性肾炎有一定治疗作用。

(四)免疫抑制剂治疗

自身免疫性疾病、药物变态反应等免疫因素介导的慢性间质性肾炎,可给予免疫抑制剂治疗。

（五）替代治疗

发生终末期肾衰竭者，进行透析治疗，包括血液透析和腹膜透析或行肾移植。

十一、常见慢性间质性肾炎

（一）药物相关慢性间质性肾炎

药物相关慢性间质性肾炎（DCIN）是药物相关肾损害中最常见的类型之一，其确切发病率尚不清楚。因其临床表现不特异，服药史与临床发病的关系常难以判定，患者大多已失去肾活检时机，故临床容易误漏诊。根据近年来的文献报道，DCIN 最常见致病药物是解热镇痛药（包括 NSAIDs）、含马兜铃酸类中草药、环孢素或他克莫司等免疫抑制剂及锂制剂。

1. 镇痛剂肾病　镇痛药引起的肾损害被称为镇痛剂肾病（AN），即指因长期服用镇痛药所致的慢性间质性肾炎，常伴有肾乳头坏死，临床多表现为慢性肾衰竭。

（1）发病情况：镇痛剂肾病在人群中的发病情况目前尚不完全清楚，主要与不同国家的统计方法、观察人群及对药物不良反应的监测系统是否完善有关。据欧洲统计资料，镇痛剂肾病在不同国家的患病率差别很大，其中，瑞士、比利时、奥地利、德国和苏格兰等国家的 ESRD 患者中可高达 5% ～ 20%，而在其他欧洲国家仅为 1% ～ 3%。在美国，ESRD 患者中 1% ～ 3% 为镇痛剂肾病，其地区差异很大，在北卡罗来纳地区比例高达 10%，而在费城地区仅占 1.7%。目前国内尚缺乏有关镇痛剂肾病发病情况的确切统计资料，这与我国对此类药源性疾病的认识不足、对肾小管间质疾病的诊断水平有限和药物不良反应监测尚未完善等因素有关。根据对 1980—2001 年中国生物医学文献数据库中所收集的42 篇与解热镇痛药不良反应相关的文献分析，其中报告的肾脏不良反应共 104例，涉及近 20 种解热镇痛药。国内学者曾对解热镇痛药的不良反应进行监测分析，发现其导致肾损害的发生率占其各类不良反应的 7.7%。根据 2006 年北京大学第一医院对北京市普通人群的慢性肾脏病（CKD）流行病学调查资料，服用肾毒性药物是 CKD 患病的独立危险因素，其中 NSAIDs 和解热镇痛药是最常见的致病药物之一。由此可见，镇痛药导致的 CTIN 在我国可能并不少见，值得给予重视。

（2）镇痛药的种类及致病剂量：广义的解热镇痛药包括酸类和非酸类两大类（表 3-1），均具有解热、镇痛作用。酸类药物包括水杨酸类、邻氨基苯甲酸类、乙酸类和丙酸类等，常用（商品）药物包括阿司匹林、吲哚美辛、感冒通、布洛芬（芬必得）等。非酸类药物主要包括吡唑酮类、苯胺类、昔康类和昔布类等，常用（商品）药物包括保泰松、含有对乙酰氨基酚成分的药物（如对乙酰氨基酚、百服宁、泰诺等）、吡罗昔康、尼美舒利等。由于此类药物中除苯胺类以外的药物同时具有较强的抗炎、抗风湿的作用，其化学结构和抗炎作用的机制又不同于甾体激素，故又被称为非甾体抗炎药（NSAIDs）。狭义的解热镇痛药常特指苯胺类药物，主要因其临床被作为解热镇痛治疗常用药。在西方国家和我国，上述各类药物大多数被列为非处方类药物，故又被称为非处方解热镇痛药。这些解热镇痛药通常含有阿司匹林或安替比林，部分还混合有非那西汀、对乙酰氨基酚或水杨酸、咖啡因或可待因等成分。

表 3-1　解热镇痛药的种类及常用药物

分类	特性	代表药物	商品药名
酸类	水杨酸	阿司匹林	巴米尔、APC 等
	邻氨基苯甲酸	甲芬那酸	甲灭酸（扑湿痛）等
	乙酸	双氯芬酸	吲哚美辛、感冒通等
	丙酸	异丁苯丙酸	布洛芬等
	吡喃羧酸	依托度酸	
非酸类	吡唑酮类	安乃近，保泰松	安乃近，保泰松
	萘丁美酮类	萘普生	希普生
	苯胺类	对乙酰氨基酚	对乙酰氨基酚，百服宁等
	昔康类	吡罗（美洛）昔康	吡罗昔康，莫比可等
	昔布类	磺酰苯胺	尼美舒利，西乐葆

　　根据 20 世纪 60—80 年代国外的流行病学资料，罹患镇痛剂肾病的危险性通常与滥用药物所致的用药时间过长、累积剂量过多相关，大多为联合服用两种以上药物所致，其致病累积剂量常需达 1 ～ 3kg。有一些回顾性研究资料显示，某些解热镇痛药单独应用也可能导致镇痛剂肾病或可增加慢性肾衰竭的风险。近年来的研究发现，服用正常剂量的解热镇痛药也可能引起肾损害。根据 2001 年瑞典对 530 万人的一项随机抽样调查，在控制了各种混杂因素后，对 929 例确诊为肾实质疾病所致慢性肾衰竭（CRF）患者和 998 例正常人的应用解热镇痛药情况进行比较，结果发现，在 CRF 患者中有 37% 定期（指每周至少 2 次，连续 2 个月）服用阿司匹林，较对照组的 19% 高 2.0 倍，有 25% 定期服用对乙酰氨基酚，较对照组的 12% 高 2.1 倍。其中，定期服用任一种药物者发生 CRF 的危险性较非服药者增高 2.5 倍，相对危险性随终生累积剂量的增加而增高，而对原有 CRF 者则导致其加重的危险性增高。2004 年美国的一项护士健康调查结果显示，在 1700 名健康女性中，在 11 年间应用对乙酰氨基酚累积量超过

3000g者,其肾功能减退的危险性较用药量低于100g者明显增高。这些结果提示,间断长期服药者也是发生镇痛药肾病的危险人群。然而,来自美国的一项长期健康状况研究显示,在男性健康白种人中,服用中等剂量的阿司匹林、对乙酰氨基酚或NSAIDs并未增加肾脏病的风险。由于这些研究均存在不同的研究方法或人群偏倚,故目前对于较小或中等剂量的不同解热镇痛药应用与慢性肾损害发生之间的关系尚无定论。根据现有的资料,治疗心脑血管疾病的小剂量阿司匹林、治疗关节炎的单一种类治疗剂量NSAIDs以及常用于对症治疗的对乙酰氨基酚制剂在大多数情况下可能是安全的,其肾脏损害可能只发生于少部分人,尤其是具有易感因素的人群。但无论如何,这些药物均应避免习惯性使用,在必须长期应用者一定要在医师的监测下指导应用。

近年来,随着对镇痛药应用的限制,在西方国家,镇痛剂肾病的发生率已显著下降。然而,由于此类药物常被用于各种原因导致的发热、头痛、慢性骨关节疾病、其他慢性疼痛等疾病的治疗,我国许多地区的用药人群十分广泛,而且因无须就医,购买方便,故人群中用药的随意性很大,因此,此类药物导致CIN的潜在危险性也较大,值得给予关注并进行有关防治的研究。

(3) 发病机制及易感因素。镇痛剂肾病的发病机制尚不完全清楚。目前认为可能主要包括以下几个方面。

①肾毒性损伤:药物肾毒性代谢产物在肾髓质浓聚所致,如非那西汀在体内转化为对乙酰氨基酚,后者可耗竭细胞的谷胱甘肽,并进而产生氧化或烷化代谢产物,直接造成组织损伤;阿司匹林可抑制组织内谷胱甘肽的合成而使反应性氧代谢产物的毒性增加。

②缺血性损伤:不同类型的解热镇痛药可分别抑制花生四烯酸 - 前列腺素类物质 (PGs) 代谢途径中的不同类型环氧化酶,如:小剂量阿司匹林可特异性抑制COX-1,昔布类NSAIDs可特异性抑制COX-2,酸类NSAIDs均具有抑制COX-2的倾向性,而其他类型的NSAIDs也可能对环氧化酶具有非特异的抑制作用。上述抑制作用导致前列腺素类活性代谢产物中的扩血管性PGs产生减少,从而致使肾髓质缺血。由于正常情况下肾髓质即处于相对缺氧状态,故解热镇痛药的长期作用可导致其慢性缺血性损伤。此外,病理情况下,当PGs异常时,由于血流动力学的变化,可进一步激活肾素 - 血管紧张素系统,进一步加重缺血性肾损伤。

③免疫性损伤:在镇痛剂肾病中免疫机制可能不起主要作用,但某些解热镇痛药可通过免疫机制导致以细胞免疫为主的急性间质性肾炎,由于尚不完全明确的机制其病变不能完全恢复,最终转变为慢性间质性肾炎。在不同的情况下,不同的解热镇痛药可能通过一种或几种机制而导致肾脏损伤。

在正常人群中,由于机体的代偿和调节机制正常,服用解热镇痛药较少引起肾脏损害。在存在某些诱因的情况下肾损害发生的易感性大大增加，包括：有效血容量不足导致肾脏血流灌注不足（包括高热、腹泻、脱水、心功能不全等）、合并使用同类药物或利尿剂、血管紧张素 II 阻断药物、高龄或不同程度的动脉硬化性肾脏病变、已有肾功能不全或肾功能受损、酗酒等。

（4）病理变化：双侧肾脏体积缩小，肾皮质明显萎缩。光镜下可见典型的慢性间质性肾炎病理特征，即弥散性肾小管萎缩及间质纤维化，伴有弥漫或多灶状淋巴细胞和单核细胞浸润。由于其致病机制涉及缺血性损伤，因而常可见肾小球缺血性萎缩，肾小动脉内膜增厚，管腔狭窄。除上述特征之外，镇痛剂肾病的典型病理改变是肾髓质损伤，由于肾活检的深度有限，故在一般肾活检标本中不易见到。肾髓质损伤的病理特点是肾小管细胞内可见黄褐色脂褐素样色素，穿过萎缩皮质部的髓放线呈颗粒状肥大。髓质的间质细胞核异常、细胞减少、细胞外基质积聚。肾乳头坏死的早期表现为肾小管周微血管硬化及片状肾小管坏死，晚期易见灰黄色坏死灶，部分坏死部位萎缩并形成钙化灶。

（5）临床表现：镇痛剂肾病多见于女性患者，男女比例为 1 : (5 ～ 7)。与用药相关的肾外病史（如慢性疼痛、关节炎等）对了解用药史具有提示意义。近年来的病例多见于 45 岁以上者，表明长期间断用药者可能是罹患本病的易感人群。

本病起病隐匿，早期常无症状或可有非特异的肾外表现，如：乏力、食欲减退、消化不良、消化性溃疡、体重下降等，部分患者可有神经精神系统异常，如抑郁、焦虑、血压波动等。

肾脏表现包括：最早出现的症状可能是与尿浓缩功能受损相关的夜尿增多，尿比重及尿渗透压降低。随后逐渐出现肾小管源性蛋白尿（常低于 1g/d）、无菌性白细胞尿、肾小管功能损害（如：尿酶及尿内微量蛋白增高及肾小管性酸中毒等）和进行性肾小球功能减退。60% ～ 90% 患者有不同程度的贫血，常与肾功能损害程度不平行。随病变进展可逐渐出现高血压，并逐渐进展为慢性肾衰竭。25% ～ 40% 患者伴有肾乳头坏死，可表现为突发性肉眼血尿及肾绞痛，重症者出现急性肾衰竭，尿中可检出坏死的肾乳头组织，病理学检查可助诊断。

10% ～ 20% 患者可伴发泌尿道移行上皮癌或其他类型肿瘤，多见于滥用药物者。

（6）影像学检查特征：静脉肾盂造影的早期表现为肾盂增宽、肾盏杯口变钝或呈杵状；晚期可因肾乳头坏死而出现肾盂、肾盏充盈缺损，造影剂包围肾乳头形成环形影。部分患者除上述异常外还可见肾乳头邻近部位的钙化影。由于此方法对发现早期病变不敏感，且又有导致造影剂肾损害的风险，故目前已较少应用。

B 型超声可发现肾脏体积缩小，但并无特异性，仅有对 CIN 的辅助诊断意义。

近年来，无造影剂的 CT 扫描已成为镇痛剂肾病的重要诊断方法。其特征是可见肾脏体积缩小、形状凸凹不平及肾乳头钙化影。

（7）诊断与鉴别诊断：凡临床表现为慢性间质性肾炎、具有长期滥用或间断反复解热镇痛药用药史的患者，均应考虑镇痛剂肾病的可能性。伴有突发血尿、肾绞痛或尿中发现脱落的坏死组织，提示伴有肾乳头坏死，有助于临床诊断。根据欧洲镇痛剂肾病协作组（ANNE）制定的诊断标准，CT 扫描若发现肾脏体积缩小加形状凸凹不平或肾乳头钙化影任意一项即可明确诊断，其特异性可达 100%，敏感性可达 92%。然而，美国镇痛剂肾病研究组最近的研究发现，CT 扫描所见的上述 SICK 征象在终末期肾脏病患者中并不常见，提示其诊断镇痛剂肾病的敏感性尚不足。

值得注意的是具有肾乳头坏死表现者还可见于糖尿病肾病、急性感染性肾盂肾炎、尿路梗阻、肾结核等疾病，少部分反流性肾病患者也可有类似表现，需注意根据上述疾病本身的特点加以鉴别。

此外，本病还应注意与其他药物或其他原因导致的 CIN 鉴别，如含马兜铃酸中药或植物相关的肾小管间质肾病、不完全梗阻性肾病、高血压或动脉粥样硬化所致的肾损害、自身免疫性肾脏疾病等。详细询问病史、进行相关检查有助于鉴别，肾活检也可提供鉴别依据。

（8）防治及预后：对于患有慢性疼痛、关节炎等疾病需要长期或反复用药的易感人群需要加强监测，定期检查尿常规、肾小管功能和血清肌酐，发现异常及时停药有助于防止肾功能恶化或可使肾功能不全逆转。

解热镇痛药引起的慢性肾损害至今尚无良好疗法，关键在于早期确诊，立即停服所有可疑药物。同时应予纠正水、电解质及酸碱平衡紊乱、控制感染、高血压及贫血等对症治疗。对肾乳头坏死组织堵塞尿路者，应给予解痉、补液及利尿，无效时可通过腔镜手术取出坏死组织。按照慢性肾衰竭非透析疗法积极采取保护肾功能的措施。

停药后少数轻症患者肾功能可相对稳定或有一定程度好转，但多数患者肾功能可能持续进展，直至进入终末肾衰竭需进行透析或肾移植。原有肾功能损害或患病后肾功能损害程度过重、伴有高血压者以及伴有尿路移行上皮肿瘤者远期预后不良。

2. 马兜铃酸肾病（AAN）　是一类因服用含马兜铃酸类成分的植物或中草药导致的肾小管间质疾病，其临床表现多样化，主要类型为慢性肾小管间质病，多呈进展性慢性肾衰竭。

3. 钙调素抑制剂相关肾病　环孢素和他克莫司均为钙调素抑制剂，常用于治疗器官移植排异及治疗自身免疫相关疾病。此类药物具有急性和慢性肾毒性，其慢性毒性作用与药物剂量相关。由于器官移植（包括肾脏、心脏、肝脏或胰腺等）

受者常需长期用药,由此可产生慢性间质性肾炎,统称为钙调素抑制剂相关肾病,其中由环孢素导致者又被称为环孢素肾病。骨髓移植患者因用药量小且时间短暂,较少发生此类疾病。

(1)发病机制:钙调素抑制剂具有很强的缩血管和致纤维化效应。这一作用的发生机制包括两个方面:其一,药物可通过使循环及肾脏局部的肾素-血管紧张素系统明显激活而使血管强烈收缩,进而导致肾血流量持续减少,造成急性及慢性缺血性肾损伤,乃至诱发血管增生硬化性病变;其次,药物还可通过刺激肾小管上皮细胞活化并发生向肌成纤维细胞的转分化,使肾脏局部组织产生促纤维化因子 TGF-β 增多,进而导致肾间质纤维化的发生。

(2)临床及病理表现:钙调素抑制剂相关肾病的临床特征为肾功能损害伴高血压、高尿酸血症及高钾血症,同时可出现低镁血症。部分患者还可出现血栓栓塞性微血管病的表现。

钙调素抑制剂相关肾病的病理特征为灶状或片状分布的肾小管萎缩和肾间质纤维化,同时伴有条带状分布的肾小球缺血性硬化。血管病变包括小动脉壁的玻璃样变及增厚、管腔闭塞,可见内皮细胞肿胀和玻璃样蛋白沉积及血管平滑肌层的细胞损伤或坏死等。

(3)防治及预后:由于钙调素抑制剂相关肾病的发生与环孢素或他可莫司的药物剂量密切相关,因此其预防的关键环节在于对器官移植的患者密切监测药物血浓度,目前倾向于在尽量减少钙调素抑制剂的用量和血中目标浓度的情况下制订患者的个体化治疗方案。此类疾病的一般治疗原则与其他 CTIN 的治疗相同。有研究认为应用钙通道阻滞剂可能通过扩张入球小动脉、改善肾脏血流量而减轻肾脏损伤,但其临床有效性尚待评价。应用 AⅡ阻断药物可能通过对肾脏的血流动力学和非血流动力学机制减轻病变并防止肾间质纤维化病变的进展。目前,对于此类 CIN 的长期预后尚缺乏统计资料。

4. 锂相关肾病　锂制剂是一类治疗精神抑郁躁狂疾病的常用药物,此类药物既可导致急性肾毒性损伤,又可导致肾性尿崩症及慢性肾毒性损伤,由于其慢性肾毒性作用导致的 CTIN 被称为锂相关肾病。

(1)流行病学:此类 CTIN 在接受长期锂制剂治疗的患者中比较常见。国外学者总结了 1957—2004 年 155 个关于尿崩症患者的研究资料,显示在所有致病危险因素中锂所占比例高达 54%。据 20 世纪 80 年代后期的一项对 1172 例用药患者的资料分析,其中肾小球滤过功能减退者占 15%,提示本组人群属于药物相关 CTIN 的高度易感者。在 13 项长达 1 ~ 10 年的对锂制剂用药前后的纵向肾功能比较研究中,发现若用药时间短于 5 年,患者的 Scr 或 GFR 水平并无明显变化;只有当用药时间超过 5 年(甚至长达 17 年)者,才有 6% ~ 20%的患者出现肾功能不全;另有 10 项与未用药者或健康对照者比较的队列研究也显示，只有当用药时间超过 7 年以上时才有 10%～42% 的患者出现轻、中度肾功能减退。

（2）发病机制：关于锂制剂导致肾性尿崩症的机制研究较多，目前认为主要是由于锂通过肾小管腔面膜的钠通道进入肾脏集合管细胞内并蓄积，其一方面可抑制腺苷酸环化酶活性而使 cAMP 产生减少，另一方面可减少集合管水通道蛋白 -2（AQP-2）的表达，在动物实验中，锂制剂除可使 AQP-2 水平减低外，还可降低 AQP-3 的水平、增高 AQP-6 的水平，而 AQP-1 和 AQP-4 的水平保持不变。此外，锂尽管并不影响 AVP 的 V2 型受体的亲和力，但却可能使其密度减低。这些作用导致 AVP 的抗利尿作用减弱，从而导致了尿崩症的发生。锂还可以通过影响尿素转运的受体 UT-A1、UT-A2 和 UT-B、干扰肾小管上皮细胞钠通道的调节功能等途径影响髓质高渗状态的形成及钠在近端肾小管的重吸收，进而导致溶质性利尿。关于锂制剂如何导致 CIN 的发生至今尚不完全清楚。有研究发现，由于尿浓缩功能受损严重，锂制剂常导致继发性高钙血症和甲状旁腺激素（PTH）水平增高，由于过多的钙可通过不同机制损伤肾脏，故其长期作用可能参与 CIN 的发生。此外，由于部分患者可能为治疗尿崩症而应用噻嗪类利尿剂，而此类药物因导致肾小管腔内容量减少、可加速锂和钠在近端肾小管的重吸收，进一步加重锂的肾损伤作用，锂还可导致远端肾小管性酸中毒，这可能也是导致 CIN 进展的原因之一。还有研究发现，锂可耗竭细胞内的肌醇并可通过诱导 p21 表达而抑制细胞周期。这些细胞生物学作用与锂制剂慢性肾毒性之间的关系有待进一步深入研究。

（3）临床及病理表现：锂制剂肾毒性的常见临床表现为肾性尿崩症，可见于约 20% 长期应用锂制剂治疗的患者。其临床特征为多尿及烦渴，对抗利尿激素（AVP）试验缺乏反应。此外，此类患者常伴有不同程度的高钙血症，并有因此产生的伴发症状（如：恶心、呕吐、头痛等）。部分患者可出现＞1g/d 的蛋白尿。约 50% 患者可具有尿浓缩功能受损，其严重程度与锂制剂的用药时间相关，用药时间越长，其损伤越严重，并逐渐出现不可逆的肾功能下降。根据国外的研究资料，锂相关肾病的进展比较缓慢，对法国 74 例用药患者的研究发现从开始用药至患者出现 ESRD 的时间约为 20 年。

锂相关肾病的病理特征为局灶性肾小管萎缩或管腔扩张、灶状或片状分布的肾间质纤维化，肾间质炎性细胞浸润通常不明显。病理损伤程度与用药时间长短及累积剂量相关。锂相关肾病的慢性间质性病变与其他原因所致的 CIN 在病理上难以区分，唯一有特征性的是锂制剂所致者有时在远端肾小管或集合管部位可见囊样结构形成。有研究显示部分患者可伴有轻中度肾小球硬化或小血管病变。

（4）防治及预后：预防锂相关肾病的主要措施是对长期用药患者的监

测，需定期检测药物血浓度保证其维持在治疗窗的安全限范围内（通常为0.6～1.25mmol/L）。导致锂相关肾损害的肾毒性剂量可能为1.5～2.0mmol/L（轻度）、2.0～2.5mmol/L（中度）、>2.5mmol/L（重度），应随时根据其变化调整用药剂量。此外，至少每年应对患者的肾功能进行评估，包括应记录尿量、检测血清肌酐水平，并计算eGFR。

对于肾性尿崩症患者应注意避免应用噻嗪类利尿剂，给予排钾利尿剂可抑制集合管钠通道对锂的摄取，进而使患者的多尿显著减轻，尿量减少50%以上。一旦发现患者的Scr升高，则应尽量减少患者的锂制剂用药剂量，在可能的情况下换用其他抗精神病药物，以防止进一步肾损害的发生。当患者的Scr持续增高时，应考虑肾活检评价病变程度，并与精神科医师讨论确定患者的个体化治疗方案，对停药后精神病发作的风险及肾脏保护的益处需双重兼顾、综合分析。

多数锂制剂导致的肾性尿崩症或轻度肾功能不全者在停药后病情可恢复、肾功能可完全或部分逆转。有研究显示，超过10年的长期用药者中部分患者呈不可逆的慢性肾衰竭，最终可发展为终末期肾衰竭。

（二）慢性尿酸性肾病

以往称为痛风性肾病，表现为肾髓质晶体沉积，伴有周边炎症反应和纤维化。目前认为痛风性肾病是继发于与高血压、血管疾病并存或年龄相关的肾损伤。并且研究已证实，血清尿酸升高是CKD发生和进展的独立危险因素。其发病机制主要与尿酸盐晶体在肾髓质沉积有关，除尿酸晶体沉积之外，高尿酸血症还可通过激活RAS系统及氧化应激而导致慢性肾损伤。组织学改变为小动脉硬化，局灶或全部肾小球硬化及典型的慢性小管间质性疾病。在小管和间质中，尤其在外髓质部分，偶可见尿酸晶体，为其特征改变。

慢性尿酸性肾病的患者临床表现有高血压、轻度肾功能损害、轻微蛋白尿，尿沉渣改变不明显，少数有小管功能障碍（表现为尿浓缩功能受损）。

慢性肾功能不全伴高尿酸血症的患者应考虑到慢性尿酸肾病，但应与肾功能减退导致尿酸排泄减少而导致的继发高尿酸血症鉴别。可进行尿尿酸与尿肌酐比值（UA/Cr）的测定辅助鉴别诊断：当尿UA/尿Cr≥1时提示尿酸合成过多，可能存在原发高尿酸血症；UA/Cr＜1则可能为肾脏排泄尿酸障碍，提示高尿酸血症可能由肾功能不全所致。

慢性尿酸性肾病还需与慢性铅肾病鉴别。另外，家族性青少年高尿酸血症性肾病是一种罕见的常染色体显性疾病，它表现为慢性尿酸性肾病但在青少年期或者儿童早期发病。

对患有痛风或高尿酸血症的患者，降低其尿酸浓度能否改善肾脏疾病目前尚有争议。一项前瞻性随机试验表明，别嘌醇治疗可能与慢性肾脏病eGFR的保护有关。由于别嘌醇可能加重黄嘌呤在肾脏的沉积，导致急性肾损伤，故推

☆ ☆ ☆ ☆

荐其初始剂量为 50～100mg/d，如能耐受则在几周后增加剂量至 200～300mg/d。别嘌醇另一不良反应是超敏反应（Stevens-Johnson 样综合征），在肾功能受损患者更为常见。

新型黄嘌呤氧化酶抑制剂非布司他在肾衰竭患者中不需要调整剂量，且较少出现超敏反应或肾毒性，但仍需更多研究来证实其能作为一线治疗的推荐药物。此外，对慢性尿酸肾病的患者，应用促进尿酸排泄的药物苯溴马隆或氯沙坦可能有助于防治慢性间质性肾炎的进展。

（三）低钾血症性肾病

低钾血症长期存在可导致肾囊肿、慢性间质性肾炎及肾功能进行性损害，也称为低钾血症性肾病，可为先天或获得性。低钾血症性肾病在神经性厌食症人群中发病率为 15%～20%。其发病机制主要与持续低血钾导致肾血管收缩，引起缺血性改变，肾脏局部氨产物增多，诱发补体活化导致肾损害，持续低血钾还可导致肾集合管 AQP-2 表达下降、对 AVP 反应性减低，致使尿浓缩功能障碍。低钾性肾囊肿可能与持续低血钾继发细胞内酸中毒并刺激肾小管上皮细胞异常增生有关。低钾性肾病特征性病理改变为肾小管空泡形成，常仅限于近端肾小管部分。

慢性间质性肾炎为主要临床特征，并伴有肾囊肿形成及进行性肾功能减退。在血钾持续数月或数年低于 3.0mmol/L 时，可出现以夜尿、多尿、多饮为表现的尿液浓缩功能受损。低钾血症的患者常采用口服补钾治疗。

（四）高钙血症性肾病

高钙血症可导致短暂、可逆的肾血管收缩，引起肾功能减退，也可导致继发于肾小管细胞坏死和间质小管梗阻的慢性间质性肾炎。此外，甲状旁腺功能减退（特别是甲状旁腺功能亢进术后）也可导致明显的高尿钙、无高血钙情况下的类似改变。肾小管上皮局部变性和坏死主要发生在钙沉积的肾髓质，最具特征性的改变是钙在肾间质的沉积继发单核细胞浸润和小管坏死。尿浓缩功能受损是小管功能障碍最显著的表现，临床表现为多尿和烦渴。肾功能多为可逆性损伤，不可逆肾功能损害少见，多与持续高血钙有关。

（五）重金属相关的慢性间质性肾炎

1. 铅性肾病　急性铅中毒罕见，可表现为腹痛、脑病、溶血性贫血、周围神经病变和近端小管功能障碍（范科尼综合征）。而慢性低水平铅暴露与 CKD 有关，常合并高钙血症。由于铅半衰期非常长，间断性急性铅中毒和低水平铅暴露都可导致慢性铅中毒。其发病机制可能与铅被重吸收并在近端小管细胞累积、血管病变或铅介导的高尿酸血症有关。其特征性形态学改变为非特异性肾小管萎缩、间质纤维化及少炎症细胞的慢性间质性肾炎。最早组织学改变是近端小管损伤，伴铅 - 蛋白质复合体组成的核内包涵体形成，可继发肾小球病变，

☆★☆☆

动脉增厚和管腔变窄可能与高血压有关。

由于尿酸排泄受损，所以高尿酸血症很常见。尿沉渣检查基本正常，尿蛋白少于 2g/d，常合并高血压，在没有仔细询问暴露史时铅肾病常被误诊为高血压肾病。约 1/2 患者出现痛风性关节炎（铅中毒性痛风）。偶可出现周围运动神经病变、嗜碱性点彩红细胞贫血及脑血管钙化。由于缺乏简单的血液检查方法来诊断，所以铅肾病可能被漏诊。

铅肾病易与慢性尿酸性肾病混淆，后者可有尿酸在肾间质沉积。有高尿酸血症和肾功能受损的患者均需排除铅的职业接触史。血铅浓度并不是衡量体内铅累积量的敏感指标。

铅肾病的临床诊断基于暴露史、肾功能不全的证据及依地酸二钠钙（CaNa₂EDTA）铅螯合试验异常，X 线荧光检查是检测骨铅水平增加的一种可选方法，它也能反映铅暴露的累积水平。治疗主要输注依地酸二钠钙排铅治疗。

2. 其他重金属介导的肾病

（1）镉：是一种在工业中运用很广泛的金属，其用途包括玻璃制造、金属合金及电子设备。镉首先在肾脏中聚集，大部分在近端小管，形成约 10 年生物半衰期的镉 - 金属硫蛋白复合物。在一些发展中国家的农耕地区，镉污染可能是导致慢性间质性肾炎的高危因素。其主要临床表现为骨骼痛，其他临床表现包括近端小管功能障碍、由高钙血症所致的肾结石、贫血及进展性慢性间质性肾炎。诊断依靠职业暴露史、尿 β_2 微球蛋白增加及尿镉升高。一旦有临床表现，即使暴露终止，肾损伤亦呈进行性发展。螯合作用对人体无有效作用，预防是最有效的方法。

（2）三氧化二砷：目前被用在杀虫剂、除草剂、墙纸及绘画中，慢性砷中毒最常见表现是感觉和运动神经病、远端肢体角化过度、手掌脱皮、腹泻恶心、欧德里奇线（指甲上的白色横纹）及贫血。少数情况下，它可导致肾脏疾病，表现为近端小管酸中毒和慢性间质纤维化，尿砷水平升高有助诊断。

（3）汞：在合金、镜及电池工厂中可以见到，汞中毒常发生在意外暴露于汞蒸气后。动物实验发现，汞可诱导膜性肾病的发生，且有报道使用含汞的化妆品也可诱导膜性肾病的发生。无论是汞单质还是汞盐（$HgCl_2$）都可导致持续性肾小管损伤，但氯化汞（$HgCl_2$）尚可导致急性小管坏死和持续性慢性间质性肾炎。日本一项关于地方性甲基汞中毒的报道却显示，以神经后遗症为主要表现的患者，其肾脏病变相对较轻，表现为小管性蛋白尿而无血肌酐改变。

（六）放射性肾炎

放射性肾炎在 10 年前相对常见，随着对辐射诱导的肾损伤认识及放射性治疗方案的改变，放射性肾炎的发病率显著下降。一般来说，肾脏在 5 周或以内直接暴露于 20 ～ 30Gy（1Gy=100rad）辐射时将可导致放射性肾炎。接受电离辐射后导致内皮细胞水肿，随后出现血管闭塞、肾小管萎缩。电镜显示肾小球系膜插入、毛细血管壁分离及内皮下可见蓬松样物质致内皮增宽。这些现象也可见于溶血尿毒综合征和血栓性血小板减少性紫癜，提示内皮损伤的共同发病机制。疾病严重时会出现进展性间质性纤维化和间质炎症细胞浸润。

临床表现常以血管及肾小球微血管病变为主，也可出现小管间质不同程度改变，常伴有高血压。当急性放射性肾炎未完全治愈时可进展成为慢性放射性肾炎，出现蛋白尿和 CKD 进展，在接触放射线几年后可不经历急性阶段而发展为 ESRD。预防是治疗放射性肾炎的最好方法。对肾脏进行防辐射保护或将全身接受射线的剂量分散至每天小剂量，这样能降低患放射性肾炎风险。对于已患的放射性肾炎无特异性治疗方法，一般疗法包括控制血压和 CKD 的支持治疗。

（七）免疫机制介导的慢性间质性肾炎

1. Sjogren 综合征　报道显示，Sjogren 综合征累及肾脏发生率 2% ～ 67%。近年对中国 130 名患原发性 Sjogren 综合征患者分析显示，80% 原发性 Sjogren 综合征患者活检证实有慢性间质性肾炎。其特征性组织学病变为间质淋巴细胞和浆细胞浸润，伴有小管细胞损伤，少有肉芽肿形成。

后期可出现小管萎缩和间质纤维化进展。免疫荧光显示 IgG 和 C3 沿小管基底膜（TBM）呈颗粒状沉积。

间质性肾炎临床表现可为或仅为 Sjogren 综合征。血肌酐浓度常仅轻度增高，伴轻微尿沉渣和小管功能异常，包括范科尼综合征、远端肾小管性酸中毒、低钾血症和肾源性尿崩症。Sjogren 综合征是成人获得性远端小管酸中毒（1 型）最常见的原因之一，并有明显低钾血症。低钾血症也可在无小管酸中毒的情况下出现。导致钠丢失及继发于醛固酮增多症。在细胞浸润阶段使用糖皮质激素治疗常有利于肾功能的保护。肾脏疾病病程缓慢，发展为 ESRD 较为罕见。

2. 结节病　患者肉芽肿性间质性肾炎的组织学表现很常见，但出现临床表型较少见，可表现为急性或慢性间质性肾炎。肾活检示肾小球正常，间质单核细胞浸润、肾小管损伤、间质纤维化。尽管其典型特征是间质出现肉芽肿，但其并不常见且非特异性表现。免疫荧光和电镜显示其常无免疫复合物沉积。

多数患者有活动性结节病表现，但有些患者仅表现为血肌酐升高和轻度的肾外表现。尿检分析或正常或表现为无菌性白细胞尿或轻微蛋白尿。除此之外，偶可出现高钙血症。血清 ACE 水平可用来评定病情活动和疗效。糖皮质激素治疗可部分改善肾功能，激素减量过快可导致复发。

3. 系统性红斑狼疮　间质性肾炎伴免疫复合物沉积表现为肾小管基底膜、肾间质或两者有颗粒状免疫球蛋白和补体的沉积。系统性红斑狼疮（SLE）是此类间质性肾炎的最常见原因，肾活检显示有 1/2 SLE 患者出现间质受累。

☆　☆　☆　☆

少数情况下，小管间质性肾炎性免疫复合物病可为狼疮性肾炎的唯一临床表现。

SLE 可呈急性或慢性间质性肾炎表现。血肌酐浓度升高及轻微尿沉渣异常提示间质受累（无肾小球疾病）。间质受累常伴小管功能障碍，如远端小管酸中毒（1 型或 4 型）：由于远端肾小管钾分泌受损可引起高钾血症或由于钠丢失可致低钾血症。糖皮质激素治疗常能有效抑制肾小管功能障碍和保护肾功能。

4. 炎性肠病　克罗恩病最常发生的合并症是草酸钙结石和肾淀粉样变，但在慢性炎性肠病患者治疗过程中也有出现间质性肾炎的报道。氨基水杨酸类（5-氨基水杨酸、美沙拉秦和柳氮磺吡啶）是引起此类间质性肾炎的主要原因，最常发生在使用氨基水杨酸类药物治疗前 12 个月，但也有使用氨基水杨酸类药物多年后迟发和在诊断克罗恩病之前出现间质性肾炎的报道。炎性肠病患者出现肾功能不全时应停止氨基水杨酸类药物的使用；若停药后血肌酐未下降，应行肾活检明确诊断。若停止此类药物后肾功能并无改善，可考虑使用糖皮质激素继续治疗炎性肠病。

5. 其他免疫介导的慢性间质性肾炎　原发性抗肾小管基底膜性肾炎是间质性肾炎极其罕见的类型，急性起病，以免疫球蛋白（常为 IgG）和补体在肾小管基底膜呈线性沉积为特征，伴有小管间质炎症及血清抗基底膜抗体生成。抗肾小管基底膜抗体常为 IgG，可出现在 50% ～ 70% 的抗肾小球基底膜肾炎患者中，偶也见于膜性肾病、系统性红斑狼疮、IgA 肾病、微小病变型肾病及恶性高血压的患者中。

（八）梗阻性肾病和肾血管疾病

长期完全或部分性尿路梗阻可伴有小管间质和肾小球病理学改变，包括间质纤维化、肾小管萎缩，偶尔出现局灶性肾小球硬化。

肾血管损害导致局部缺血可引起肾小管萎缩、间质纤维化及细胞浸润，肾小管间质区域的慢性缺血在各种肾小球和小管间质性疾病中起关键作用。

（九）感染相关的慢性间质性肾炎

尽管各种细菌和病毒感染可能与急性间质性肾炎相关，但继发于致病原的慢性间质性肾炎较为少见。潜伏的结核杆菌感染可以导致慢性肉芽肿性小管间质性肾炎，慢性细菌感染可导致黄色肉芽肿性肾盂肾炎或肾软化斑。

第4章
自身免疫性疾病肾损害

第一节 系统性红斑狼疮性肾炎

系统性红斑狼疮（SLE）是一种多因素参与的（遗传、性激素、环境、感染、药物、遗传背景等）系统性自身免疫性疾病。患者表现为多种自身抗体并通过免疫复合物等途径造成全身多系统受累。多发病于育龄妇女。

红斑狼疮的肾脏病变称为狼疮性肾炎（LN），表现为蛋白尿和（或）肾功能减退。狼疮肾炎是系统性红斑狼疮的严重并发症，约50%以上的SLE患者临床上肾脏受累。狼疮肾炎既可与SLE的其他临床表现同时出现，少数情况下也可首先单独累及肾脏。肾脏病变的严重程度是直接影响SLE预后的重要因素，进行性肾衰竭是SLE的主要死亡原因之一。

中医无系统性红斑狼疮病名，其症状的描述，散见于阴阳毒、血风疮、日晒疮、面游风、蝶疮流注、温毒发斑等记载中。狼疮肾炎的描述，则见于水肿、尿浊、虚劳、关格等病证中。根据患者的不同形态和病情发展的不同阶段，有不同的命名。如"红蝴蝶""鬼脸疮""鸦陷疮""流皮漏"等形象称谓则基本对应于盘状红斑狼疮。而系统性红斑狼疮由于病情复杂多变，临床症状也变化多端，错综复杂。据其不同症状和累及脏腑不同可归属于不同的病症范畴。从症状来看，以关节症状为主的，属"痹证"；以水肿症状为主者，属"水肿"；以肝脏受损症状为主者，属"黄疸""胁痛"；有胸腔积液者，属"悬饮"；有心肌损害症状者，可属于"心悸"；在病程后期出现虚象较明显者，则属"虚劳"范畴。从温病的卫气营血辨证来看，则有"温毒发斑""热毒发斑""血热发斑"。此外，还有"阴阳毒""日晒疮"等病名，如《金匮要略·百合狐惑阴阳病脉证治》记载："阳毒之为病，面赤斑斑如锦纹，咽喉痛唾脓血"；"阴毒之为病，面目青，身痛如被杖，咽喉痛"。阴阳毒的主要病状为皮疹、关节痛、发热、出血、咽喉疼痛，与系统性红斑狼疮很相似。明代《疮疡经验全书·鸦陷疮》则对皮损，尤其是面部皮损描述较细，"鸦陷者，久中邪热，脏腑虚寒、血气衰少，腠理不密，发于皮肤之上，相生如钱窍，后烂似鸦陷，日久损伤难治。"

☆ ☆ ☆ ☆

最近发布的《中华人民共和国中医药行业标准》正式将红斑狼疮对应于中医病名"红蝴蝶疮",指出:"红蝴蝶疮是一种面部常发生状似蝴蝶形之红斑,并可伴有关节疼痛、脏腑损伤等全身病变的系统性疾病。相当于系统性红斑狼疮。"该标准也将红斑狼疮分为系统性红蝴蝶疮和盘状红蝴蝶疮来论述。病证名的统一和规范化,无疑地有利于中医临床诊断、治疗和科研观察。

一、病因病理

(一)中医病因病机

1. 病因

(1)内因:禀赋不足,素体虚弱,肝肾亏虚,气阴两虚,脉络瘀阻。

(2)外因:感受邪毒,过度疲劳,七情内伤,房事不节,日光暴晒,药物所伤。

2. 病机　该病病机错杂,变化多端,可见阴阳失衡,气血失和、经脉受阻等多种病机变化。临床表现可有上实下虚、上热下寒、水火不济等复杂病象。但总体而言,本病为本虚标实,本虚包括禀赋不足、脾肾亏损、气血失和、阴阳失调;标实则以邪毒炽盛为主。病位在经络血脉,主要脏腑为三焦,与肾、肝、心密切相关,可涉及肺、脑、皮肤、肌肉、脾胃、关节,遍及全身各个部位和脏腑经络。

本病初病在表,四肢脉络痹阻,由表入里,由四肢脉络入内而损及脏腑经络。在内,先在上焦,由上而下,渐至中焦,再及下焦,由轻渐重,由浅至深。在表在上较为轻浅,在里在下较为深重,也有先中内脏而体表未受明显损害者。若表里上下多脏同病,当为重症,如再由下而向上弥漫三焦,五脏六腑俱受损且上及巅脑者,更为危重。

(二)西医学的发病机制

遗传因素与环境因素相互作用,使患者免疫反应异常,导致了系统性红斑狼疮的发生。

1. 病因

(1)遗传因素:如补体缺乏;HLA(如 DR_2,DR_3);甘露糖结合蛋白、肿瘤坏死因子、Fc-γ 受体、HSP-70 的基因多态性。人类白细胞抗原(HIA)基因与 SLE 的发生有密切关系,美国 SLE 患者的 $HLA-B_8$、$HLA-DRW_2$、$HLA-DRW_8$ 的基因频率,明显增高,而日本 SLE 患者则与 $HLA-BW_{35}$ 和 $HLA-B_{40}$ 有关。女性 SLE 患者多于男性,目前认为是由于表达 SLE 的有关基因与 X 染色体相关联。

(2)激素:女性 SLE 发病率明显高于男性,妊娠时及分娩后狼疮性肾炎可加重,这与雌激素代谢产物水平升高及血浆雌激素水平的降低有关。

（3）环境因素：有 1/3 的狼疮患者对紫外线敏感（光敏感），接触紫外线可使病情发作或加重。感染能刺激或诱发狼疮的发作。某些药物会诱发或加重狼疮（肼屈嗪、氯丙嗪、苯妥英钠、普鲁卡因胺及青霉胺等）。

2. 发病机制

（1）B 淋巴细胞功能异常：SLE 患者活动期免疫球蛋白的产生明显增加，分泌 IgG 的细胞数量与疾病的活动程度呈明显相关。由于 SLE 患者多克隆 B 细胞的前身细胞在骨髓中过度产生，使多克隆 B 细胞激活而引起各种自身抗体产生过多。

（2）抗 DNA 抗体：DNA- 抗 DNA 免疫复合物对肾脏具有致病性。血清和肾脏洗脱液抗 DNA 抗体滴度的升高与疾病严重程度明显相关。目前认为抗双链 DNA（dsDNA）抗体对确诊 SLE 价值较大。80% 的 SLE 患者抗 dsDNA 抗体阳性。

（3）补体效应：补体系统在清除免疫复合物中起着关键作用。SLE 患者补体系统异常，导致免疫复合物异常沉积。先天性补体缺陷者，如 C1q、C1r/C1s、C4 或 C3 缺乏者中 SLE 发生率为 8%，C2 缺乏者有 60% 发生 SLE。这类患者缺乏抑制免疫复合物沉积的机制。补体受体缺陷也与 SLE 的发生发展有关。

（4）细胞因子：SLE 患者 IL-2、IL-4mRNA 表达明显降低，IL-1、IL-2 及 IL-2 受体均减少，但是血清中 γ 及 α 干扰素均增多。SLE 活动期 IL-6 水平明显增加。

3. 西医学的病理生理 系统性红斑狼疮的基本病理变化是结缔组织的黏液样水肿，纤维蛋白样变性和坏死性血管炎。黏液样水肿见于疾病早期，发生在基质。纤维蛋白样变性是一种嗜酸性不定形物质，由自身免疫球蛋白、补体和 DNA 等抗原以及纤维蛋白混合构成。表面像纤维蛋白，系由结缔组织基质受损害所致，通常沿组织纤维和血管壁沉淀。类纤维蛋白病变区周围有轻度炎症反应，主要为淋巴细胞和浆细胞。中小血管壁的结缔组织发生纤维蛋白样变性，甚至坏死、血栓形成、出血和局部缺血等病变，构成坏死性血管炎。在炎症区可见一种苏木紫染色环，相当于狼疮细胞内细胞质包含的狼疮小体，是由中性粒细胞、淋巴细胞和组织细胞的胞核受相应的自身抗体作用后变性所形成的嗜酸性均匀团块。

肾脏是系统性红斑狼疮最易受累的内脏器官。肾小球先受累。而后出现肾小管病变，主要是肾小球毛细血管壁发生纤维蛋白样变性或局灶性坏死，内有透明血栓及苏木素小体或毛细血管伴基底膜呈灶状增厚，严重时弥散性增厚，形成典型的"铁丝圈"变化。肾小球也可见系膜细胞增生，肾小球囊壁上皮细胞形成新月体。晚期肾小球纤维组织增多，血管闭塞，甚或与囊壁粘连而纤维化。狼疮肾炎的病理变化据世界卫生组织的分类方法，可分为 4 型：①局灶增殖型（轻

☆ ☆ ☆ ☆

型）。②弥漫增殖型（重型）。③膜型。④系膜增殖型（微小病变型）。

二、辨病

（一）症状

狼疮性肾炎可能出现蝶形红斑、盘状红斑、光过敏、口腔溃疡、非侵蚀性关节炎、胸膜或心包炎、肾病变（蛋白尿、血尿和管型尿）、神经/精神系统损伤。出现尿检异常，随着病情进展，出现大量蛋白尿、血尿、氮质血症、肾性高血压，晚期发生尿毒症。临床可表现为慢性肾炎、肾病综合征，偶可表现为急进性肾炎。

（二）体征

蝶形红斑、盘状红斑、光过敏、口腔溃疡、非侵蚀性关节炎、胸膜或心包炎、蛋白尿、血尿、水肿、癫痫发作。

（三）辅助检查

1. 血常规检查　三系降低。

2. 尿常规检查　尿蛋白，镜下血尿，白细胞，红细胞及管型尿。

3. 肝、肾功能检查　重型活动性 LN 伴有肾功能下降，血尿素氮和肌酐升高，人血白蛋白降低或氨基转移酶增高，终末期 LN 肾功能明显下降。

4. 免疫学检查　活动期明显低补体血症。抗双链 DNA（dsDNA）抗体阳性，且往往提示有肾脏损害。血及尿中纤维蛋白降解产物增加。

5. 肾活检　利于确诊以肾脏损害为首发表现的 SLE。

6. 影像学检查　彩超、超声心动图、MRI、CT。

三、类病辨别

1. 原发性肾小球疾病　可有血尿、蛋白尿、水肿和高血压，甚至肾功能损害。但无关节炎及多器官受累表现，血中自身抗核抗体和可提取抗原抗体阴性。

2. 慢性活动性肝炎　可出现关节炎、浆膜炎、抗核抗体阳性、狼疮细胞阳性、全血细胞下降及尿改变，但有肝大、蜘蛛痣、肝掌等表现，肝功能检查及肝活检有助于鉴别。

3. 其他风湿性疾病　还应与其他风湿性疾病如幼年类风湿关节炎全身型、多关节型皮肌炎、系统性硬化、混合性结缔组织病、多发性血管炎等继发的肾损伤鉴别。以上疾病可有特异性临床症状、体征，免疫指标检测有助于鉴别。

四、中医论治

（一）治疗原则

临证时应动态观察，辨证论治，辨明虚实标本。由于 LN 的病变较复杂，其证候表现亦多种多样,临床分型不尽一致。因其临床表现与水肿、血尿、腰痛、眩晕、淋证、癃闭等有关,可参照相关疾病辨证论治。

(二)分证论治

1. 热毒炽盛证

证候:高热不退,烦渴饮冷,面部及皮肤红斑,衄血尿血,甚则神昏谵语或关节红肿热痛,舌红绛苔薄黄,脉洪大或数。

治法:清热解毒,凉血护阴。

处方:犀角地黄汤合化斑汤加减。

方药:水牛角、生地黄、芍药、牡丹皮、知母、玄参、石膏、蒲公英、紫花地丁、白茅根、甘草等。

加减:热毒较甚可加石膏;尿血加小蓟、白茅根、藕节、地榆;阴虚加女贞子、地黄、墨旱莲;发斑加青黛;热甚神昏配合紫雪丹或安宫牛黄丸。

2. 风邪袭表证

证候:面浮肢肿,发热恶风,肢节酸楚,小便不利,偏风热者伴咽喉红肿疼痛,舌红苔薄黄,脉浮数;偏风寒者,咳嗽,舌淡红苔薄白,脉浮紧。

治法:风热者疏风清热、宣肺利水;风寒者祛风散寒、宣肺利水。

处方:越婢汤加减。

方药:麻黄、生石膏、生姜、桑白皮、茯苓、杏仁、桔梗、大枣、甘草等。

加减:风寒者去生石膏、桑白皮,加桂枝、防风。

3. 肝肾阴虚证

证候:头晕耳鸣,咽干口燥,脱发腰痛,足跟疼痛,小便短黄,大便干结,舌红少苔,脉细。

治法:滋养肝肾,凉血益阴。

处方:六味地黄丸合二至丸加减。

方药:生地黄、淮山药、枣皮、茯苓、泽泻、牡丹皮、女贞子、墨旱莲等。

加减:持续低热,五心烦热,自汗盗汗加知母、黄柏、白茅根、大蓟;渴思冷饮,皮下瘀斑,腰酸溲热,舌有瘀点或瘀斑加桃红四物汤;头胀头痛,心烦易怒加天麻、钩藤等。

4. 肝阳上亢证

证候:头部胀痛,面红目赤,眩晕耳鸣,口干苦,烦躁易怒,心烦不寐,腰痛,舌红苔黄,脉弦有力。

治法:平肝息风,清热补肾。

处方:天麻钩藤饮加减。

方药:天麻、钩藤、石决明、栀子、黄芩、川牛膝、杜仲、益母草、桑寄生、夜交藤、朱茯神。

加减：头晕耳鸣加磁石、僵蚕；目眩欲吐加夏枯草、蝉蜕；瘀血内阻明显加水蛭、地龙。

5.脾胃虚弱证

证候：面浮肢肿，纳呆便溏，食后腹胀，神疲肢软，舌淡苔白，脉沉弱。

治法：健脾益气，利水消肿。

处方：防己黄芪汤合五皮饮加减。

方药：防己、黄芪、白术、甘草、大腹皮、生姜皮、茯苓皮、陈皮等。

加减：小便涩痛不利加车前草、白茅根、萹蓄；苔厚腻加藿香、佩兰、石韦；阳虚加杜仲、淫羊藿、仙茅、附子。

6.脾肾阳虚证

证候：面色㿠白，神疲肢软，心悸气短，畏寒肢冷，腰膝酸软，便溏，水肿，夜尿，舌淡苔白，脉沉细。

治法：健脾补肾，温阳利水。

处方：真武汤或济生肾气丸加减。

方药：茯苓、白术、白芍、生姜、附子等。

加减：无水肿可用香砂六君汤加附片、肉桂或桂附理中汤；阳虚水泛，喘促不能平卧加葶苈子、大枣、生姜、白术、细辛；畏寒肢冷加肉苁蓉、巴戟天、菟丝子等。

7.瘀水互结证

证候：肢体浮肿，久不消退，皮肤瘀斑，腰刺痛或伴血尿，舌紫暗，苔白，脉沉细涩。

治法：活血祛瘀，化气利水。

处方：桃红四物汤合五苓散加减。

方药：桃仁、红花、生地黄、当归、杭芍、川芎、桂枝、茯苓、泽泻、猪苓、白术等。

加减：水肿较重加车前草、槟榔；气滞加柴胡、陈皮、木香；湿重加苏叶、生姜；低热盗汗，手足心热加知母、黄柏；腰膝酸软加杜仲、桑寄生、狗脊、肉苁蓉。

（三）特色治疗

1.专方专药

（1）牛角赤芍汤：水牛角、赤芍、牡丹皮、紫草、生地黄、白花蛇舌草、大黄、白茅根。适用于急性活动期热毒炽盛。

（2）狼疮方：大黄、桃仁、白花蛇舌草、土茯苓、当归、生地黄、牡丹皮、赤芍等，治疗热瘀证 LN，除有效控制狼疮活动、减少蛋白尿、改善肾功能外，能明显减轻中医证候。

（3）芪参益黄汤：薏苡仁、黄芪、党参、益母草、白茅根、山茱萸等，可益脾养肾。

2. 针刺疗法　以肝俞、脾俞、肾俞为主重手法刺激，配合曲池、足三里、三阴交平补平泻，以皮肤针叩刺华佗夹脊穴，出血为度。

3. 外敷　将中药研成细末，掺以渗透剂外敷在特定穴位如双侧背部肾俞穴，通过经络和穴位刺激，调节人体免疫功能。取赤小豆文火煮至极烂之后，取汁温渍膝下足部。用葱茎叶适量，加水煎取汁，乘温浸渍两足能行津液、利小便，通阳行水，治疗水肿，内外合治。

4. 外洗　复方蛇床子洗剂浸泡皮损，配合精制牛黄解毒片与龙血竭研成粉末混合，用蜂蜜少许调成糊状敷于狼疮红斑，可促进皮损修复。

5. 食疗

（1）大量蛋白尿伴水肿，表现纳呆食少，脾气不足者，可食薏苡粥或黄芪茯苓粥，有益气健脾利水作用。气血亏虚，表现为畏寒肢不温，面色无华，大便溏薄，可选食大枣、薏苡仁、枸杞子、桂圆肉、核桃肉、葡萄、鸡肉等。

（2）热毒盛阴津亏，表现为发热，关节痛伴有出血倾向者，可用清炒藕片或凉拌鲜藕片、凉拌黑木耳、红枣冬瓜汤，具有清热解毒、健脾止血补血的功效。周身疼痛，口渴舌红，宜选食西瓜、绿豆、菊花、金银花、梨、甘蔗、藕、荸荠、豆腐、枸杞头、茭白、荠菜、马兰头、芹菜等。伴有蛋白尿等，可选食山药、薏苡仁、黑大豆、赤小豆、冬瓜、山楂、鲤鱼、鲫鱼等。

五、西医治疗

（一）治疗原则

治疗原则以抢救生命，快速诱导缓解以控制狼疮活动，阻止肾脏病变进展，提高疗效，减少不良反应，长期维持，巩固成果，提高生活质量，最大限度地降低药物治疗不良反应为主。

（二）常用治法

1. 药物治疗

（1）糖皮质激素：泼尼松或甲泼尼龙。激素冲击疗法用于急性暴发性危重患者。

（2）环磷酰胺：活动程度较严重的 LN，应同时给予大剂量激素和免疫抑制剂。

冲击疗法：每次剂量 $0.5 \sim 1.0 \text{g/m}^2$ 体表面积。除病情危重每 2 周冲击 1 次外，通常每 4 周冲击 1 次，冲击 8 次后，如病情明显好转（如尿蛋白转阴），则改为每 3 个月冲击一次，至活动静止后至少 1 年，可停止冲击。口服泼尼松龙联合环磷酰胺冲击治疗，对于重症 SLE 有较好效果，成为治疗增生性 LN 的经典治疗方案。

（3）硫唑嘌呤（AZA）、环孢素 A（CsA）、霉酚酸酯（MMF）、来氟米特、他克莫司、雷公藤总苷、静脉注射大剂量免疫球蛋白（IVIG）。

2. 手术治疗　血浆置换、造血干细胞移植适用于危重患者或经多种治疗无效的患者。

六、预防与调护

1. LN 患者应合理安排起居饮食，避免影响病情的因素，注意心理调摄，对疾病不恐惧担忧，精神上不紧张，保持心情愉快。

2. 注意忌口，不宜吸烟饮酒，尽量优质饮食，避免可能诱发或加重病情的食物，如海鲜、羊肉、狗肉、鹿肉、桂圆。辛辣食物，不宜食用。

3. 防寒保暖。

4. 劳逸结合，在急性活动期，尽量休息，在缓解期，病情得到进一步控制后，适当工作，避免过度疲劳，以不引起疼痛和疲劳为原则，生活要有规律，保证充足的睡眠。

5. 治疗用药上应避免使用青霉胺、普鲁卡因胺、氯丙嗪、肼屈嗪等，这些药物可能会诱发狼疮或使病情加重。育龄期女性患者还要避免服用避孕药，不使用含有雌激素的药物。

第二节　过敏性紫癜性肾炎

一、概述

过敏性紫癜是 Heberden 在 1800 年首次报道以下肢分布为主的皮肤紫癜后，Schonlein、Henoch 相继描述典型紫癜特点、关节炎及胃肠道、肾脏受累症状，并由此命名本病为 Henoch Schonlein Purpura（HSP）。HSP 是一种以小血管炎（包括毛细血管、小动脉、小静脉）与 IgA 为主的免疫复合物沉积为主要病理改变的全身性疾病。通常累及皮肤、胃肠道、关节、肾脏等。疾病发展多数呈良性自限性过程，部分出现胃肠道出血和肾功能损害等严重的并发症。过敏性紫癜是儿童最常见的血管炎。国外报道人群发病率为 14/100 000。荷兰报道儿童发病率为 6.1/10 000，英国为 22.1/10 000。国内无相应准确报道。本病可能有种族发病因素存在，多见于欧洲人，黑种人和美国印第安人少见。国内各地都有报道。儿童 HSP 多发生于 2～8 岁的儿童，男孩多于女孩；一年四季均有发病，以春秋两季居多。

过敏性紫癜性肾炎（HSPN）是儿科最常见的继发性肾小球疾病，HSP 的远期预后取决于肾脏有无受累及其严重程度。报道 20%～55% 患儿出现肾脏损害。有研究表明 HSPN 进展至终末期肾病患儿达 14.8% ～ 21%。

二、病因

本病的病因尚未明确，有报道食物过敏（蛋类、乳类、豆类等）、药物（阿司匹林、抗生素等）、微生物（细菌、病毒、寄生虫等）、疫苗接种、麻醉、恶性病变等与过敏性紫癜发病有关，但均无确切证据。

近年关于链球菌感染导致过敏性紫癜的报道较多。约 50% 的过敏性紫癜患儿有链球菌性呼吸道感染史。但随后研究发现，有链球菌性呼吸道感染史者在过敏性紫癜患儿和健康儿童间并无差别。另有报道 30% 的紫癜性肾炎患儿肾小球系膜有 A 组溶血性链球菌抗原（肾炎相关性血浆素受体，NAP1r）沉积；而非紫癜性肾炎的 NAP1r 沉积率仅为 3%。表明 A 组溶血性链球菌感染是诱发过敏性紫癜的重要原因。

HSP 存在遗传倾向，家族或同胞中可同时或先后发病。部分患儿 HLA 基因（*DRB1*01*，*HIA-DRB1*07*、*DRB1*11*，*DRB1*14*，*HLA-B35*）及 *HLA-DW35* 等基因表达增高或 C2 补体成分缺乏。

三、发病机制

迄今为止，发病机制不清楚。仅认为是 IgA1 聚合物形成的免疫复合物沉积所致，包括在皮肤、胃肠道及肾小球毛细血管的沉积。

HSP 患儿存在 B 细胞多克隆活化。患者血清中 IgA、特别是 IgA1 升高明显，器官黏膜中均以 IgA 沉积为主。IgA1 沉积在小血管壁并引起的炎症反应和组织损伤可能是 HSP 发病的主要机制。IgA1 糖基化异常、IgA1 清除障碍以及大分子的 IgA1-IgG 循环免疫复合物沉积于肾脏是导致紫癜性肾炎的重要发病机制。Th1/Th2 失衡、调节性 T 细胞的减少、Th2 和 Th17 的异常活化以及炎症因子的异常分泌等与 HSP 的发生及发展相关。

综上所述，过敏性紫癜的发病机制可能为：各种刺激因子，包括感染原和过敏原作用于具有遗传背景的个体，激发 B 细胞克隆扩增，导致 IgA 介导的系统性血管炎。HSP 发生紫癜性肾炎的机制不明。

四、临床表现

多为急性起病，各种症状可以不同组合，出现先后不一，首发症状以皮肤紫癜为主，少数病例以腹痛、关节炎或肾脏症状首先出现。起病前 1 ～ 3 周常有上呼吸道感染史，可伴有低热、食欲缺乏、乏力等全身症状。

（一）皮肤紫癜

反复出现皮肤紫癜为本病特征，多见于四肢及臀部，对称分布，伸侧较多，

☆ ☆ ☆ ☆

分批出现,面部及躯干较少。初起呈紫红色斑丘疹,高出皮面,压之不褪色,数天后转为暗紫色,最终呈棕褐色而消退。少数重症患儿紫癜可融合伴出血性坏死或大疱。部分病例可伴有荨麻疹和血管神经性水肿。皮肤紫癜一般在 4 ~ 6 周后消退,部分患儿间隔数周、数月后又复发。

(二)胃肠道症状

约见于 2/3 的病例。由血管炎引起的肠壁水肿、出血、坏死或穿孔是产生肠道症状及严重并发症的主要原因。一般以阵发性剧烈腹痛为主,常位于脐周或下腹部,可伴呕吐,但呕血少见。部分患儿可有黑粪或血便,偶见并发肠套叠、肠梗阻或肠穿孔者。

(三)关节症状

约 1/3 的病例可出现膝、踝、肘、腕等大关节肿痛,活动受限。关节腔有浆液性积液,但一般无出血,可在数天内消失,不留后遗症。

(四)肾脏症状

20% ~ 55% 的病例有肾脏受损的临床表现。肾脏症状多发生于起病 1 个月内,亦可在病程更晚期,于其他症状消失后发生,少数则以肾炎作为首发症状。症状轻重不一,与肾外症状的严重度无一致性关系。多数患儿出现血尿、蛋白尿和管型尿,伴血压增高及水肿;少数呈肾病综合征表现。虽然有些患儿的血尿、蛋白尿持续数月甚至数年,但大多数都能完全恢复,少数发展为慢性肾炎,死于慢性肾衰竭。

(五)其他表现

偶可发生颅内出血,导致惊厥、瘫痪、昏迷、失语。出血倾向包括鼻出血、牙龈出血、咯血、睾丸出血等。偶尔累及循环系统发生心肌炎和心包炎,累及呼吸系统发生喉头水肿、哮喘、肺出血等。

五、辅助检查

HSP 尚无特异性诊断试验,以下辅助检查有助于了解病程和并发症。

(一)周围血常规

白细胞正常或增加,中性粒细胞和嗜酸性粒细胞可增高;除非严重出血,一般无贫血。血小板计数正常甚至升高,出血和凝血时间正常,血块退缩试验正常,部分患儿毛细血管脆性试验阳性。红细胞沉降率轻度增快。

(二)尿常规

可有红细胞、蛋白、管型,重症有肉眼血尿。

(三)大便隐血

部分患者试验阳性。

（四）血清 IgA

有报道 70% 的 HSP 患者急性期存在血清 IgA 升高，以多聚 IgA1 为主，甚至可以检测到 IgA1- 免疫复合物、IgA1 纤连蛋白聚集物及 IgA 型类风湿因子等。如果在 HSP 急性期出现血凝血因子Ⅷ下降或血管性假血友病因子增高，则提示患者存在内皮细胞的损伤、易于纤维蛋白沉积、新月体形成。部分紫癜性肾炎患儿出现高水平的 IgA- 中性粒细胞胞质抗体（IgA-ANCA）和髓过氧化物酶（MPO）。紫癜性肾炎的生物学标志正在引起人们的重视。

（五）其他辅助检查

腹部超声检查有利于早期诊断肠套叠，头颅 MRI 对有中枢神经系统症状的患儿可予确诊，肾脏症状较重或迁延者可行肾穿刺以了解病情，给予相应治疗。

（六）皮肤活检

皮肤活检可以帮助诊断。皮损的典型病理改变为白细胞碎裂性血管炎，血管周围有炎症变化，中性粒细胞和单核细胞浸润等情况。严重病例有纤维素样沉积及小动脉和小静脉坏死、出血及水肿，胃肠道也有类似的病理改变。免疫荧光染色可见 IgA 或 C3、纤维蛋白、IgM 沉积，C1q 和 C4 的缺如。

六、诊断标准

（一）HSP 的诊断标准

2006 年，欧洲抗风湿病联盟和欧洲儿科风湿病学会（EULAR/PReS）制定了儿童血管炎的一个新的分类，由此替代美国风湿协会 1990 年制定的 HSP 分类。

HSP（EULAR/PReS）的诊断标准：典型皮疹伴以下任何一条：①弥散性腹痛。②任何部位活检存在 IgA 沉积。③急性关节炎 / 关节痛。④血尿或蛋白尿等肾受损表现。

（二）紫癜性肾炎的诊断

国内紫癜性肾炎诊断标准参考 2000 年 11 月珠海会议及 2009 年《儿童紫癜性肾炎循证指南（试行）》即过敏性紫癜病程中（多数在 6 个月内），出现血尿和（或）蛋白尿即可诊断为紫癜性肾炎。其中血尿和蛋白尿的诊断标准分别如下。

①血尿：肉眼血尿或镜下血尿。

②蛋白尿：满足以下任一项者：

a. 1 周内 3 次尿常规蛋白阳性；

b. 24h 尿蛋白定量＞ 150mg/L；

c. 1 周内 3 次尿微量白蛋白高于正常值高限。

同时指出 HSP 发病 6 个月后或更长时间发生肾脏损伤的患儿应进行肾活检，如为 IgA 系膜区沉积为主的系膜增生性肾小球肾炎，亦应诊断为过敏性紫癜性肾炎（HSPN）。

☆☆☆☆

紫癜性肾炎临床表现不一，根据临床表现不同又将患儿分为：

1.孤立性血尿型　镜下血尿或肉眼血尿，持续或间断存在，无蛋白尿。

2.孤立性蛋白尿型　单纯蛋白尿。满足以下任一项者：① 1 周内 3 次尿常规蛋白阳性。② 24h 尿蛋白定量 > 150mg。③ 1 周内 3 次尿微量白蛋白高于正常值。

3.血尿和蛋白尿型　血尿和蛋白尿同时存在，部分蛋白尿可达肾病水平。

4.急性肾炎型　血尿、蛋白尿、水肿、高血压、少尿等急性肾炎的症状出现。

5.肾病综合征型　大量蛋白尿、低蛋白血症、水肿、高脂血症。

6.急进性肾炎型　急性起病，进行性肾衰竭。

7.慢性肾炎型　可缓渐进、隐匿起病，也可由急性期发展而来。

七、紫癜性肾炎的肾脏病理诊断

紫癜性肾炎的肾脏病变存在不同程度的肾小球增生性病变。轻者光镜下可无明显变化或仅有轻微病变，重者可见肾小球坏死伴新月体形成，晚期可见局灶性肾小球硬化，其病理类型主要是根据是否存在毛细血管外增殖和毛细血管内损伤及其程度。

（一）光学显微镜

根据光镜改变，2001 年中华医学会儿科学分会肾脏病学组根据国际儿童肾病研究会（ISKDC）分类制定的标准（表 4-1）。

表 4-1　光镜下紫癜性肾炎的病理分型

	中华医学会儿科学分会肾脏病学组根据国际儿童肾病研究会（ISKDC）分类制定的标准	Ellis D. Avner 的分类
Ⅰ级	肾小球轻微异常	肾小球轻微异常无新月体形成
Ⅱ级	单纯系膜增生：	无新月体
	Ⅱa：局灶／节段	Ⅱa：单纯系膜增生
	Ⅱb：弥散性	Ⅱb：局灶节段毛细血管内增生
		Ⅱc：弥漫毛细血管内增生
Ⅲ级	系膜增生，伴有 < 50% 肾小球新月体形成／节段性病变（硬化、粘连、血栓、坏死）。其系膜增生：	< 50% 的肾小球出现毛细血管外细胞增生
	Ⅲa：局灶／节段	Ⅲa：伴局灶节段毛细血管内增生
	Ⅲb：弥散性	Ⅲb：伴弥漫的毛细血管内增生
Ⅳ级	病变同Ⅲ级，50%～75% 的肾小球伴有上述病变	50%～75% 的肾小球出现毛细血管外细胞增生
	Ⅳa：局灶／节段	Ⅳa：伴局灶节段毛细血管内增生
	Ⅳb：弥散性	Ⅳb：伴弥漫的毛细血管内增生

续表

	中华医学会儿科学分会肾脏病学组根据国际儿童肾病研究会（ISKDC）分类制定的标准	Ellis D. Avner 的分类
V 级	病变同Ⅲ级，> 75% 的肾小球伴有上述病变	> 75% 的肾小球出现毛细血管外细胞增生
	Ⅴa：局灶 / 节段	Ⅴa：伴局灶节段毛细血管内增生
	Ⅴb：弥散性	Ⅴb：伴弥漫的毛细血管内增生
Ⅵ级	膜性增生性肾小球肾炎	膜性增生性肾小球肾炎

（二）免疫荧光检测

系膜区 IgA 沉积是 HSPN 的标志。可表现为 IgA 的单一沉积或联合一种或多种免疫复合物如 IgA+IgM 沉积、IgA+IgG 沉积、IgA+IgM+IgG 沉积或 IgA+补体沉积等。纤维蛋白或纤维蛋白原在肾小球系膜区多见于紫癜性肾炎。IgA 和 C3 也可沉积在小动脉或皮质区肾小管周围毛细血管上。

（三）电子显微镜

紫癜性肾炎电镜下显著的表现是系膜和血管内皮下的电子致密物沉积，多位于肾小球基膜两侧，与免疫电镜显示的 IgA 特异性反应产物的分布一致，提示电子致密物是以 IgA 为主的免疫复合物。也有报道提出，紫癜性肾炎可出现基底膜外表结构正常而伴有电子致密物沉积。

（四）追踪

肾脏病理转归与临床密切相关。在儿童紫癜性肾炎重复肾活检中发现，临床症状缓解的患儿，系膜增生消失，IgA 沉积明显减少或消失，小新月体演变为节段性粘连。但如果临床病情持续活动或表现为进展性肾炎时，重复肾活检表现为严重增生甚至发生肾纤维化。

八、治疗

（一）过敏性紫癜的治疗

注意休息，积极寻找和去除致病因素，如控制感染、补充维生素等。HSP 具有自限性，单纯皮疹通常不需要治疗。有荨麻疹或血管神经性水肿时，应用抗组胺药物和钙剂。腹痛时适当控制饮食，必要时禁食，建议小剂量的糖皮质激素治疗有利于迅速缓解病情。如泼尼松 1 ～ 2mg/（kg·d），分次口服或地塞米松、甲泼尼龙静脉滴注，症状缓解后即可停用。糖皮质激素还适用于关节炎、血管神经性水肿、肾损害较重者。当患者出现反复发作的坏死性皮疹或严重腹痛、消化道出血时建议加用 IVIG 治疗。要注意在皮疹出现后 2 ～ 3 个月密切监测尿检，以便及时发现肾脏受累及时治疗。

☆ ☆ ☆ ☆

（二）紫癜性肾炎的治疗

目前尚无较好的措施预防 HSP 发生肾炎。有学者建议在给予 HSP 患儿口服泼尼松 1 ~ 2.5mg/（kg·d）×（1 ~ 4）周，预防发生 HSPN，但多数认为毫无益处。有研究提示肝素能够预防肾损害，但更应警惕其潜在的严重不良反应。

由于紫癜性肾炎患儿的临床表现与肾病理损伤程度不完全一致，后者能更准确反映疾病程度。建议在无条件肾活检时，可根据临床分型选择治疗方案。具体可参照中华医学会儿科分会肾脏病学组制定的紫癜性肾炎的诊治循证指南。

1. 孤立性血尿或病理Ⅰ级　只针对过敏性紫癜进行治疗，镜下血尿无确切的治疗建议。应密切监测患儿病情变化，至少随访 3 ~ 5 年。

2. 孤立性蛋白尿、血尿和蛋白尿或病理Ⅱa级　血管紧张素转化酶抑制剂（ACEI）和（或）血管紧张素受体拮抗剂（ARB）类药物有降蛋白尿的作用，建议可使用。国内也有用雷公藤总苷进行治疗，雷公藤总苷 1mg/（kg·d），分 3 次口服，每天剂量不超过 60mg，疗程 3 个月。除应注意其胃肠道反应、肝功能损伤、骨髓抑制及可能的性腺损伤的不良反应外，还应注意 2012 年国家食品药品监督管理局（CFDA）明文禁忌儿童使用，故使用一定慎重。

3. 非肾病水平蛋白尿或病理Ⅱb、Ⅲa级　可参照前一级的用药。也有激素联合免疫抑制剂治疗的报道，如激素联合环磷酰胺治疗、联合环孢素治疗，但远期疗效待定。

4. 肾病水平蛋白尿、肾病综合征或病理Ⅱb、Ⅳ级　这几组患儿临床症状及病理损伤均较重，建议采用激素联合免疫抑制剂治疗。若临床症状较重、病理呈弥散性病变或伴有新月体形成者，可选甲泼尼龙冲击治疗，15 ~ 30mg/（kg·d）或 1000mg/（1.73m^2·d），最大剂量不超过 1g/d，每日 1 次或隔日 1 次，3 次为 1 个疗程。有报道激素联合硫唑嘌呤治疗可以改善这类患儿的病理损伤程度及临床过程。其他免疫抑制剂环孢素、吗替麦考酚酯（MMF）等亦有明确疗效。中华医学会儿科学分会肾脏专业学组仍然建议首选糖皮质激素联合环磷酰胺冲击治疗，当环磷酰胺治疗效果欠佳或患儿不耐受环磷酰胺时再更换其他免疫抑制剂。

具体可选的治疗方案如下：

（1）糖皮质激素联合环磷酰胺冲击治疗：泼尼松 1.5 ~ 2mg/（kg·d），口服 4 周后渐减量，同时应用环磷酰胺 8 ~ 12mg/（kg·d），静脉滴注，连续应用 2d、隔 2 周为一疗程，共 6 ~ 8 个疗程，环磷酰胺累积量 ≤ 150mg/kg。

（2）糖皮质激素联合其他免疫抑制剂治疗

①糖皮质激素 + 硫唑嘌呤：以泼尼松 2mg/（kg·d）分次口服，加硫唑嘌呤 2mg/（kg·d）时，泼尼松改为隔日 2mg/（kg·d）顿服，2 个月后渐减量；硫唑嘌呤总疗程 8 个月。

②糖皮质激素＋环孢素：环孢素口服 5mg/（kg·d），监测血药浓度，维持谷浓度在 100～200ng/ml，疗程 8～12 个月；同时口服泼尼松 1～2mg/（kg·d），并逐渐减量停药。注意环孢素 A 的停药反弹。

③糖皮质激素＋吗替麦考酚酯（MMF）：MMF15～20mg/（kg·d），最大剂量 1g/d，分为 2～3 次口服，3～4 个月后渐减量至 0.25～0.5mg/（kg·d），疗程 3～6 个月；联合泼尼松 0.5～1mg/（kg·d），并逐渐减量。

此外，国内还有激素联合长春新碱或来氟米特治疗的临床报道，但疗效待定。

（3）急进性肾炎或病理Ⅳ、Ⅴ级：由于患儿临床症状严重、病情进展较快建议采用三至四联疗法，常用方案为：甲泼尼龙冲击治疗 1～2 个疗程后口服泼尼松＋环磷酰胺（或其他免疫抑制剂）＋肝素＋双嘧达莫。亦有甲泼尼龙联合尿激酶冲击治疗＋口服泼尼松＋环磷酰胺＋华法林＋双嘧达莫治疗的文献报道。

近年来有小样本非随机研究报道，除药物治疗外，采用血浆置换技术可有效去除患者血浆中抗体、补体及免疫反应介质等，以缓解患儿病情进展，确切疗效有待证实。

（4）辅助治疗：在以上分级治疗的同时，可加用抗凝剂和（或）抗血小板聚集药，多为双嘧达莫 5mg/（kg·d），肝素 1～2mg（kg·d）[C/I]。ACEI 和（或）ARB 类药物有降蛋白尿的作用，对于有蛋白尿的患儿，无论是否合并高血压，建议可以使用。ACEI 常用制剂为贝那普利，5～10mg/d 口服；ARB 制剂为氯沙坦，25～50mg/d 口服。也有报道使用 IVIG 治疗 HSPN 可改善肾脏病理、临床症状及肾活动指数，但要注意其疗效反弹及 IVIG 配方中蔗糖成分的肾毒性。

（5）改善全球肾脏病预后组织（KIDGO）对儿童紫癜性肾炎治疗建议

①儿童 HSPN 患者，持续尿蛋白 > 0.5～1g/（1.73m^2·d），建议 ACEI 或 ARB 治疗。

②已给予 ACEI 或 ARB 治疗但蛋白尿仍持续 > 1g/（1.73m^2·d）、GFR > 50ml/（min·1.73m^2）的 HSPN 儿童，建议治疗与 IgAN 相同，采用 6 个月糖皮质激素治疗。

③儿童新月体型 HSPN 的治疗对 NS 和（或）肾功能持续恶化的新月体型 HSPN，建议治疗方案与新月体 IgA 肾病相同。

九、预防

糖皮质激素是否能够预防过敏性紫癜患儿肾损害争议一直存在，有待进一步临床研究。值得注意的是一些早期出现的临床表现或病理改变有助于判断预后。如以肾病综合征或肾功能受损起病的 HSPN 是后期发生肾衰竭的危险因素。

持续蛋白尿、高血压也是肾脏慢性进展的危险因素。肾活检发现肾小球毛细血管外增生的比例、Bowman 新月体形成的范围及比例分类Ⅳ、Ⅴ的患者发生终末期肾病的概率明显增高。

十、随访

紫癜性肾炎虽有一定的自限性，但仍行部分患儿病程迁延，甚至进展为慢性肾功能不全。临床医师需在重视治疗的同时加强随访。对病程中存在尿检异常的患儿应延长随访时间至少 3 ～ 5 年。

第三节　原发性干燥综合征肾损害

干燥综合征（SS）是以侵犯唾液腺、泪腺等外分泌腺体为主的慢性系统性自身免疫性疾病，在血清中存在大量自身抗体，但也可累及多种内脏器官，在受侵犯的腺体或组织内可见到大量淋巴细胞浸润，多见于中年女性。1888 年 Hadden 首先描述了本病的特点。20 世纪 50 年代，学者们认识到 Mikulicz1892 年报告的以腮腺、颌下腺、泪腺肿大，淋巴细胞浸润的 Mikulicz 综合征，与 1933 年瑞典眼科医师 Henrick Sjogren 报道的干燥性角结膜炎、口干燥征和关节炎是同一疾病，统称为干燥综合征（Sjogren syndrome）。近年来有学者认为自身免疫性上皮炎能更好地表达其临床及免疫病理学研究进展。

干燥综合征分为原发性和继发性两类。继发性干燥综合征是指与其他结缔组织病如类风湿关节炎、系统性红斑狼疮和系统性硬化症等重叠者，原发性干燥综合征（pSS）是指单纯干燥综合征，不伴有任何一种已分类的结缔组织病者。两者在临床、遗传因素、免疫学异常方面有相似之处，也有明显的不同。

由于缺乏统一标准，长期以来 pSS 真实的发病情况并不清楚。Fox 根据本单位诊治患者的情况和献血人中抗 SS-B 抗体阳性率推算本病患病率为 1 ：（1250 ～ 2500）（圣地亚哥标准）；1992 年北京协和医院张乃峥教授等首次对人群进行普查，观察到北京郊区 2060 名成年人中，其患病率分别为 0.77%（哥本哈根标准）和 0.29%（圣地亚哥标准）。pSS 多见于 30 ～ 50 岁女性，约占全部病例的 90%，但也可发生于任何年龄，包括儿童、青少年。就转归而言，本病外分泌腺有大量淋巴细胞浸润，但大多数患者仍只局限于泪腺和（或）唾液腺，病程慢性、良性、稳定或有所进展。2004 年日本学者报告了一组（31 例）随诊 10 年的病例，提出 50% 的 pSS 患者会发展为系统性疾病，病程分为 3 阶段，第 1 阶段（45%）的患者仅表现为干燥症，而没有多系统受累，可以持续 10 年或更长；第二阶段（50%）的患者表现为淋巴细胞对器官的损害，可以累及肺、肝脏、肾脏、血液系统和（或）皮肤等；第三阶段（约 5%）的患者最终发展为淋巴瘤。pSS 的肾损害较常见，不同的研究结果报告有所差异，但多数认为其发生率为 30%～50%，北京协和医院 1993—2003 年门诊随诊的 330 例干燥综合征中，29.7%（98/330）有不同程度的肾脏受累。

一、病因及发病机制

（一）遗传背景

pSS 的病因至今仍不十分明了，目前研究认为与外来因素及患者本身的遗传素质有关。很多研究提示不同种族原发性干燥综合征人类白细胞抗原（HLA）分型有一定的相关性，意大利人为 $HLA-DR_3$、$HLA-DW_3$；希腊人为 $HLA-DR_5$ 和 $HLA-DR_{53}$；以色列人为 $HLA-DR_{11}$（为 DRs 亚型），日本人为 $HLA-DRw_{53}$，中国人为 $HLA-DR_3$，DR_{52} 和 DR_3。但 Fox 以相同方法测美国、日本、中国患者自身抗体表达情况及 HLA 分型，报告 HLA 分型三国患者虽不同，但自身抗体表达相同，说明本病的 HLA 分型与自身抗体产生并不相关。

（二）病毒感染

近年来通过分子生物学的方法已经证实多种病毒，尤其是 EB 病毒、丙型肝炎病毒、人类免疫缺陷病毒（HIV-1），人 T 淋巴细胞病毒（HTLV-1）和疱疹病毒等病毒感染可能与 pSS 的发生和病情持续发展相关，但可能是间接的作用。

（三）性激素

女性患者在 pSS 的发病中占绝对优势，也使不少学者认为性激素在干燥综合征的发病中也可能起一定作用。但既往对 pSS 患者体内雄激素的研究往往限于睾酮等总体雄激素水平的测定，故结果出入很大。2003 年有学者观察了 pSS、继发性 SS 和健康女性，测定其血清中 5 种雄激素前体及其中间代谢产物的水平和雌激素水平，结果显示：SS 患者睾酮等雄激素水平无明显异常，而 5- 雄烯二醇、脱氢表雄酮（DHEA）、二氢睾丸酮（DHT）和葡糖苷酸雄甾酮（ADT-G）、葡糖苷酸雄烷二醇（3alpha-diol-G）水平均明显低于健康对照组，雄烯二酮、睾酮、雌酮或 17β- 雌二醇没有明显变化，进一步证实 SS 的发病与女性患者体内雄激素水平减低的关系。

（四）细胞和体液免疫异常

原发干燥综合征是自身免疫性疾病，不论是内在或外在因素都需要通过细胞免疫和体液免疫异常而发病。细胞免疫异常主要表现为淋巴细胞增殖，外分泌腺内大量淋巴细胞浸润，而体液免疫异常突出表现为外周血 IgG 增高（高球蛋白血症），产生多种自身抗体，循环免疫复合物增加。二者相互关联并互为因果。如外周血中 $CD5^+B$ 淋巴细胞的增多及 B 淋巴细胞的高度反应性，正是 SS 患者体内多种抗体产生的原因，其中经典的抗体包括抗 SSA 抗体、抗 SSB 抗体、类风湿因子（RF）、抗心磷脂抗体和抗线粒体抗体等，而近年一些特异性和敏感性均较高的新型抗体如 α- 胞衬蛋白抗体，抗胆碱能毒蕈碱受体 3 抗体（抗 M3 受体抗体）的发现对原发性干燥综合征诊断有重要意义。少数患者其他自身抗体亦可阳性，如抗 Sm 抗体、抗甲状腺球蛋白抗体、抗胃壁细胞抗体等。另一方面，外分泌腺中的炎性细胞聚集灶主要由 CD4$^+$T 淋巴细胞、特别是 CD4$^+$/CD45RO$^+$ 记忆型 T 淋巴细胞，Ts/Th 之比为 1 : 3，B 细胞占浸润细胞 20%，巨噬细胞及自然杀伤细胞不足 5%，它们的激活有赖于与表达 HLA- Ⅱ抗原的上皮细胞所呈递的抗原结合，激活的 T、B 细胞又释放多种细胞因子和炎症递质，分泌多种免疫球蛋白和抗体，并上调上皮细胞 HLA- Ⅱ抗原表达，使得炎症反应得以持续和放大。此外，早年的研究也有关于上皮细胞表达白介素 -1、肿瘤坏死因子 α 和上皮生长因子及其受体上调的报道，也说明上皮细胞不仅是炎症攻击的靶细胞，本身也参与炎症发生和扩大。上皮细胞受病毒感染后，可能促使上皮生长因子及原癌基因增加，也使自身免疫反应延续。

　　近年来有关炎性细胞浸润过程的研究很多，需要许多因子参与，如选择素、整合素、趋化因子、黏附因子和前炎症细胞因子等，其中前 3 种是最主要的决定因素，又以趋化因子的研究较多，它可呈梯度分布，使炎性细胞向靶组织的迁移具有方向性。1998 年，有学者首次报道了 6 例干燥综合征患者唇腺组织导管上皮细胞有巨噬细胞炎性蛋白（MIP）21α、MIP21β 及 RANTES 的蛋白表达。2001 年，有学者发现 SS 患者唇腺中表达多种趋化因子（BCA21、ELC、SLC、PARC、LARC）；国内北京协和医院的资料也显示，在 SS 患者唇腺中 RANTES mRNA 水平和蛋白水平均较对照组升高，升高的程度分别与淋巴细胞浸润灶数、血清 γ 球蛋白（%）呈正相关，RANTES 和 MIP21α 的表达部位均位于 SS 患者唇腺导管上皮细胞及部分浸润的淋巴细胞，推测这些趋化因子可能参与介导淋巴细胞从血液中向唇腺组织间隙移行、形成病灶，进而导致腺体功能下降，而唇腺内浸润的淋巴细胞也表达趋化因子，说明移行而来的淋巴细胞被激活后也表达趋化因子，构成了 SS 发病机制中可能存在的正反馈机制。

（五）肾脏病变的机制

　　pSS 小管间质性肾炎也是由细胞免疫及体液免疫共同介导的，其中肾小管可以被认为是内脏器官中具有外分泌腺体结构的组织，其发病机制类同于其他外分泌腺，肾脏病理所表现出的与其他外分泌腺及脏器相似的间质淋巴细胞浸润便是很好的证据。也有学者观察到 pSS 患者循环免疫复合物水平升高与肾小管损伤平行。早年还有学者认为高 γ 球蛋白血症是远端肾小管性酸中毒的原因之一，也有研究认为高 γ 球蛋白血症及其常伴发的血液黏度增加并不是 RTA 的主要原因。

　　pSS 肾小球肾炎为免疫复合物肾炎，沿肾小球基膜、系膜及肾小管基膜可见免疫球蛋白呈颗粒样沉积，主要是可冷沉淀的单克隆 IgM k 型类风湿因子，以及多克隆的 IgG 和 IgA，与丙肝相关性肾炎中观察到的冷球蛋白血症类似。

冷球蛋白血症和低补体（C4）是预测发生 pSS 肾小球肾炎的重要因子，也可以用来预测淋巴瘤的发生，且二者有同时存在的趋势，提示补体消耗与冷球蛋白在肾脏血管沉积的多少，与引起血管炎的严重程度相关。

此外，肾组织损伤的局部可见 CD4/CD8 细胞比值增高，可伴有细胞毒性 T 细胞的浸润，说明细胞免疫也参与了 pSS 肾小球肾炎的发生和发展。

二、临床表现

干燥综合征的临床症状可以分为外分泌腺受累症状及腺体外器官受累的症状，前者包括口、眼、呼吸道、消化道、生殖道及皮肤黏膜等腺体受累的表现，后者主要是由血管炎、非炎症血管病或炎症递质所导致的组织器官损害。

（一）外分泌腺受累的表现

干燥综合征的典型症状包括眼干、口干。眼干症状在起病早期往往不易被发现，患者可以自觉眼部沙粒感或灼烧感。持续的眼干可导致角膜溃疡、眼睑感染等。口干是干燥综合征患者另一个常见的症状，患者可出现舌面干裂、角化性口炎。口干扩展至咽部时，患者进食时必须同时喝水。由于唾液分泌减少，同时其抗微生物作用减弱，患者往往会出现猖獗龋齿，并容易合并口腔白念珠菌感染。此外，患者还可能出现反复发作的腮腺炎。

呼吸道腺体受累的症状包括鼻黏膜干燥、充血、鼻出血、反复发作的鼻窦炎、干咳甚至呼吸困难。由于呼吸道防御能力下降，患者容易出现支气管感染，进而导致间质性肺炎，重者可合并肺动脉高压。

消化道腺体受累的症状包括恶心、吞咽困难、上腹部疼痛，这些症状往往与咽部、食管腺体分泌减少，食管运动障碍及萎缩性胃炎相关。干燥综合征的患者合并急性或慢性胰腺炎时，血中淀粉酶往往不升高。转氨酶升高在干燥综合征患者中并不多见，但有 1.7% ～ 4% 的患者可以合并自身免疫性肝炎，5% ～ 10% 患者可以出现自身免疫性胆管炎合并抗线粒体抗体阳性。

约 50% 干燥综合征的患者可以出现皮肤腺体受累的表现，包括皮肤干燥、瘙痒、环状红斑、冻疮样狼疮及皮肤血管炎，如皮肤紫癜或荨麻疹样的血管炎等。阴道分泌物减少，可导致阴道干燥、瘙痒及性生活困难。

（二）腺体外表现

除外分泌腺受累的表现外，有 30% ～ 70% 的患者在干燥综合征诊断前或诊断后可出现系统性的损害。

干燥综合征最为常见的腺体外表现为乏力，此外，还可以出现发热、体重下降等其他非特异性的表现。

关节痛在干燥综合征中也十分常见，但侵袭性关节炎少见。此外，部分患者还可以出现肌无力或肌炎。

约 20% 干燥综合征患者可以出现自身免疫性甲状腺炎，其中最为常见的是桥本甲状腺炎，其次是 Graves 病。在这些患者中约 50% 的患者会出现亚临床甲状腺功能减退。甲状腺过氧化物酶（TPO）抗体及甲状腺球蛋白抗体（Tg）阳性可以作为干燥综合征患者出现甲状腺疾病的提示。

神经系统受累的症状最常见的是多发性感觉神经病变。

部分患者还可以出现多发感觉运动神经病，多发神经根病，多发性单神经炎，自主神经病变（如 Adie 瞳孔、直立性低血压），三叉神经及其他脑神经受累的表现。与外周神经系统受累相比，中枢神经系统受累相对少见。患者可以出现类似于多发性硬化的表现、癫痫、横贯性脊髓炎、无菌性脑膜炎、弥散性脑病及痴呆等。

血液系统表现为白细胞、血小板减少，少数患者可有出血倾向。

本病肾脏受累往往是隐匿性的，只有约 5% 的患者可出现临床症状。其肾损害主要为小管间质性肾炎，临床上表现为小管功能异常如远端肾小管性酸中毒（DRTA），尿液浓缩障碍等。少数表现为 Fanconi 综合征。

1. 肾小管性酸中毒是干燥综合征肾损害最常见的临床表现，其中，又以远端肾小管性酸中毒（RTA Ⅰ 型）最为常见。由于远端肾小管功能受损，氢离子排泄能力下降而引起蓄积，导致尿液呈碱性。尿中排出大量的钾离子，引起低钾血症。患者可出现肌肉软瘫，甚至躯干肌、呼吸肌无力。酸中毒还可以抑制肾小管对钙的重吸收及维生素 D 的活化，引起高尿钙、低血钙。钙盐沉积于泌尿道可引起泌尿道结石及肾钙化。

2. 肾脏浓缩功能障碍的患者可出现多饮、多尿、夜尿增多。由于远端肾小管受损，对抗利尿激素的反应降低，患者可出现肾性尿崩症。

3. 少数干燥综合征患者以近端肾小管受累为主，导致 HCO_3^- 重吸收减少，尿中 HCO_3^- 排出增加，血浆 HCO_3^- 显著下降。一部分患者除碳酸氢尿、酸中毒外，还可以伴有糖尿、磷酸盐尿、尿酸尿、氨基酸尿等异常，表现为范科尼综合征。

4. 肾小管重吸收蛋白减少，可出现肾小管性的蛋白尿，大多数 < 2g/24h，尿 β_2- 微球蛋白、NAG 明显升高。

少数患者病变可累及肾小球，出现血尿、蛋白尿、肾病综合征的表现。此外，还可以伴发肾血管性高血压。肾小球受累往往与低 C4 水平及混合性冷球蛋白血症相关。少数患者可发展为终末期肾病。

三、病理学

本病在各器官的共同病理是淋巴细胞和浆细胞的浸润，从而影响各受累器官的功能。主要累及由柱状上皮细胞构成的外分泌腺，以泪腺和唾液腺为代表，表现为大量淋巴细胞浸润，以 B 细胞为主，早期淋巴细胞浸润散在小叶内腺管周围，以后浸润细胞浓集，偶见生发中心形成，同时腺体萎缩（一般与淋巴细胞浸润程度成正比），腺管狭窄或扩张，后期被结缔组织替代。

干燥综合征肾损伤大部分表现为肾小管间质性肾炎，少数累及肾小球。在肾间质中可见以淋巴细胞尤其是 CD4$^+$T 细胞为主，伴有浆细胞的炎症细胞浸润，亦可见各种间质纤维化及小管萎缩。在慢性的严重的小管间质破坏的患者中，可见非特异性的肾小球硬化，伴有系膜硬化及肾小球基膜增厚、皱褶。免疫荧光检测往往阴性，少数可在小管基膜中见 IgG、C3 沉积。

在原发性干燥综合征中，肾小球肾炎少见，肾小球受累可表现为系膜增生性肾小球肾炎、膜增生性肾小球肾炎，少部分可出现膜性肾病及新月体性肾炎。免疫荧光可发现免疫沉积以多种形式存在于系膜区或肾小球基膜的内皮细胞侧，上述表现类似于狼疮肾炎。此外，部分干燥综合征的患者还可以出现肾淀粉样变、肾的坏死性动脉炎。

四、诊断

（一）辅助检查

1. 血液、尿液检查　干燥综合征患者可出现贫血，多为正细胞性，少数可伴有白细胞、血小板减少。C 反应蛋白、红细胞沉降率增快。约有 50% 患者可出现高球蛋白血症，以 IgG 升高为主，为多克隆性，少数患者可出现巨球蛋白血症或单克隆性高免疫球蛋白血症。合并肾损害的患者，尿常规可出现尿比重降低，尿液呈碱性，pH $>$ 5，尿可滴定酸和 NH_4^+ 排泄减少，如尿中有大量 HCO_3^-，提示有近端肾小管损害。极少数患者尿糖、尿氨基酸排泄增多（范科尼综合征）。部分患者尿蛋白阳性，以小管性蛋白尿为主。

2. 自身抗体　干燥综合征可表现出多种自身抗体阳性，其中抗 -Ro/SSA、抗 -La/SSB 抗体诊断价值最高，其检出率分别为 60%、40%，抗 -La/SSB 抗体的特异性更高，继发性干燥综合征抗 -La/SSB 抗体通常为阴性。抗 -Ro/SSA、抗 -La/SSB 抗体阳性与干燥综合征病情活动度无关，但抗体阳性的患者更容易出现腺外器官受累、高丙种球蛋白血症、冷球蛋白血症，其转化为淋巴瘤的风险更高。此外，干燥综合征患者还可以出现类风湿因子、均质型或斑点型 ANA 阳性。补体一般无下降，若出现补体下降，需考虑是否合并系统性红斑狼疮。

3. 其他检查

（1）泪腺功能检测

① Schirmer 试验：将 5mm×35mm 滤纸在 5mm 处折成直角，消毒后放入下睑内侧 1/3 结膜囊内，滤纸浸湿长度正常为 15mm/5min，≤ 5mm/5min 为异常。

② 泪膜破碎时间（BUT 试验）：在结膜囊滴一滴 2% 荧光素钠，使其均匀分布于角膜表面，裂隙灯下观察角膜表面出现第一个泪膜缺损的时间，正常为 $>$

10s，≤ 10s 为异常。

③角膜染色试验：患者在试验前不能使用滴眼液，且 5 年内未行角膜手术或眼睑整容手术。用 2% 荧光素染色，在裂隙灯下检查角膜染色斑点，一侧＞10 个着色点为异常。

孟加拉红角膜染色敏感性更高。

（2）唾液腺功能检测

①唾液流量：将中空导管相连的小吸盘以负压附于单侧腮腺导管开口处，收集唾液分泌量。未经刺激唾液流量正常＞ 0.5ml/min，≤ 1.5ml/15min 为阳性。

②腮腺造影：可见腮腺管不规则、狭窄或扩张，碘液淤积于腮腺末端如葡萄状或雪花状。

③唾液腺放射性核素扫描：唾液腺吸收、浓缩、排泄 ^{99m}Tc 功能下降。

（3）唇腺活检：≥ 1 个灶性淋巴细胞浸润 /4mm^2 组织为阳性。1 个灶性淋巴细胞定义为≥ 50 个淋巴细胞聚集。

（二）诊断标准

普遍使用 2002 年修订的干燥综合征国际分类标准，其敏感性为 88.3% ～ 89.5%，特异性为 95.2% ～ 97.8%。2012 年 ACR 提出新的分类标准，敏感性约为 92.1%，特异性约为 95.5%。

五、鉴别诊断

干燥综合征的鉴别诊断包括以下方面：

（一）引起眼干、口干的其他原因

如老年性腺体功能下降，使用导致眼干、口干的药物，合并其他疾病如糖尿病、丙型肝炎病毒感染、淋巴瘤、淀粉样变等。

（二）其他结缔组织病

1. 系统性红斑狼疮　患者可出现蝶形红斑、光过敏等表现，血清 ANA 抗体、抗 dsDNA 抗体、抗 SM 抗体阳性。补体下降。

2. 类风湿关节炎　关节破坏明显，可出现关节畸形、功能受限。血清 RF、抗 CCP 抗体阳性。

（三）药物及其他疾病导致的间质性肾炎

干燥综合征导致的间质性肾炎，需要与药物及其他疾病导致的间质性肾炎鉴别。药物导致的间质性肾炎往往在药物治疗后出现，急性起病，可伴有全身变态反应如发热、皮疹等，血及组织中嗜酸性粒细胞增多。血清抗 -Ro/SSA、抗 -La/SSB 抗体阴性。

六、治疗

干燥综合征的治疗需视受累器官的多少及严重程度而定。对于只有眼干、口干症状的患者，以对症治疗为主。

对于合并有全身多系统脏器损害的患者，需要使用改变病情的抗风湿药（DMARDs）包括糖皮质激素、抗疟药、免疫抑制剂及生物制剂等。

干眼症的治疗包括非药物及药物治疗两部分。非药物治疗包括避免导致干眼的因素，如远离烟雾环境，避免长时间阅读、使用计算机和手机等，避免使用导致干眼的药物如利尿剂、β 受体阻滞剂、三环类抗抑郁药、抗组胺药等。药物治疗可以使用人工泪液，对于不能耐受人工泪液或出现反复角结膜炎的患者，可以使用自体血清滴眼液或血小板凝胶代替。对于严重的或反复发作的角结膜炎患者，局部使用非甾体抗炎药（NSAIDs）或糖皮质激素可达到缓解疼痛及消炎的作用，但不宜长期使用。局部使用环孢素 A 可能对缓解干眼症状及增加泪液产生有效。

口干的治疗分为非药物治疗及药物治疗两部分。非药物治疗包括多饮水，避免容易引起口腔干燥的因素如咖啡、乙醇、吸烟等，减少导致口干药物的使用。此外，注意保持口腔卫生。药物治疗包括使用人工唾液或增加唾液流速的药物如西维美林、毛果芸香碱等。

关节痛、肌痛可使用非甾体抗炎药，抗疟药对缓解干燥综合征患者疲劳、关节痛等症状有效。

合并重要脏器损害者，需使用糖皮质激素、免疫抑制剂等治疗，具体用法需根据病情调整。

干燥综合征仅有单纯肾小管性酸中毒或肾性尿崩者，可予柠檬酸钾纠正酸中毒及低钾血症，同时避免肾结石形成。不宜单独使用碳酸氢钠或氯化钾治疗，以免加重低钾血症或高氯血症。

合并间质性肾炎者，需根据病情的程度决定是否加用免疫抑制剂。轻度间质性肾炎一般无须特别处理，以对症治疗为主。严重的间质性肾炎伴急性肾衰竭时，应采用大剂量糖皮质激素冲击，联合细胞毒性药物，如环磷酰胺、硫唑嘌呤等。

干燥综合征伴肾小球肾炎者，应根据病理类型及蛋白尿程度来决定治疗方案，其治疗类似于系统性红斑狼疮。出现血管炎改变的患者，可使用细胞毒性药物治疗，其治疗方案类似于其他坏死性血管炎。

七、预后

干燥综合征的预后与疾病累及的器官多少及其严重程度有关。仅有泪腺、

☆ ☆ ☆ ☆

唾液腺等外分泌腺体受累者预后较好。约 5% 干燥综合征患者最终可发展为淋巴系统恶性肿瘤。其中，最为常见的是腮腺的边缘区 B 细胞淋巴瘤及弥漫大 B 细胞淋巴瘤。干燥综合征转化为淋巴瘤的危险因素包括低 C4 血症、混合性单克隆冷球蛋白血症等。

第四节　系统性血管炎肾损害

一、概述

系统性血管炎（VS）是一组以血管炎性坏死为共同特征，以多数器官系统受累为主要临床表现的疾病，又称系统性坏死性血管炎。多数血管炎病因不明，称为原发性血管炎。系统性红斑狼疮、类风湿关节炎、感染、恶性肿瘤等疾病并发的血管炎，称为继发性血管炎。血管炎可以累及任何器官所有类型的血管，出现多种不同的多器官受累的综合征。肾脏血管分布丰富，所以肾脏是 VS 最常见的、致命的受累器官。原发性小血管炎主要是指显微镜型多血管炎（MPA）及韦格纳肉芽肿（WG）和 Churg-Strauss 综合征（CSS）。肾脏呈节段性坏死性肾小球肾炎，常伴新月体形成，免疫病理常无明显所见。此类患者以血清抗中性粒细胞胞质抗体（ANCA）阳性为特征，故又称之为 ANCA 相关肾炎。本病属于中医的血证、咳嗽、虚劳等病范畴。本病以肺肾为病变中心，由热毒夹瘀血致病。

二、发病机制

一般认为，在 WG 及其相关血管炎中，ANCA 起着原发的致病作用，而在非血管炎性风湿病及自身免疫性胃肠道和肝肠病变中，其致病机制仍未十分明了。ANCA 是一类对中性粒细胞嗜天青颗粒（一级颗粒）和（或）二级颗粒及单核细胞溶酶体成分的抗体。导致 AN-CA 产生的原因和机制尚不清楚，可能通过以下机制发挥作用：

（一）中性粒细胞的激活

蛋白酶 3（PR_3）和髓过氧化酶（MPO）均在中性粒细胞嗜天青颗粒及部分单核细胞的溶酶体上表达。体外实验表明，正常中性粒细胞在同 ANCA 一起培养后出现脱颗粒及产生自由氧基，这些被刺激的中性粒细胞能吸附并损伤血管内皮细胞，ANCA 持续与内皮细胞表面的中性粒细胞相结合，能增加血管壁的损伤。研究显示，在 ANCA 阳性的血管炎患者的肾穿刺标本中，被激活的中性粒细胞数目增多并与疾病的严重程度成正比。在这些患者中，循环中性粒细胞产生的反应性氧基亦增加，中性粒细胞的功能可因静脉甲泼尼龙冲击而恢复正常，可能与一种抗氧化酶—过氧歧化酶的基因逆向调节有关。

ANCA 的致病作用同中性粒细胞的激活状态密切相关。ANCA 对静止的中性粒细胞作用有限，这是因为 PR3 和 MPO 位于胞质，相对来讲不容易同抗体结合，但当中性粒细胞在体外预先同肿瘤坏死因子（TNF）一起培育后，ANCA 对中性粒细胞的激活程度将增强，因为 TNF 增强了抗原性物质如 MPO 在细胞表面的表达。此外，TNF 及其他细胞因子（如 IL-6）本身也能直接引起肾脏损伤。

另外，当患者有循环 ANCA 存在时，感冒及炎症所致中性粒细胞释放的 MPO 对局部的炎症过程亦发挥作用。

（二）内皮细胞源性 PR₃

研究发现抗内皮细胞抗体的抗原决定簇是内皮细胞中分子量为 29-39 的蛋白质，与 PR₃ 相似。

（三）其他

自身免疫介导的炎症过程及细胞介导免疫在本病的发病过程中也具有一定作用。

三、病理

病变主要累及小血管，其病变表现为肾小球毛细血管袢纤维素样坏死伴白细胞浸润及毛细血管外细胞增生。坏死及增生的程度从局灶节段性至广泛弥散性不等，从而产生以坏死性肾小球肾炎伴新月体形成为主要特征的病理损害，肾小球周围炎性细胞浸润甚至肉芽肿形成。近年来，肾小管病变及间质单核细胞浸润、纤维化也受到重视。晚期则表现为肾小球硬化、间质纤维化及肾小管萎缩。免疫荧光检查大部分患者呈阴性或小颗粒的、微量免疫球蛋白沉积，因此，称之为微量免疫坏死性肾小球肾炎。

四、实验室检查

（一）一般指标

在急性期常有明显的炎症反应指标异常，如红细胞沉降率（ESR）加快，C反应蛋白（CRP）增高。血常规检查常有白细胞增高和血小板增高，部分患者，特别是过敏性肉芽肿血管炎患者嗜酸性粒细胞可增高；多有正细胞、正色素性贫血。补体 C3 多为正常或轻度下降，ESR 和 CRP 与病情活动相关，对判断病情活动、预测复发有较为重要的价值。

（二）ANCA 检测及其临床意义

ANCA 是原发性小血管炎诊断、监测病情活动和预测复发的重要指标。间接免疫荧光法（IIF）应用乙醇固定的白细胞可产生两种荧光形态：胞质型

☆ ☆ ☆ ☆

ANCA（cANCA）和环核型 ANCA（pANCA）。而抗原特异性酶联免疫吸附法（ELISA）更敏感、更特异。cANCA/ 抗 PR3 抗体主要用于诊断 WG，pANCA/抗 MPO 抗体主要用于诊断 MPA。而 IIF 法联合抗原特异性 ELISA 可使诊断的特异性达到 99%。

五、临床表现

此病发病年龄以 55 岁或以上居多，但任何年龄均可发病。多发于冬季。

（一）肾外表现

几乎所有的患者均可出现感冒样症状伴不规则发热、关节痛、皮疹、肌肉痛、体重下降、消化道症状等。约 50% 的此病患者伴有肺部病变，肾与肺受累的严重程度一致。其病变可由短暂的肺泡浸润至严重的可致命的肺出血。约 10% 的 ANCA 相关性肾炎患者会出现大量肺出血，其死亡率为 50%，临床表现为过敏性哮喘、血痰或咳血，X 线示有肺泡出血征象，患者可有严重的呼吸困难，甚至呼吸衰竭。原发性小血管炎也常累及上呼吸道，以鼻窦炎或副鼻窦炎较多见，可有鼻甲肥大和咽鼓管炎；耳受累可表现为听力下降和中耳炎。眼受累最常见的表现为"红眼病"。关节肌肉受累时，主要表现为关节、肌肉疼痛，严重者可导致行动受限。最常见的皮肤血管炎表现为荨麻疹、紫癜（通常在下肢）、瘀斑、溃疡、结节等。消化道血管炎往往不被重视，实际上 1/3 ～ 2/3 肾脏受累的患者有胃肠道受累，多数病例表现为腹痛、黑粪、难治性腹泻等，内镜检查可见反流性食管炎、不易愈合的胃溃疡或十二指肠溃疡，这些病例往往对糖皮质激素治疗有反应。另外可有神经系统表现，通常为周围神经病变，典型的为多发性单神经炎，临床表现随受累神经而异。

（二）肾脏受累表现

肾脏受累表现通常表现为血尿，显微镜下呈变形红细胞及红细胞管型。轻度或中度蛋白尿，但肾病综合征不多见。约 50% 患者表现为急进型肾炎，但也有临床表现和病理成不平行，有时仅表现为无症状性血尿伴少量蛋白尿而被忽视，就诊时已进入终末期肾病而需透析治疗。

六、诊断

临床呈全身多系统受累表现时应高度怀疑本病的可能。组织活检如见到典型的少免疫沉积性小血管炎病变，如以小血管为中心的肉芽肿形成，小血管局灶节段性纤维素样坏死则可以确诊。肾活检较为安全常用，其常见的典型病理改变是肾小球毛细血管袢纤维素样坏死和（或）新月体形成。皮肤活检常为白细胞碎裂性血管炎。

ANCA 目前已经成为国际上通用的原发性小血管炎的特异性血清学诊断工

具。cANCA 合并抗 PR_3 抗体阳性和 pANCA 合并抗 MPO 抗体阳性用于诊断 AASV 的特异性可达 99%。

七、鉴别诊断

ANCA 阳性者要注意除外其他原因所致，特别是 pANCA 的特异性不高，还可以见于许多其他 ANCA 阳性疾病，如继发性血管炎和炎性肠病等。应注意结合临床表现、实验室检查及组织活检病理改变加以鉴别。

AASV 呈肺肾综合征者应与 Goodpasture 病相鉴别，因其临床症状有很多相似之处，故鉴别较难。但两者治疗方案不完全相同，预后很不相同，所以鉴别诊断尤为重要。可结合血清免疫学检查，前者 ANCA 阳性，后者抗肾小球基底膜（GBM）抗体阳性；肾活检标本免疫荧光前者阴性或微量，后者 IgG 和 C3 呈光滑线条样沿 GBM 分布，可协助鉴别。值得注意的是，Goodpasture 病患者可有 20%～30% 的患者除抗 GBM 抗体阳性外，还可同时合并 ANCA 阳性，其临床表现和对强化免疫抑制治疗的反应更接近于单纯抗 GBM 抗体阳性者，因此疗效和预后较差。

坏死性新月体性肾炎并非 AASV 所特有的病理改变，狼疮性肾炎、过敏性紫癜肾损害、IgA 肾病、抗 GBM 病和细菌性心内膜炎引起的肾损害均可出现相似的病理变化，应结合临床、免疫学检查和其他病理特征加以鉴别。

八、治疗

目前国内外对 AASV 的治疗尚无十分严格的标准化治疗方案，但十余年来部分前瞻性多中心的随机、对照临床研究积累了很多有价值的治疗经验和方法，特别是包括 10 余个国家的欧洲血管炎研究组（EUVAS）为此做出了重要贡献。目前 AASV 治疗的很多方面已形成了一致的看法，治疗方案更趋向合理。

AASV 的治疗分为诱导缓解期、维持缓解期及复发的治疗。诱导缓解期治疗是应用糖皮质激素联合细胞毒性药物，对于重症患者应采取必要的抢救措施，包括大剂量甲泼尼龙（MP）冲击和血浆置换；维持缓解期主要是长期应用免疫抑制药物伴或不伴小剂量糖皮质激素治疗。

（一）诱导缓解期的治疗

国内外研究均表明糖皮质激素联合细胞毒性药物，特别是环磷酰胺（CTX）可明显提高患者生存率。MPA 的 1 年存活率达 80%～100%、5 年存活率达 70%～80%；WG 的 1 年存活率可达 80%～95%。

1. 糖皮质激素联合 CTX　自 20 世纪 80 年代以来，糖皮质激素联合 CTX 已经成为治疗 AASV 特别是伴有肾脏损害的首选方法，能够使 90% 以上的患者临床显著缓解，其中完全缓解率约为 75%。

☆ ☆ ☆ ☆

泼尼松（龙）初期治疗为 1mg/（kg·d），4～6 周，病情控制后，可逐步减量，治疗 6 个月后可减至 10mg/d，再维持 6 个月。也有作者主张以 10mg/d 或更小安全剂量，维持整个疗程，即作为细胞毒性药物的伴随药物或基础药物，糖皮质激素治疗的时间达到 1.5～2.0 年。CTX 口服剂量为 1～3mg/（kg·d），一般选用 2mg/（kg·d），分 2 次服用；持续 3～6 个月。

近年来 CTX 静脉冲击疗法得到广泛应用。常用方法为 0.75g/m²（多为 0.6～1.0g），每月一次，连续 6 个月，其后维持治疗为每 2～3 个月一次，整个疗程为 1.5～2 年。值得指出的是 CTX 静脉冲击的累积量为口服治疗的 1/3～1/2，甚至更低，因而可以减少 CTX 高累积量所致的严重不良反应。有学者报道的 RCT 研究结果表明，CTX 静脉冲击治疗组（每次 0.75g/m²，每 4 周 1 次，共 1 年）与口服 CTX 对照组 [2mg/（kg·d），共 1 年] 相比，在有肾脏受损的患者中，其存活率、缓解率、缓解时间、复发率和肾功能的维持等方面两组均无显著性差异，然而白细胞降低，严重感染和性腺受损的发生率在 CTX 静脉冲击组显著偏低。通过研究表明，CTX 静脉冲击组与口服组诱导缓解率相似，感染的发生率在静脉冲击组显著偏低，但静脉冲击组的复发率明显偏高。

2. MP 冲击疗法　AASV，特别是有重要脏器受损的重症患者（如存在小血管纤维素样坏死、细胞新月体和肺出血的患者）诱导治疗初期，MP 冲击治疗为不少学者所推崇。多数在治疗初期，先应用 MP 0.5～1.0g/ 次，每日 1 次，3 次为 1 个疗程，继以口服泼尼松治疗，其方法同前。MP 强大的免疫抑制作用和抗炎作用有利于疾病的尽快控制，但应注意感染、水钠潴留等不良反应。

3. 血浆置换　主要适应证为合并抗 GBM 抗体、严重肺出血或表现为急性肾衰竭（ARF）起病时依赖透析者。每次置换血浆 2～4L，每日一次，连续 7d，其后可隔日或数日一次，至肺出血或其他明显活动指标如高滴度 ANCA 等得到控制。血浆置换液可用白蛋白或新鲜血浆，前者不含补体、纤维蛋白原等，有利于病变的恢复，但较长时间应用白蛋白作为血浆置换液可因凝血因子丢失而导致出血，故宜根据病情需要选用，必要时可用上述两种不同的血浆置换液交替使用。在进行血浆置换疗法同时，必须同时给予 CTX 2～3mg/（kg·d）及泼尼松（龙）1mg/（kg·d）进行免疫抑制治疗，以防止机体在丢失大量免疫球蛋白后代偿性大量合成而造成的疾病反跳。

合并抗 GBM 抗体和严重肺出血者应用血浆置换的证据基于抗 GBM 病的回顾性研究，尚无 RCT 研究，但临床经验提供的证据证明其对减少血清自身抗体和控制肺出血迅速有效。

有循证医学资料证实对于 ARF 起病时依赖透析者血浆置换疗法有利于患者脱离透析。Pusey 等的 RCT 研究中已经发现对于表现为 ARF 且需要透析的患者，在药物治疗的基础上加用血浆置换有利于肾功能恢复；但对于未达到透析指征的患者，血浆置换并没有额外的好处。相似的研究结果在最新的意大利和日本的研究中也得到了证实。对于 Scr 大于 500μmol/L 的小血管炎患者，近年欧洲血管炎研究组（EUVAS）进行的 RCT 研究正在比较血浆置换与甲泼尼龙冲击的疗效（MEPEX 研究），初步结果显示血浆置换组较甲泼尼龙冲击组的肾脏存活率高。

血浆置换疗法因价格昂贵，因此必须严格选择好适应证，并应积极防止感染、出血等严重不良反应的产生。对于肾衰竭患者，血浆置换对于尿素氮、肌酐等小分子毒物清除效果甚差。

4. 糖皮质激素联合甲氨蝶呤（MTX）　是治疗类风湿关节炎的有效药物，因此有人在 WG 患者中应用每周口服小剂量的 MTX。目前认为：激素联合 MTX 诱导缓解方案可以应用于非致命性的疾病且肾功能正常或接近正常者（Scr < 177μmol/L）；尤其适合于应用 CTX 有禁忌者。欧洲血管炎研究组（EUVAS）联合进行了 RCT 研究以进一步评价激素联合 MTX 在治疗早期（轻症）系统性血管炎诱导缓解治疗的作用，后者称为 NORAM 研究。实验组和对照组分别应用激素 +MTX 与激素 +CTX，随访 18 个月，结果显示：用两种方案的诱导缓解率相似（MTX 组为 89.8%，CTX 组为 93.5%），但 MTX 组的复发率高。

（二）维持缓解期的治疗

目前较为常用的维持缓解治疗是小剂量糖皮质激素联合静脉 CTX（如每 2 ～ 3 个月一次）疗法，可维持 1.5 ～ 2.0 年。该疗法可以维持患者临床缓解、预防复发。少数患者 CTX 疗效差，而内脏损害严重的患者往往需要更为长期地维持缓解治疗。考虑到长期应用 CTX 的不良反应，目前正在寻找 CTX 以外的药物用于维持治疗。一般认为应在诱导缓解完成后维持至少 2 年，也有学者认为应延长到 4 年。

1. 硫唑嘌呤（AZA）　目前 AZA 在诱导缓解治疗的效果不如 CTX，但是在维持缓解治疗阶段，AZA[2mg/（kg·d）] 则是能够替代 CTX 证据最强的药物。其中最著名的研究是 EUVAS 主持的 CYCAZAREM 研究。该研究为高质量的 RCT 研究，随访 18 个月，发现应用 AZA 可以替代 CTX 用于系统性小血管炎的维持缓解治疗，两组患者的复发率没有显著性差别。

但在著名的 CYCAZAREM 研究发表不久，又有荷兰的权威作者对其结论提出了新的补充观点。后者的最新研究显示，对于 PR_3-ANCA（+）的患者，在用激素 +CTX 诱导缓解完成后、将 CTX[2mg/（kg·d）] 改为 AZA[2mg/（kg·d）] 时，PR_3-ANCA 持续阳性者复发率显著增高，从而又对这一亚组的患者在诱导缓解完成后能否将 CTX 改为 AZA 提出了质疑。

2. 吗替麦考酚酯（MMF）　作为一种新型的免疫抑制剂，已有应用其成

☆ ★ ☆ ☆

功治疗 AASV 特别是难治性小血管炎的报道。MMF（2g/d）替代硫唑嘌呤用于维持缓解期的治疗具有不良反应较小的优点，但疗效还有待于进一步的研究证实。

3. 来氟米特　Metzler 等报道了 20 例 WG 患者用来氟米特（20 ～ 30mg/d）进行维持缓解获得成功。但关于来氟米特治疗 AASV 的疗效和长期安全性还缺乏 RCT 研究。

4. 抗感染治疗　感染（包括细菌、病毒等）是 AASV 患者重要的并发症和致死原因，也往往是复发的诱因。研究证实 WG 患者鼻部携带金黄色葡萄球菌较不携带菌者复发率高 7 倍，是 WG 复发的重要原因。RCT 研究显示应用甲氧苄啶＋磺胺甲噁唑清除金黄色葡萄球菌可显著减少 WG 的复发。在应用糖皮质激素与免疫抑制剂治疗的过程中，也有学者建议应用磺胺类药物预防卡氏肺囊虫的感染。推荐方案为磺胺甲噁唑 800mg 和甲氧苄啶 160mg，每周 3 次。

最近有报道，鼻部局部应用莫匹罗星也可以较好地清除金黄色葡萄球菌，还可以用于肾脏受损和无法应用甲氧苄啶＋磺胺甲噁唑的 WG 患者。

（三）复发的治疗

目前缺乏循证医学证据。建议在病情出现小的波动时，可以适当增加糖皮质激素和免疫抑制剂的剂量；而病情出现大的反复时，则需要重新开始诱导缓解治疗。

（四）其他尚在研究中的治疗手段

除了经典的糖皮质激素联合细胞毒药物治疗外，近年来国外有学者应用抗淋巴细胞球蛋白、TNF-α 阻断剂及脱氧精胍素（DSG）等治疗难治性血管炎取得了初步成效，但还有待于进一步的研究来评价。

第五节　系统性硬化病肾损害

一、概述

系统性硬化病（SSc）是一种以皮肤纤维化为主，并累及血管和内脏器官的全身性结缔组织疾病。根据患者皮肤受累的情况将 SSc 分为 5 种亚型：①弥漫皮肤型。②局限皮肤型。③ sine 硬皮病。④重叠发生。⑤未分化结缔组织病。本病女性好发，儿童少见，目前发病机制尚不清楚。

二、发病机制

（一）血管损伤及微血管病变

微血管系统的病变被认为是 SSc 发病的始动因素之一，病理学检查发现

SSc 患者早期即有血管损伤引起毛细血管数量减少，平滑肌细胞和内膜细胞增生、血管壁增厚和管腔狭窄。这一系列的变化最后导致组织缺氧，处于氧化应激状态，最后纤维化。除此之外，活化的内皮细胞上的血管细胞黏附蛋白 1（VCAM1）、细胞间黏附分子（ICAM）、选择素 E 表达增多，导致炎症细胞聚集。这些炎症细胞聚集后分泌的内皮素 1、结缔组织生长因子和纤维化相关因子可以刺激血管平滑肌细胞增生和细胞外基质产生。炎症细胞在损伤部位聚集在疾病早期占主导地位，这些炎症细胞分泌大量的 TGF-β、PDGF、IL-1、IL-6 和其他纤维化相关因子，激活后续一系列纤维化反应。

（二）纤维化

纤维化是系统性硬化症中最具有特征性、最重要的发病机制。主要体现在胶原、黏多糖和纤维素产生过度，结缔组织替代正常组织。这些过多的细胞外基质使间质细胞活化，不仅分泌产生细胞黏附分子，同时产生 TGF-β 和其他纤维化调节分子，进一步促进细胞外基质聚集和重建。在系统硬化症患者中，成纤维细胞的分化、聚集、增生和活化是受细胞因子和旁分泌（或内分泌）调节因子所调控，转化生长因子 TGF-β 是其中的重要组成部分。TGF-β 是成纤维细胞的强效趋化物，能使细胞外基质合成增多（如 I 型胶原和 III 型胶原等），同时成纤维细胞合成纤连蛋白增多，调节细胞 - 基质黏附蛋白受体，调节蛋白产生（如纤溶酶原激活物或胶原酶原）。通过自身诱导，TGF-β 能刺激成纤维细胞合成 TCF-β，上调 TGF-β 受体的表达。TGF-β 持续生成增多，引起细胞外基质进行性沉积，进而导致纤维化。TGF-3 主要通过 Smad 家族转录激活因子实现信号传递，其中 Smad3 与其关系最为密切；活化的间质细胞起源是目前的研究热点，可能提供治疗靶点。

（三）免疫学

系统性硬化症的早期即有免疫学的异常，并产生包括抗拓扑异构酶 I 抗体等多种自身抗体，T 淋巴细胞亚群的分布异常，局部单核细胞浸润等，但确切的作用机制仍不清楚。抗拓扑异构酶 I 抗体是 SSc 的血清标志抗体，从未在正常人群、SSc 患者家属及其他结缔组织病中发现；并且 40% SSc 患者抗拓扑异构酶 I 抗体的出现与弥散性皮肤受累有关。有研究表明，北美白种人中抗拓扑异构酶 I 抗体与人类白细胞抗原 II 类基因 *DRB1*11011*1104*、*DPB1*1301* 和 *DQw3* 有关，也有报道抗拓扑异构酶 I 抗体反应和人类白细胞抗原 II 类基因 DR5 相关等位基因有关。抗着丝点抗体是系统性硬化症亚型——CREST 综合征的特异性抗体。抗着丝点抗体在 SSc 患者的发生率约为 30%。有学者发现，抗着丝点抗体的出现常伴随有人类白细胞抗原 II 类基因 *DRB1*01*04* 和 *DQB1*05* 的出现。

☆☆☆☆☆

（四）系统性硬化症肾危象（SRC）的发病机制

目前 SRC 发病机制尚未完全明确，与系统性硬化症中血管和其他器官改变类似，始动因素是内皮细胞损伤，导致管腔增厚狭窄，肾血流量减少。早期，弓状动脉和小叶间动脉的内皮细胞损伤，内膜增厚和增生，同时血管内炎症细胞缺失（淋巴细胞和单核细胞），血小板因子释放导致血管渗透性增加，纤维素合成和胶原产生增多，最终导致血管管腔狭窄，肾血流量减少。有学者认为发作性肾血管痉挛或"肾雷诺现象"进一步减少了肾血流量。肾血流量减少导致肾小球旁器增生肥大，肾素释放。外周血肾素的增高，肾素 - 醛固酮 - 血管紧张素系统激活，从而发生高血压。有学者发现，高肾素血症并不是肾危象的特征性改变，并不能作为预测肾危象的指标，在未并发肾危象的系统性硬化症患者中也可发生肾素产生增多。虽然肾素在 SRC 发病中起重要作用，但引起肾素释放始动机制病并不清楚。肾脏血流减少可能促进 SRC 发生发展，如心脏功能不全、大量心包积液、充血性心力衰竭，心律失常导致肾脏血流减少，可能促进 SRC 发展。败血症、脱水所致低血压虽可引起肾脏血流减少，但并不能加速 SRC 进程。此外，妊娠状态使肾脏血流重分布，但并不是 SRC 危险因素。高剂量糖皮质激素（＞ 15mg/d）在早期抗炎症反应中可致肾血流量减少，从而促进了 SRC 发生。近年来，内皮细胞活化被认为在 SRC 发病中起重要作用，在 SRC 患者中，内皮素 -1、血管黏附分子 -1 和选择素 E 表达增加。

三、病理

肾脏活检对于未确诊的患者非常重要，系统性硬化症肾脏危象和其他恶性高血压肾脏病理改变非常相似。早期表现为小动脉内膜下血管壁纤维素样变性坏死，显微镜下示"洋葱皮样"改变。所有血栓形成的微血管病变在病理上都有内皮损伤及血栓形成，这些病理改变在急性或慢性肾损害中均可发现。肾小球改变包括毛细血管内纤维素血栓形成、内皮肿胀、肾小球基膜分离和红细胞碎片。慢性肾小球改变包括膜增生性肾小球肾炎、节段性肾小球瘢痕形成、肾小球弥漫系膜溶解、血栓、肾小球缺血改变、内皮下电子透明物质沉积。近球旁器增生虽不是 SRC 特征性改变，但是引起肾素分泌增加的主要因素。急性血管损伤改变包括了血管内纤维素血栓和内皮细胞黏液性水肿。慢性血管损伤改变包括血管壁硬化和管腔内血栓形成。

在系统性硬化症患者中，微血管损伤比肾小球改变更显著（而在溶血尿毒综合征和血栓性血小板减少性紫癜正好相反）。急性肾损伤（AKI）的结果主要是累及弓状动脉和小叶间动脉，皮下显著增厚伴随过碘酸 - 希夫弱阳性的酸性物质和肌成纤维细胞，破碎的红细胞（裂红细胞）弹性纤维戈德纳染色呈红色，由于黏膜内弹力层受保护所以这个过程受到限制，小管周围是因小动脉后缺血而破裂萎缩的上皮细胞。严重肾小球缺血性改变和近球毛细血管补体 C4d 沉积被认为和肾衰竭相关。

四、危险因素

SRC 是系统性硬化症中死亡率极高的并发症，评价系统性硬化症肾危象的危险因素是提高诊断率的重要手段。危险因素主要包括如下几个方面：

（一）皮肤受累范围

快速进展的皮肤硬化是 SRC 主要的危险因素，弥漫皮肤型系统性硬化症平均在发病 7.5 个月到 4 年可并发 SRC。Steen 等统计 20% ～ 25% 弥漫型系统性硬化症患者并发了肾危象，而局限皮肤型的系统性硬化症患者仅 1%。

（二）药物因素

糖皮质激素治疗一直被认为是主要危险因素之一，高剂量糖皮质激素可以增加 SRC 发生风险，而低剂量糖皮质激素可能会增加系统性硬化症其他并发症的风险，如较高皮肤硬化评分和关节痉挛。近期研究表明，环孢素 A 也被认为是 SRC 危险因素，可以引起严重的肾损害。所以在临床上根据患者情况动态掌握糖皮质激素的剂量用法，严密监测不良反应的发生尤为重要。

（三）基因

HLA-DRB1*0407 和 *DRB1*1304* 和 SRC 发生相关。

（四）自身抗体

在系统性硬化症患者中 95% 可出现抗核抗体阳性，大部分 SSc 患者抗核抗体为斑点型；抗拓扑异构酶抗体是 SSc 的标志性抗体，与延迟出现的 SRC 和较高的死亡率相关。在大多数弥漫皮肤型系统性硬化症患者中，抗拓扑异构酶和抗 RNA 聚合酶阳性，目前认为抗 RNA 聚合酶Ⅲ阳性可作为 SRC 独立危险因素。抗着丝点抗体在局限型系统性硬化症中有重要意义，而抗着丝点抗体阳性患者很少发生 SRC。

（五）内皮素

近年来研究发现，内皮素在 SSc 和 SRC 发病中起主要作用，转基因高血压小鼠动物模型发现内皮素受体拮抗剂在治疗肾素介导的高血压模型中有效，在肾脏血管中发现内皮素 -1 和内皮素 B 受体表达增高。比较 14 例 SRC 患者和 5 例正常人 5 例 TIP/HUS 患者的肾活检结果，其中只有 SRC 患者肾活检可出现内皮素 -1 表达增高。

（六）脑钠肽

NT-proBNP（BNP，脑钠肽）是 SRC 患者作为预测预后的指标，回顾性调查发现，当 NT-proBNP > 1494pg/ml 提示需要透析，NT-proBNP > 360pg/ml 提示预后不佳。其他危险因素包括新出现的贫血、血小板减少、心脏受累（心

☆ ★ ☆ ☆

律失常、充血性心力衰竭、心包积液、心脏扩大）和大关节痉挛。

五、临床表现

典型的肾危象表现为突然出现高血压和急进性肾损害，主要与高水平的肾素有关。但并不是所有肾危象都有高血压改变，无高血压的肾危象患者往往预后更差。在罕见情况下，恶性高血压可以是系统性硬化症的最初表现。头痛、高血压性视网膜病变、高血压脑病、脑卒中、心包炎、心肌炎、心律失常和心力衰竭等，这些改变可在相对低水平的高血压或血压正常的肾危象患者中出现，提示有肾脏外血管内皮细胞功能异常。癫痫可能也是早期症状，早期诊断及积极治疗可以减少此类症状发生。除此之外，还有一些非典型症状，如乏力，呼吸困难或仅仅感觉不适，高危患者必须对这些症状引起重视，一旦发生及时监测血压变化。如前所述，在系统性硬化症肾危象的大部分患者中，血压显著升高，但仍有部分患者血压正常。90% 患者血压可 > 150/90mmHg，30% 患者舒张期血压 > 120mmHg，仅 10% 患者血压正常。对于这些血压正常的患者，血压较之前升高 20mmHg 就具有临床意义，同时往往需要一些其他特征才能诊断为 SRC，如急进性不明原因的氮质血症、微血管病变和溶血性贫血等。

此外，局限皮肤型系统性硬化症患者（CREST 综合征：钙化、雷诺现象、食管运动功能障碍、指端硬化、毛细血管扩张）也可出现上述类似的症状，但早期很少伴有肾脏损害，晚期少部分患者可能出现肾危象。罕见情况下，无皮肤硬化的系统性硬化症患者也可发生肾脏受累。

六、实验室检查

早期可有血清肌酐升高，每天可有 $44.2 \sim 88.4\mu mol/L$ 上升，需注意的是，即使早期应用 ACEI 药物，血压控制良好，也并不能阻止肌酐继续升高。蛋白尿一般不超过 2g/24h，镜下血尿（5 ～ 100 个红细胞 / 高倍视野），颗粒管型尿；约 50% 患者外周血检查常有微血管性溶血性贫血，网织红细胞升高，破碎红细胞大于 2%，血小板计数可减少，但一般不低于 $20 \times 10^9/L$。系统性硬化症经常伴随有微血管病性溶血性贫血，可见外周血中存在裂体细胞及血清乳酸脱氢酶水平大大升高。部分系统性硬化症患者肾功能检查可以正常，675 例弥漫型系统性硬化症队列研究发现，肾功能异常及蛋白尿发生率仅 26%，其中 2% 患者有不明原因的血肌酐升高。高血压急症（恶性高血压，如小动脉纤维素样坏死）和缺血性肾小球病变（如毛细血管壁皱缩和基膜增厚）可以同时发生。

七、诊断及鉴别诊断

（一）系统性硬化症诊断

目前系统性硬化症最新诊断主要采用 2013 年美国风湿病学会 / 欧洲风湿病防治联合会共同制定的分类标准。这些标准适用于任何考虑纳入系统性硬化症研究的患者。但是该标准不适于除手指外皮肤增厚的患者或者临床症状表现为系统性硬化症样障碍的患者（如肾源性硬化纤维化患者、广义硬斑病、嗜酸性筋膜炎、糖尿病性硬化症、硬化性黏液水肿、卟啉症、硬化性苔藓、移植物抗宿主疾病和糖尿病性手关节病变）。总的分值通过每一项的最高分值加和产生。患者总分值 ≥ 9 分的被认为是系统性硬化症患者。

（二）系统性硬化症肾危象诊断

系统性硬化症肾危象诊断目前没有统一的标准，有学者提出关于 SRC 诊断标准：①收缩压 ≥ 140mmHg。②舒张压 ≥ 90mmHg。③收缩压升高 ≥ 30mmHg。④舒张压升高 ≥ 20mmHg。⑤血肌酐上升超过基线水平 50% 或肌酐 > 120% 正常值上限。⑥蛋白尿 ≥ ++。⑦血尿 ≥ ++ 或镜下血尿：≥ 10 个红细胞 / 高倍视野。⑧血小板计数 < 10×10^9/L。⑨发生溶血。⑩新出现的高血压脑病。

（三）鉴别诊断

系统性硬化症肾危象主要和血栓性血小板减少性紫癜 / 溶血性尿毒综合征（HUS）鉴别。两种疾病临床表现类似，但 TTP/HUS 患者可发现血浆中金属蛋白酶 ADAMTS13 的活性显著降低，而 SRC 患者正常。治疗上血浆置换是 TTP/HUS 患者首选，而 SRC 患者首选 ACEI 类药物控制血压。

八、治疗

系统性硬化症肾危象治疗主要在于早期及时控制血压，缓解患者症状，延缓肾功能进一步恶化。

（一）血管紧张素转化酶抑制剂类药物

血管紧张素转化酶抑制剂（ACEI）抑制血管紧张素 I 转换为血管紧张素 II，不灭活缓激肽，从而产生降压效应。目前认为，ACEI 类药物无论患者血压是否升高，是否进行透析治疗，都提倡在早期应用，可以极大改善患者预后。文献报道，治疗前血肌酐水平与 SRC 预后密切相关。当血肌酐 > 265.2μmol/L，预后较差，即使在治疗中血压控制后，肌酐仍可继续升高。同样，其他因素也可影响预后，如男性、年龄大、合并充血性心力衰竭等。早期应用的 ACEI 类药物主要是卡托普利，虽然二线 ACEI 类药物与卡托普利比较并无明显差异，但是卡托普利具有半衰期短，使得控制血压过程中更具有灵活性。当 ACEI 使用最大剂量血压仍未控制，可以加用 ARB 类药物、直接肾素抑制剂和 β 受体阻滞剂，这些药物控制血压作用有限，β 受体阻滞剂可能加重雷诺现象。

（二）内皮素受体拮抗剂

内皮素受体拮抗剂是近年来 SRC 治疗药物研究热点。有学者在 2011 年病例报道，选择性内皮素受体 A 拮抗剂如西他生坦应用可以缓解患者症状，非选择性内皮素受体抑制剂，如波生坦，可以改善患者预后，但其具体作用机制还有待研究。其他治疗方法如抗凝药物阿司匹林，在 SRC 患者妊娠合并有胎盘功能不全时可以小剂量应用。

（三）透析治疗

SRC 患者急性肾衰竭和疾病后期尿毒症，即使应用相关药物治疗，效果并不理想，透析治疗可以阻止肾功能进一步恶化，但 SRC 患者透析效果要差于其他疾病引起的肾衰竭。

（四）肾移植

在肾衰竭期，肾移植可能改善终末患者预后。但文献报道，与其他治疗相比，尽管应用抗排斥反应治疗，SRC 患者生存率和肾移植存活率并没有得到改善，但在其他内脏器官疾病的进展可能会限制预期寿命。肾移植的有效性及安全性有待评价。

九、预后

SRC 患者相比于合并肺间质疾病和其他并发症患者，其预后较差，死亡率高。回顾性研究示，近年来由于诊断技术提高，早期 ACEI 类药物使用后，患者死亡率从 76% 降至 10%。如存在下列情况的 SRC 患者提示预后不佳：①男性。②年龄 > 60 岁。③在 SRC 发病后的前 3d 血压控制不理想。④开始治疗时血肌酐 > 265μmol/L。⑤红细胞沉降率 > 15 ～ 25mm/h。⑥血红蛋白 < 110 ～ 125g/L。⑦弥散性皮肤损害。⑧内脏损害。

第5章
代谢性疾病肾损害

第一节 糖尿病肾病

糖尿病肾病是糖尿病的一种常见的微血管并发症。在逐渐发展的肾脏损害中，可见弥散性和结节性肾小球硬化，以及与这些病理改变相伴随的水肿、蛋白尿、高血压等临床表现，最后直接导致肾衰竭。目前全世界约有糖尿病患者1.5亿人，我国约有2000万人，其中1型占10%，2型占90%。1型中有约35%发生糖尿病肾病，而2型中有约25%发生。有报道，糖尿病肾病已成为终末期肾病（ESRD）的第一位原因。美国透析患者中30%来自糖尿病肾病，接受肾移植1/5为糖尿病肾病患者。根据研究显示，糖尿病合并肾病和尿毒症的概率较非糖尿病患者高7倍。糖尿病10～20年后，约50%会发生肾衰竭。因此，对糖尿病肾病的诊断和治疗应予以足够的重视。

糖尿病肾病诊断的先决条件是糖尿病的诊断。

糖尿病的诊断标准：① 糖化血红蛋白 HbA1c ≥ 6.5%。② 空腹（8h）血糖 ≥ 7.0mmol/L。③ 口服糖耐量试验时 2h 血糖 ≥ 11.1mmol/L。④ 在伴有典型的高血糖或高血糖危象症状的患者，随机血糖 ≥ 11.1mmol/L。我国学者的研究显示 HbA1c ≥ 6.3% 的诊断效能与空腹血糖 > 7.0mmol/L 是一致的，可以作为中国人糖尿病的诊断标准。

典型的糖尿病肾病的诊断依据：① 1 型糖尿病病程超过 10 年或有糖尿病视网膜病变，伴有微量白蛋白尿 [尿白蛋白 ≥ 30mg/（g·Cr）]。② 糖尿病患者伴有持续大量白蛋白尿 [尿白蛋白量 > 300mg/（g·Cr）或尿总蛋白定量 > 0.5g/d]。③ 临床和实验室检查排除其他肾脏或尿路疾病。

糖尿病患者合并肾脏损害，有下列情况之一的，需肾活检确诊：① 血尿（畸形红细胞尿或红细胞管型尿）。② 既往有肾脏病史。③ 有尿检异常但无视网膜病变。

临床分期及表现：按 Mogensen 建议，根据糖尿病患者肾功能和病理改变的演进和临床表现可分为如下五期。Ⅰ 期以肾小球滤过率增高和肾脏体积增大为主要特征。但无明显的组织病理学改变，血压正常。Ⅱ期为正常白蛋白尿期，此期病理改变表现为肾小球基底膜增厚和基质增加，但临床表现不明显，尿白蛋白排出率（UAE）基本正常（＜ 20μg/min），运动时 UAE 增高但休息可恢复，血压仍在正常范围。Ⅲ期为早期糖尿病肾病期，此期肾小球基底膜增厚和系膜基质增加较前更加明显，已有肾小球结节型和弥漫型病变及肾小球玻璃样变，部分肾小球开始出现荒废。患者尿白蛋白排出率持续在 20 ～ 200μg/min，血压可在正常范围内升高或高于正常。Ⅳ期为临床糖尿病肾病期，此期病理检查发现肾小球基底膜肾显增厚，系膜基质增宽，荒废的肾小球增加，残余肾小球代偿性肥大。患者尿白蛋白排出率＞ 200μg/min，出现非选择性蛋白尿（部分患者每日尿蛋白排出量＞ 2.0g，并同时伴有镜下血尿和少量管型），GFR 降至正常以下，血压升高。Ⅴ期为终末期肾衰竭期，此期肾小球基底膜广泛增厚，肾球毛细血管腔进行性狭窄和更多的肾小球荒废。患者临床表现为严重的高血压、低蛋白血症和水肿，肾功能进行性下降，进而导致氮质血症和肾衰竭。

糖尿病肾病在中医学文献中，既属于消渴病，又属于肾病。历代医家所论述的消渴病继发的水肿、胀满、尿浊、眩晕、肾劳、溺毒、关格等均属此病范畴。

一、病因病机

中医学认为，本病的形成多由禀赋不足，脏精亏虚，阴虚质燥；过食肥甘，醇酒厚味，中焦积热；情志所伤，过违其度，肝火暴张以及房事不节，阴精妄耗，肾亏液损，以致阴精亏损，燥热偏盛，其肺受燥热熏灼，则不能敷布津液以致水液直趋下行，随小便排出体外，故口渴而小便多；脾胃为燥热所伤，则胃火炽盛，脾阴不足，胃热则消谷，脾虚则不能转输水谷精微，以致口渴多饮，多食易饥，小便味甘；肾为燥热所伤，以致水亏火旺，煎熬脏腑，上燔心肺则烦渴多饮，中灼脾胃则消谷善饥，下扰肾关以致固摄无权，精微外溢则尿多而甜或浓如脂膏。日久则阴伤及气，气损及阳而出现气阴两亏，阴阳两虚的临床证候；病程中每多出现因虚致实的病理机转，如气伤阳弱则导致脾胃运化无权，肾关开阖失常，三焦决渎失职，以致水湿内聚而引发水肿、胀满、尿浊等变证或因阴虚血少而黏，气虚血行迟缓，阳虚血寒而凝以及水湿停积，水病及血等，导致血脉瘀阻，而出现肢体经脉不畅，肾络或脑脉瘀滞等病变；病至后期，每因脏腑至虚、功能衰败，肾失开阖而溺毒内聚，脾失运化而升降逆乱，从而出现肾劳、溺毒、关格等危重病候。其病变发生、发展的不同阶段，其病位虽与五脏相关，但主要在肺、脾、肾三脏，而尤以肾为重。

二、辨证分型与证候学

（一）糖尿病肾病辨证分型

1. 辨证要点

（1）辨明病位：糖尿病肾病病位早期主要以脾、肾为主，病程迁延，阴损及阳，脾肾阳虚；病变后期，肾元虚衰，常可累及肺、心诸脏腑，表现为二脏或三脏同病，甚或五脏俱损，阴阳两虚。

（2）辨明病性：糖尿病肾病病程较久，不同阶段病机有所侧重，但总以本虚标实，虚实夹杂为病机特点，糖尿病肾病早期患者普遍存在肾气不足，同时本虚证可兼有阴虚、阳虚或阴阳两虚，其中气阴两虚最为多见。标实证有血瘀、气滞、痰湿、热结、湿热、郁热、水湿之分，其中以血瘀、热结、痰湿为多见，中期可见有水湿。而糖尿病肾病晚期肾体劳衰，肾用失司，浊毒内停，五脏受损，气血阴阳衰败，本虚证可兼有阴虚、阳虚，甚或气血阴阳俱虚，三者均存在气血之虚。标实证有血瘀、气滞、痰湿、结热、湿热、郁热、水湿、湿浊内留、饮邪内停、虚风内动、浊毒动血、浊蒙神窍之分，同时普遍存在湿浊毒邪内留证候。

（3）辨明主证、兼证、变证：中医在临证时可以遵循"但见一证便是，不必悉具"的原则，体现了"抓主证"的思想方法，如乏力、夜尿频数、蛋白尿、贫血、水肿等，常是不同阶段糖尿病肾病的主症。消渴病的一个主要特点是易发生并发症，"消渴病多传变，宜知慎忌""夫消渴者，多变为聋盲疮癣痤痱之类……或水液妄行而面上肿也"（《三消论》），消渴病迁延日久，瘀血、痰湿等实邪丛生，可形成"肝胃郁热""气滞血瘀""湿热中阻""水湿泛滥""外感热毒""血虚生风"等一系列兼证；而糖尿病肾病病变晚期除上述常见兼证外，由于痰浊瘀血痹阻脉络，久病入络，形成"微型癥瘕"，引起肾元衰败，浊毒内停，五脏气血阴阳俱虚，甚者还可以发生"浊毒犯胃""水凌心肺""关格""溺毒入脑"等一系列变证，此时，还必须遵循"急则治其标，缓则治其本"的原则，在辨明主证同时，辨明兼证、变证。总之，只有心中明晰糖尿病肾病各期的中医主证、兼证、变证，临证时才能分清标本缓急，有的放矢地去辨证施治，灵活加减，才能最终提高中医临床疗效。

（4）辨病势顺逆：主要从中医"精气神"、西医理化指标、病变部位及患者一般情况等方面判别病势顺逆，凡经治之后，患者"精气神"见好转，尿蛋白漏出减轻，肾功能基本稳定，患者体力提高，一般情况较好，生活质量提高者为顺，反之为逆；中医辨证病位由肝肾到脾肾到五脏，由气血到阴阳为逆，反之为顺。

2. 分期辨证　目前中医辨证论治方法尚不统一，其中以糖尿病肾病的现代

☆ ☆ ☆ ☆

理化检查指标为分期依据，再进行中医辨证论治，宏观辨证与微观指标相结合的方法，因其思路简明清晰，临床可操作性较强，更有利于疗效的判定和病情的控制，被临床广泛采纳。

（1）糖尿病肾病早期辨证

①基本证型

脾气虚证：尿中有微量白蛋白，气短乏力，纳少腹胀，四肢不温，腹泻腹痛，大便溏薄，舌淡胖大边有齿痕，脉沉细弱。

气阴亏损证：微量白蛋白尿，面色黑黄，疲乏无力，多汗，心慌气短，口渴多饮，小便频数而多，头晕眼花，大便秘结，舌尖红苔薄，脉细数无力。

肾气不足证：微量白蛋白尿，腰膝酸软，夜尿清长，气短乏力，面色无华，四肢不温，舌淡胖大边有齿痕，脉沉弱。

②兼夹证

肝胃郁热证：形体壮实，面色隐红，口干口渴，口苦口臭，多饮多食，急躁易怒，胸胁满闷，小便频多黄赤，大便干结，舌质红，苔黄，脉弦数。

气滞血瘀证：胸脘胀满，纳食不香，情志抑郁，善太息，肢体麻痛，胸痹心痛，唇紫暗，舌暗，舌下青筋显露或舌有瘀斑，苔薄，脉沉弦或涩。

湿热中阻证：胸脘痞闷或腹部胀满，纳谷不香，大便溏，面足浮肿等，舌胖嫩红，苔黄厚腻，脉滑数。

痰湿不化证：背部发冷，时有咳痰，纳食不香，疲乏无力，形体消瘦等。舌胖苔白，脉沉细数。

脾虚湿困证：形体胖而不壮，面色偏白，倦怠乏力，纳呆便溏，口淡无味，食后腹胀，小便短少，舌淡，苔白腻，脉濡缓。

（2）糖尿病肾病中期辨证

①基本证型

脾肾气虚证：明显蛋白尿，气短乏力，纳少腹胀，四肢不温，腰膝酸软，下肢微肿，夜尿清长，尿有泡沫，舌体胖大、质淡齿痕，脉虚弱。

气血两虚证：明显蛋白尿，神疲乏力，气短懒言，面色淡白或萎黄，头晕目眩，唇甲色淡，心悸失眠，腰膝酸痛，舌淡脉弱。

肝肾阴虚证：明显蛋白尿，眩晕耳鸣，五心烦热，腰膝酸痛，两目干涩，小便短少，舌红苔少，脉细数。

脾肾阳虚证：颜面及周身浮肿，腰以下尤甚，少尿或无尿，纳差恶心或伴呕吐，畏寒肢冷，面色白，体倦乏力，大便溏，腰冷酸痛，舌体胖润，舌淡苔白，脉沉细或微细无力。多呈大量蛋白尿。

②兼夹证

水湿泛滥证：尿少浮肿，腰以下肿甚，纳差呕恶，胸闷气短，舌苔白腻或水滑，脉弦或涩。

水不涵木，肝阳上亢证：兼见头晕头痛，口苦目眩，脉弦有力。

（3）糖尿病肾病晚期辨证论治

①基本证型

气血阴虚证：神疲乏力，面色苍黄，头晕目眩，五心烦热，纳谷不香，便干。舌淡胖，脉弦细数。

气血阳虚证：神疲乏力，面足浮肿，畏寒肢冷，肤色苍黄、粗糙，时有恶心。舌胖暗淡，边有齿印，苔白，脉细。

气血阴阳俱虚证：精神萎靡不振，嗜睡，面黄晦暗，胸闷纳呆，心悸气喘，肢冷怯寒，面足浮肿，肌肤甲错，时有恶心，大便干稀无常。舌胖有裂纹，舌质暗淡，脉沉细无力。

②兼夹证

血脉瘀阻证：口唇舌暗，舌下络脉瘀曲或呈串珠状。

水饮停聚证：里有停饮，背部怕冷，周身水肿。

湿热中阻证：胸脘腹胀，纳饮不香，时有恶心，身倦头胀，四肢沉重，大便秘结，舌胖嫩红，苔黄腻，脉弦滑数。

肝郁气滞证：口苦咽干，胸胁苦满，纳饮不香，舌暗苔黄，脉弦。

外感热毒证：咽喉肿痛，发热恶寒，便干尿黄，舌红苔黄，脉浮数。

浊毒伤血证：见鼻衄，齿衄，肌衄等。

肝胃结热证：胸胁苦满，大便秘结，口苦咽干，苔黄，脉数。

血虚生风证：手颤，转筋，四肢酸痛，舌淡，脉弱。

③变证

浊毒犯胃证：恶心呕吐频发，头晕目眩，周身水肿或小便不行，舌质淡暗，苔白腻，脉沉弦或沉滑。

水凌心肺证：胸闷气憋，短气不足以息，烦躁不安，甚或有濒死感，心悸怔忡，张口抬肩，不能平卧，口唇青紫；四肢厥冷，大汗淋漓，常于夜间熟睡时发作或加重，舌质紫暗，苔白，脉疾数无力或细小短促无根或结代。

关格证：或见恶心呕吐，呼吸深大，头晕目眩等上关格之症或见少尿、尿闭，呼吸短促，周身水肿等下关格之症。舌质淡黯，苔白薄腻，脉沉弦或沉滑。

溺毒入脑证：神志恍惚或昏迷，目光呆滞无神或突发抽搐，四肢痉挛，牙关紧闭或手指蠕动，四肢震颤，口吐痰涎，胸闷气憋，舌质淡紫有齿痕，苔白厚腻腐，脉沉弦滑数。

3. 分病辨证

（1）水肿

脾虚湿热内蕴：遍体水肿，皮肤光亮绷紧，烦热口渴，胸脘痞闷，小便短赤，大便秘结或黏腻臭晦，舌淡，苔黄腻，脉沉滑。

脾虚湿困：神疲乏力，面色萎黄，肢体浮肿，腹胀纳呆，小便量多或有头晕目眩，舌淡苔腻，脉弱。

气滞水停：肢体肿胀，胸胁满闷，腹部胀满，急躁易怒，小便不利，矢气为快，舌淡红苔薄白，脉弦。

脾阳虚衰：身肿，腰以下为重，按之凹陷不易恢复，脘腹胀满，不思饮食，小便少，大便溏薄，面色不华，神疲乏力，形寒肢冷，舌淡苔白滑或白腻，脉沉。

肾阳虚衰：患病日久，病情迁延，面浮身肿，腰以下为甚，按之凹陷不起，腰膝酸软，小便清长或小便量少，甚则心悸怔忡，喘促不能平卧，面色晦暗或苍白，舌淡胖，苔白，脉沉细无力。

血瘀水停：水肿日久不退，皮肤紫暗或有瘀斑、瘀点，面色黧黑，肌肤甲错，腰痛固定，女性月经失调或闭经，小便短少，舌质紫暗或有瘀斑、瘀点，舌下络脉曲张，脉细涩。

（2）眩晕

肝肾阴虚，肝阳上亢：眩晕耳鸣，头目胀痛，急躁易怒，心烦失眠，腰膝酸软，或颜面潮红，胁痛口苦，舌红少苔，脉弦而细。

气血亏虚：头目眩晕，活动或劳累后加剧，面色苍白或萎黄，唇甲不华，发色不泽，心悸失眠，神疲乏力，纳食减少，甚则小便不利，肢体浮肿，舌淡，脉细弱无力。

肾精不足：眩晕耳鸣，时作时止，精神萎靡，失眠多梦健忘，腰膝酸软，男子遗精。偏于阴虚者可见五心烦热，舌红少苔，脉细数；偏于阳虚者见四肢不温，形寒肢冷，舌质淡，脉沉细无力。

痰湿中阻：眩晕，头重昏蒙或伴视物旋转，胸闷恶心，呕吐痰涎，食少多寐，舌苔白腻，脉濡滑。

（3）虚劳

脾肾阳虚：面色不华，食少神疲，形寒肢冷，腰膝酸痛，大便溏泄，小便量少，肢体浮肿，舌质淡胖，边有齿痕，脉沉细。

肾精亏虚：神疲倦怠，畏寒肢冷，面色白，头晕耳鸣，腰膝酸软，夜尿清长，男子阳痿遗精，女子闭经，舌淡胖，苔薄白，脉沉细。

瘀血内阻：面色晦暗黧黑，形体消瘦，纳谷减少，肌肤不荣或有皮肤瘙痒，女子可见月事不下，舌质紫暗或有瘀斑瘀点，脉细涩。

（4）尿浊

气阴两虚：小便色黄，泡沫增多，神疲乏力，口燥咽干，手足心热，自汗盗汗，肢体麻木，舌质红少苔，脉细数。

肾虚不固：长期尿浊，小便清长，腰膝酸软或有头晕，夜尿频多，舌淡苔白，脉沉无力。

脾气亏虚：泡沫尿，倦怠乏力，纳食减少，大便溏，舌淡胖，边有齿痕，脉细弱。

瘀血阻滞：小便泡沫，口干不欲饮，面色晦暗，肌肤不荣或有腰膝酸软，舌暗有瘀斑瘀点，脉细涩。

湿热内蕴：小便灼热而浑浊，口苦口黏，胸闷脘痞，大便黏腻不爽，舌红苔黄腻，脉滑数。

（5）关格

脾肾亏虚，浊毒内蕴：小便短少，色清，甚则尿闭，面色晦滞，形寒肢冷，神疲乏力，浮肿腰以下为主，纳差，腹胀，泛恶呕吐，大便溏薄，舌淡体胖，边有齿痕，苔白腻，脉沉细。

肝肾阴虚，肝风内动：小便短少，呕恶频作，头晕头痛，面部烘热，腰膝酸软，手足抽搐，舌红，苔黄腻，脉弦细。

肾气衰败，邪陷心包：无尿或少尿，全身浮肿，面白唇暗，四肢厥冷，口中尿臭，神识昏蒙，循衣摸床，舌卷缩，淡胖，苔白腻或灰黑，脉沉细欲绝。

（二）中医证候学

证候是疾病的发生、发展过程中各个时段出现的一组特定症状、舌、脉等表现的高度概括，是人体在疾病的发生发展过程中的整体定型反应形式。糖尿病肾病的中医证候学研究主要集中于各分期证候演变规律、证候与西医理化指标的相关性两个方面。

不同分期证候特点及演变规律：基于专家问卷调查的糖尿病肾病常见中医证候要素研究，总结出了糖尿病肾病临床常见的 8 个复合证素："气阴两虚，瘀血阻滞""气阴两虚，浊瘀内蕴""心气虚""脾（胃）气虚""肾虚水泛""肾气不固""肾阳虚""肾阴虚"。多项回顾性分型显示，早期糖尿病肾病以气阴两虚证为主，临床蛋白尿期以脾肾气/阳虚证为主，终末期肾病时以阴阳两虚证发生率高，血瘀兼证则贯穿于病程始终。也有研究认为糖尿病肾病的证候演变遵循早期气阴两虚，中期阴阳俱虚，晚期肾元虚损更甚、浊毒内停的规律。糖尿病肾病的中医证候还具有一定的转化规律：阳虚有向阳虚痰湿转化的趋势，阴虚有向气虚转化的趋势，气虚痰湿有向气虚痰浊、湿浊转化的趋势，血瘀证具有相对的稳定性。

一项基于文献的早期糖尿病肾病证候分布特点分析显示，早期糖尿病肾病以气阴两虚、阴虚内热证为最主要的证型，最常见的邪实证候为血瘀证，病位主要在肾、脾。糖尿病与糖尿病肾病患者的对比研究表明，早期糖尿病肾病本虚证以气阴两虚证为所占比例最大（36.19%），其次为阴虚燥热证（29.52%）、脾肾气虚证（34.29%）；标实证则以瘀证为主（48.58%），其次为痰瘀证（25.71%）、湿证（25.71%）。基于因子分析的 158 例早期糖尿病肾病证候要素研究显示，分

☆ ☆ ☆ ☆

布频率大于50%的症状从高到低依次为咽干或口渴（70.9%）、神疲乏力（63.3%）、手足心热（58.2%）、夜尿频多（55.1%）、脉细无力（55.1%），其证候要素表现有虚实两端，虚者为气虚、血虚、阴虚、阳虚，实者为血瘀、痰湿、风邪。糖尿病肾病肾功能不全代偿期患者以气虚证、阳虚证和阴虚证为主，而失代偿期则主要以阳虚证的临床表现为主。糖尿病肾病血液透析患者正虚证候以气阴两虚证最多，其次为阴阳两虚证，脾肾气虚证最少；邪实以瘀血、水气、湿热多见。

三、中医方药治疗

糖尿病肾病的治疗，《素问·本藏篇》提出五藏脆者"善病消瘅易伤"的病机，为糖尿病肾病从脏腑论治提供依据。后世医家多从肾虚论治糖尿病肾病，如明代赵献可《医贯·消渴论》："……故治消之法，无分上中下，先治肾为急，唯六味，八味及加减八味丸随证而服，降其心火，滋其肾水，则渴自止矣。"认为肾水不足是消渴病的基本病机，主张以治肾为本。明代李梴《医学入门·消渴》："消渴盖本在肾，标在肺，肾暖则气升而肺润，肾冷则气不升而肺焦，故肾气丸是消渴良方也。"清代陈士铎所著《石室秘录·内伤门》："消渴之证，虽分上中下，而肾虚以致渴，则无不同也"，同样强调肾虚的病机。当代中医学者在宗前世补肾的基础上，充分认识到了糖尿病肾病的病机复杂，须综合治疗，形成了完善的辨治体系。

（一）分期辨证治疗

糖尿病肾病前期临床上诊断较困难，中医辨证论治可参考中医消渴病辨证论治进行（在此从略）；糖尿病肾病早期主要针对糖尿病进行辨证治疗，兼顾脾肾不足和络脉瘀滞，以期延缓和逆转肾脏病变；中期主要针对蛋白尿进行辨证论治，旨在调节肝脾肾三脏功能，延缓病程进展；晚期虚实夹杂，病机最为复杂，当根据主症灵活辨治，旨在减慢病情的恶化，改善症状，提高生活质量。

1.糖尿病肾病早期辨证论治　本病早期应以健脾为主，调达肝气，兼顾益肾，针对"瘀""痰""湿""郁""热"等兼证，注重应用活血化瘀药物，酌情或祛湿化痰或清热养阴，灵活加减。

（1）基本证型及辨证治疗

①脾气虚证

治法：健脾益气，固摄精微。

方药：补中益气汤加减。黄芪30g，人参15g，白术15g，当归10g，陈皮10g，升麻10g，金樱子10g，芡实10g，甘草6g。

加减：腹胀甚者，加厚朴、枳实；口渴者，加天花粉、麦冬、石斛。

②气阴亏损证

治法：益气滋阴清热。

　　方药：生脉散合玉女煎加减。方以党参 20g，山药 10g，黄芪 15g，生地黄 10g，玄参 10g，天花粉 10g，石膏 30g（先煎），知母 10g，牡丹皮 10g，赤芍 15g，竹叶（清）10g。

　　加减：心悸气短甚者，加山茱萸，五味子；大便干结者，加火麻仁、大黄、当归。

　　③肾气不足证

　　治法：补肾摄精。

　　方药：六味地黄丸方加减。生地黄 10g，山萸肉 10g，山药 10g，茯苓 10g，泽泻 10g，牡丹皮 10g，黄芪 10g，白术 10g，补骨脂 10g，甘草 6g。

　　加减：阳痿早泄者，加金樱子、芡实；腰膝酸软者，加牛膝、杜仲。

　　（2）兼夹证辨证治疗

　　①肝胃郁热证

　　治法：理气活血，内泻热结。方用大柴胡汤加减。

　　②气滞血瘀证

　　治法：活血通脉。方用血府逐瘀汤加减。

　　③湿热中阻证

　　治法：健脾和胃，清热利湿。方用平胃散合茵陈五苓散加减。

　　④痰湿不化证

　　治法：补中益气，健脾化湿。方用补中益气汤合苓桂术甘汤加减。

　　⑤脾虚湿困证

　　治法：健脾益气，通阳化湿。方用升阳益胃汤加减。

　　2. **糖尿病肾病中期辨证论治**　　糖尿病肾病中期主要是出现大量蛋白尿并可伴有肌酐清除率的下降，治疗以减少尿蛋白，延缓肾功能的下降为原则，并改善症状，缓解病情。病机虽以脾肾虚弱，封藏收敛失司为主，但又常与气滞、血瘀、湿阻或外邪侵袭有关。补虚毋忘祛邪，而在祛邪之时更应注意扶助正气。

　　（1）基本证型及辨证治疗

　　①脾肾气虚证

　　治法：健脾固肾。

　　方药：补中益气汤合水陆二仙丹加味。生黄芪 30g，白术 12g，陈皮 12g，升麻 12g，柴胡 12g，人参 6g，当归 20g，炙甘草 6g，金樱子 15g，芡实 15g。

　　加减：夹瘀血者，加丹参、鸡血藤、桃仁、红花、川芎；兼水湿者，加牛膝、车前子、冬瓜皮等。

　　②气血两虚证

　　治法：补气养血，滋补肝肾。

　　方药：当归补血汤合济生肾气丸加减。生黄芪 30g，当归 10g，炮附片

10g，肉桂 10g，熟地黄 10g，山药 10g，山茱萸 10g，茯苓 10g，牡丹皮 10g，泽泻 10g。

加减：尿蛋白量大者，加芡实、金樱子；心悸失眠甚者加酸枣仁、阿胶。

③肝肾阴虚证

治法：养阴清热，补益肝肾。

方药：杞菊地黄丸加减。枸杞子 15g，菊花 10g，熟地黄 10g，山茱萸 10g，山药 10g，茯苓 10g，泽泻 10g，牡丹皮 10g。

加减：若眩晕耳鸣甚者，加牛膝、钩藤；腰膝酸痛，四肢麻痛者，加牛膝、狗脊、全蝎、蜈蚣等。

④脾肾阳虚证

治法：温肾健脾利湿。

方药：真武汤合实脾饮加减。炮附子 6g，干姜 9g，白术 12g，厚朴 10g，大腹皮 12g，草果仁 9g，木香 12g，木瓜 15g，茯苓 20g，赤芍 15g。

加减：尿蛋白较多者，加金樱子、芡实、白果仁；小便短少者，加桂枝、猪苓、泽泻；肿甚喘满者，加麻黄、葶苈子；心悸、唇绀、脉虚数或结代者，宜重用附子，再加桂枝、炙甘草、人参、丹参。

（2）兼夹证辨证治疗

①水湿泛滥证

治法：补肾利水，活血化瘀。方用真武汤合桂枝茯苓丸加减等。

②水不涵木，肝阳上亢证

治法：镇肝息风。方用生脉散合葶苈大枣泻肺汤加减，太子参、麦冬、五味子、葶苈子、桑白皮、猪苓、茯苓、大枣等。

3. **糖尿病肾病晚期辨证论治**　糖尿病肾病晚期以维护肾气，保摄阴阳为基本原则，同时还应分清标本虚实、主次缓急，扶正祛邪，标本兼治，急则治标，缓则治本，不得滥用克伐之品以损伤肾气。必要时用西医手段积极抢救治疗。

（1）基本证型及辨证治疗

①气血阴虚证

治法：益气养血，滋阴降浊。

方药：八珍汤合调味承气汤加减。太子参 15g，当归 20g，猪苓 15g，白术 15g，川芎 6g，墨旱莲 10g，枳壳 10g，白芍 15g，生地黄 10g，牛膝 15g，熟大黄 6g 等。

加减：气血亏虚明显者，加黄芪、当归、鹿角胶、阿胶；阴虚明显者加北沙参、玄参、地骨皮。

②气血阳虚证

治法：益气养血，助阳降浊。

方药：当归补血汤、八珍汤合温脾汤等加减。生芪 20g，当归 10g，猪苓 20g，苍术 10g，川断 15g，杜仲 10g，砂仁 10g，陈皮 10g，半夏 10g，冬虫夏草 2g，川芎 15g，熟大黄 8g 等。

加减：阳虚明显者，加巴戟天、仙茅、淫羊藿；水肿较甚者，加猪苓、泽泻、防己；恶心呕吐较重者，加旋覆花、代赭石、紫苏叶、黄连，亦可用生大黄、附子、丹参、牡蛎，合药水煎，高位保留灌肠，以加强通腑泄浊之力。

③气血阴阳俱虚证

治法：调补气血阴阳，降浊利水。

方药：调补阴阳方（验方）。黄芪 30g，当归 10g，熟地黄 15g，竹茹 10g，苍术 10g，墨旱莲 10g，五味子 10g，狗脊 10g，猪苓 20g，牛膝 20g，郁金 10g，大黄 6～12g 等。

加减：气血亏虚明显者，加人参、黄芪、当归、鹿角胶等；喘闷心悸者，加桂枝、丹参，葶苈子等；瘀血重者，加益母草、川芎、红花。

（2）兼夹证辨证治疗

①血脉瘀阻证

治法：破瘀消癥，主方中加入三棱、莪术等。

②水饮停聚证

治法：温阳化饮。主方中加桂枝、茯苓、白术、泽泻。

③湿热中阻证

治法：清化通利法。方用平胃散合茵陈蒿汤化裁。若兼夹湿热下注证，症见便秘，腰腿沉重，小便不爽，舌胖嫩红，苔黄白厚腻，脉弦滑数者。治法：化湿清利，用四妙散加减。

④肝郁气滞证

治法：疏肝解郁，用四逆散合加味逍遥散化裁。

⑤外感热毒证

治法：疏风清热解毒。方用银翘散合五味消毒饮加减。

⑥浊毒伤血证

治法：解毒活血凉血止血。方用犀角地黄汤送服三七粉。

⑦肝胃结热证

治法：和解肝胃，缓泻结滞。方用大柴胡汤加减。

⑧血虚生风证

治法：养血活血息风。方用当归补血汤合四物汤加味。

（3）变证辨证治疗

①浊毒犯胃证

治法：降逆化浊。

方药：旋覆代赭汤加减。旋覆花（包）10g，代赭石20g，党参15g，法半夏10g，生姜3片，大枣5枚，炙甘草6g。

加减：呕恶甚加吴茱萸、黄连。

②水凌心肺证

治法：泻肺逐水。

方药：己椒苈黄汤加减。防己30g，葶苈子30g，大腹皮30g，车前草30g，桑白皮30g，椒目9g，大黄6g。

加减：气短乏力者，加黄芪、云苓各30g，白术9g；口唇发绀者，加川芎12g，桃仁9g；四肢厥冷，汗出淋漓者，加淡附片、人参（单煎）各9g，山萸肉30g。

③关格证

治法：温补脾肾，启闭降浊。

方药：旋覆代赭汤加减。旋覆花（包）15g，法半夏15g，代赭石（包）30g，吉林人参（单煎）6g，生姜6g，黄连6g，吴茱萸6g，竹茹9g，紫苏叶9g，苏梗9g，藿梗9g。

加减：大便不通者，加枳实15g，黑白丑各9g，生大黄6g；呕吐剧烈者以生姜汁为引，送服玉枢丹；以下关格为主症者，方用真武汤合五苓散加减。

④溺毒入脑证

治法：开窍醒神，镇惊息风。

方药：菖蒲郁金汤合镇肝熄风汤加减。石菖蒲30g，杭白芍30g，全瓜蒌30g，土茯苓30g，珍珠母（先煎）30g，生龙骨（先煎）30g，生牡蛎（先煎）30g，广郁金15g，法半夏15g，生山楂15g，黄连6g，生大黄6g，苏合香丸（化冲）6g。

加减：四肢抽搐者加全蝎9g、蜈蚣4条；喉中痰鸣加制南星9g、陈皮15g；胸闷泛恶者加藿梗、紫苏叶、苏梗各9g。

总之，由于糖尿病肾病是一种慢性疾病，其早期诊断和治疗对预后关系重大，目前西医多以控制血糖血压、限制蛋白质摄入等治疗措施为主，而在西医标准治疗基础上结合中医分期辨证论治，在其早中期常可逆转或延缓病情发展。但一旦发生临床期DN，则肾功能呈持续性减退，直至发展为终末期肾衰竭，晚期糖尿病肾病除中医辨证加减、灵活治疗外，常需联合肾脏替代治疗，以积极救治患者。

（二）分病辨证治疗

1.水肿

（1）脾虚湿热内蕴

治法：清热利湿，疏利三焦。

方药：黄芩滑石汤（《温病条辨》）加减。黄芩 10g，滑石 30g，茯苓皮 30g，猪苓 15g，大腹皮 15g，白蔻仁 12g，桑白皮 20g，泽泻 15g，槟榔 10g。

（2）脾虚湿盛

治法：益气健脾，化湿消肿。

方药：参苓白术散（《合剂局方》）加减。党参 12g，茯苓皮 30g，白术 12g，桂枝 10g，砂仁 6g，藿香 10g，大腹皮 20g，生黄芪 20g，生薏苡仁 12g。

（3）气滞水停

治法：行气解郁，利水消肿。

方药：导水茯苓汤（《奇效良方》）加减。柴胡 10g，郁金 15g，茯苓 20g，泽泻 15g，白术 12g，紫苏 12g，槟榔 10g，大腹皮 15g，木香 10g，木瓜 12g，陈皮 10g。

（4）脾阳虚衰

治法：温运脾阳，利水渗湿。

方药：实脾饮（《济生方》）加减。附子 5g，干姜 10g，白术 12g，甘草 5g，厚朴 10g，木香 10g，草果 10g，槟榔 10g，茯苓 15g，木瓜 10g，大腹皮 15g。

（5）肾阳虚衰

治法：温肾助阳，化气行水。

方药：真武汤（《伤寒论》）加减。制附子 10g，白术 15g，白芍 10g，茯苓 30g，生姜 10g，泽泻 12g，车前子 10g，淫羊藿 15g，巴戟天 12g，牛膝 15g。

（6）血瘀水停

治法：活血化瘀，行水消肿。

方药：调营饮（《证治准绳》）加减。当归 10g，赤芍 10g，川芎 10g，泽兰 10g，槟榔 10g，陈皮 6g，大腹皮 15g，葶苈子 10g，茯苓皮 30g，桑白皮 12g，桂枝 6g，红花 6g，益母草 15g。

2. 眩晕

（1）肝肾阴虚，肝阳上亢

治法：平肝潜阳。

方药：天麻钩藤饮（《杂病证治新义》）加减。天麻 10g，石决明 15g，钩藤 15g，山栀 12g，黄芩 20g，杜仲 12g，牛膝 12g，益母草 12g，桑寄生 12g，夜交藤 30g，生龙骨 15g。

（2）气血亏虚

治法：益气养血。

方药：归脾汤（《济生方》）加减。黄芪 15g，白术 15g，茯苓 20g，当归

★ ☆ ☆ ☆

15g，党参15g，酸枣仁15g，远志15g，木香10g，猪苓30g，泽泻20g，龙眼肉12g，甘草6g。

（3）肾精不足

治法：补肾益精。

方药：左归丸（《景岳全书》）加减。熟地黄12g，山药15g，山茱萸10g，菟丝子15g，枸杞子12g，牛膝15g，鹿角胶12g，龟甲胶12g，牡丹皮12g，菊花10g。

（4）痰湿中阻

治法：化浊利湿。

方药：温胆汤（《备急千金要方》）加减。半夏10g，陈皮10g，枳实10g，竹茹12g，茯苓20g，大黄10g，土茯苓30g，泽泻20g，天麻12g，猪苓30g。

3. 虚劳

（1）脾肾阳虚

治法：温补脾肾，化气生血。

方药：附子理中汤（《和剂局方》）合圣愈汤（《兰室秘藏》）加减。附子5g，肉桂6g，党参10g，干姜6g，白术12g，黄芪30g，当归12g，熟地黄10g，白芍10g，川芎10g，甘草3g。

（2）肾精亏虚

治法：阴阳并补，滋肾生血。

方药：龟鹿二仙胶（《医方考》）加减。鹿角胶30g，龟甲胶30g，党参10g，阿胶10个，熟地黄10g，山药10g，白芍10g，牡丹皮10g，陈皮10g。

（3）瘀血内阻

治法：活血通络，去瘀生新。

方药：桃红四物汤（《医宗金鉴》）加减。桃仁10g，红花6g，当归10g，生地黄15g，赤芍10g，川芎10g，丹参12g，鸡血藤20g，郁金10g，黄芪20g，党参10g，益母草30g。

4. 尿浊

（1）气阴两虚

治法：益气养阴。

方药：参芪地黄汤（《沈氏尊生书》）加减。黄芪30g，党参15g，熟地黄15g，山萸肉15g，牡丹皮10g，泽泻15g，山药15g，茯苓12g，白术20g，五味子6g，杜仲15g。

（2）肾虚不固

治法：益肾固摄。

方药：五子衍宗丸（《证治准绳》）加减。菟丝子 15g，五味子 10g，枸杞子 12g，覆盆子 12g，金樱子 15g，芡实 12g，桑螵蛸 12g，白术 12g，莲子 10g，车前子 15g，益母草 15g。

（3）脾气亏虚

治法：健脾益气。

方药：参苓白术散（《和剂局方》）加减。黄芪 30g，党参 20g，茯苓 10g，山药 15g，莲子肉 12g，薏苡仁 12g，砂仁 9g，陈皮 10g，白扁豆 15g。

（4）瘀血阻滞

治法：行瘀散结，通利水道。

方药：代抵当丸《证治准绳》加减。当归尾 15g，穿山甲 15g，桃仁 10g，莪术 10g，益母草 30g，大黄 10g，芒硝 10g（冲服），郁金 10g，生地黄 10g，黄芪 20g，肉桂 3g，桂枝 6g。

（5）湿热内蕴

治法：清热利湿。

方药：黄芩滑石汤（《温病条辨》）加减。黄芩 12g，滑石 15g，茯苓皮 30g，大腹皮 20g，白蔻仁 10g，猪苓 15g，车前子 20g，泽泻 15g，白花蛇舌草 30g，土茯苓 30g。

5. 关格

（1）脾肾亏虚，浊毒内蕴

治法：健脾益气，利湿泄浊。

方药：无比山药丸（《太平惠民和剂局方》）合黄连温胆汤（《备急千金要方》）加减。山药 15g，茯苓 15g，泽泻 10g，熟地黄 10g，山茱萸 10g，巴戟天 12g，菟丝子 12g，杜仲 10g，牛膝 10g，五味子 6g，肉苁蓉 10g，半夏 10g，陈皮 10g，枳实 10g，竹茹 6g，黄连 3g。

（2）肝肾阴虚，肝风内动

治法：滋补肝肾，平肝息风。

方药：六味地黄丸（《小儿药证直诀》）合羚角钩藤汤（《通俗伤寒论》）加减。熟地黄 10g，山药 15g，山茱萸 10g，泽泻 15g，牡丹皮 12g，茯苓 15g，羚羊角 6g，钩藤 15g，桑叶 10g，菊花 10g，白芍 15g，生地黄 15g，贝母 10g，竹茹 6g，生甘草 3g。

（3）肾气衰败，邪陷心包

治法：豁痰降浊，辛温开窍。

方药：涤痰汤（《济生方》）合苏合香丸（《太平惠民和剂局方》）加减。半夏 10g，茯苓 15g，太子参 15g，橘红 10g，胆星 6g，竹茹 30g，枳实 10g，菖蒲 10g，丁香 10g，香附 10g，木香 10g，乳香 30g，水牛角粉 10g（冲服）。

☆ ☆ ☆ ☆

(三)单方、验方治疗

糖肾宁:太子参 30g,生黄芪 30g,生地黄 15g,泽兰 12g,鹿角片 12g,川黄连 6g。每日 1 剂,水煎,早晚分服,治疗 3 个月。

糖肾方:黄芪 30g,生地黄 12g,制大黄 6g,三七 3g,卫矛 15g,山茱萸 9g,枳壳 10g。制成配方颗粒剂,每次 2 袋,2 次 / 天,早晚饭后 30min 温开水冲服,连服 12 ~ 24 周。

益气养阴活血方:生地黄、熟地黄、太子参、当归各 15g,生黄芪、丹参各 20g,五味子、麦冬、川牛膝、桂枝各 10g。每日 1 剂水煎服,每天 2 次。疗程为 2 个月。

(四)中成药

目前用于治疗糖尿病肾病(DN)的中成药品种繁多,大致可以归纳为以下几类,临床可根据患者的情况,结合四诊信息,进行辨证选用。

1. 虫草制剂 被广泛应用于 DN 的治疗,研究证实在基础治疗上加用虫草制剂可进一步降低 DN 患者的尿蛋白及改善肾功能。虫草制剂包括百令胶囊、至灵胶囊、金水宝胶囊。与基础治疗相比,DN 早期患者加用百令胶囊可显著降低患者尿白蛋白排泄率(UAER)水平,降低血肌酐,而对于生存率、全因死亡率、心血管事件并发症等方面,目前尚无确切数据报道,有待进一步研究证实。此外,有研究显示百令胶囊具有免疫调节作用,可改善 2 型糖尿病肾病患者细胞免疫功能紊乱。百令胶囊联合 ACEI/ARB,也可起到保护肾功能、降低蛋白尿的治疗作用。其他常与百令胶囊联合应用的药物包括:他汀类降脂药,前列地尔、阿魏酸哌嗪、川芎嗪、羟苯磺酸钙等血管活性药物。对于早期、临床期 DN 患者,常规治疗基础上使用金水宝胶囊可降低尿蛋白排泄、降低血 Scr、BUN 水平,以及降低血 TC、TG。有研究显示,金水宝联合缬沙坦胶囊,可改善 DN 并发勃起功能障碍。至灵胶囊治疗 DN 则常与 ARB 类药物联合使用。

2. 地黄丸类 六味地黄丸是中医治疗 DN 的常用方剂,治疗 DN 的自拟方组方也多为六味地黄丸的加减化裁。与常规治疗组相比,六味地黄丸可降低 DN 患者的 UAER 及空腹血糖,对肾功能无明显改善作用。也有报道显示,金匮肾气丸与替米沙坦联用可降低早期 DN 患者 UAER 及血肌酐。

3. 治疗蛋白尿的中成药 黄葵胶囊治疗 DN 常与其他药物联合使用:与单用 ACEI 或 ARB 类药物相比,黄葵胶囊与 ACEI/ARB 类药物联用能明显降低 DN 早期和 I 临床期患者 UAER、24h UTP、Scr、BUN、TC、TG。与单纯应用黄葵胶囊比较,黄葵胶囊联合氟伐他汀可进一步降低早期 DN 患者 UAER、Scr,同时改善高脂血症。黄葵胶囊联合雷公藤总苷片可降低 DN 临床期患者尿蛋白。肾炎康复片与 ARB 类药物联合,可降低早期及临床期 DN 患者的尿蛋白。

4. 治疗慢性肾功能不全的中成药 肾康注射液用于 DN 的治疗可保护肾功

能、降低蛋白尿。常与肾康注射液配合使用的药物有黄芪注射液、前列地尔。尿毒清颗粒主要用于 DN 肾衰竭期的治疗，初步研究表明具有延缓肾功能进展的作用。

5. 治疗糖尿病的中成药　研究发现，一些治疗糖尿病的中成药同时具有肾脏保护作用，这些药物也被纳入 DN 的临床治疗：芪药消渴胶囊能调节早期、临床期 DN 患者糖脂代谢，改善 Scr、BUN、GFR 及降低尿蛋白。止消通脉宁颗粒可改善临床期 DN 患者肾功能、调节血脂代谢，提高患者生存质量。参芪降糖颗粒可改善早期 DN 患者的中医症状、降低血糖及 UAER，参芪降糖胶囊还具有调节 DN 患者血脂的功效。其他药物如芪蛭降糖胶囊、糖脉康颗粒、金芪降糖片，也有个别文献报道具有降低 DN 蛋白尿、保护肾功能的作用。

6. 活血化瘀中成药　对于血黏度高、肾病综合征等 DN 患者，配合使用活血化瘀中药及中药提取物，可降低血黏稠度，有利于降低血脂：复方丹参滴丸可降低早期 DN 患者尿蛋白及 TC 水平，而对肾功能无明显改善作用。与常规基础治疗比较，丹红注射液也降低早期 DN 患者 UAER。与常规治疗组相比，川芎嗪组可降低 DN 患者尿蛋白、Scr，有报道显示丹参川芎嗪注射液也具有相似的功效。舒血宁注射液用于治疗糖尿病肾病，常与其他中成药配合使用，但也有个别文献报道与对照组相比单独应用舒血宁可改善早期、临床期 DN 肾损害。通心络胶囊也具有改善 DN 的作用，一项 Meta 分析显示通心络胶囊可降低 DN 患者 Scr 和改善血脂紊乱，但所纳入文献质量相对较低，结果尚需进一步验证。其他具有相似功效的药物，如血塞通、血栓通、银杏叶胶囊（片）、杏丁注射液、银杏达莫注射液、葛根素注射液、刺五加注射液、灯盏花素注射液、灯盏细辛注射液、脑心通胶囊，也可作为辅助治疗药物的备选。

7. 具有降血脂作用的中成药　血脂康胶囊在降低 DN 患者血脂的同时，还可降低尿蛋白水平，而对肾功能的改善作用不明显。绞股蓝总苷片也显示出了一定的降低 UAER 作用。

四、糖尿病肾病的防治

（一）分期防治

早期防治糖尿病肾病并发症：即对已进入临床糖尿病期还未出现糖尿病肾病患者，防治和延缓其出现早期肾脏并发症。方法如下：①对患者进行糖尿病的知识教育，使他们明确糖尿病对肾脏的危害及治疗目的。②在医师的指导下进行正规的治疗，包括严格的饮食控制、体育锻炼、自我检测与自我生活调整、合理用药、心理治疗，使血糖、血脂、血压、体重等指标降到理想水平。③积极治疗加速糖尿病并发症的疾病和因素，定期做有关的检查与治疗。

糖尿病已出现早期肾脏并发症的患者，目标是解除早期并发症，防止其转

☆ ☆ ☆ ☆

入中期。糖尿病肾病要早发现，早治疗，可选用中药、理疗、按摩、针灸等方法。

防并发症从中期进入晚期：糖尿病肾病中期患者，应延缓和防止糖尿病肾病发展进入晚期而造成残疾或死亡。在加强三级预防的基础上，积极解除急性并发症诱发因素，并积极配合医师治疗神经、血管、肌肉、皮肤、足以及心、脑、肾等严重慢性并发症。

（二）糖尿病肾病的防治要点

糖尿病肾病是最有代表性的可以预防的疾病。因为改变不合理的生活方式，如适当增加运动，改变不合理的饮食，减少摄入高热量的食物，避免超重，都是可以做到的。预防糖尿病肾病要注意以下几点。

1. 血糖管理

（1）过高的血糖、血压、血脂，是发生糖尿病肾病及其他合并症的催化剂。高血糖可激活肾脏许多局部内分泌激素（或细胞因子），这些物质与糖尿病肾病的发生发展有密切关系。必要时应采用胰岛素治疗。严格控制高血压是预防或延缓肾功能衰退的一个非常重要的措施，但也应该注意血压过低对肾功能会产生不利的影响。糖尿病患者血脂异常也会导致或加重肾脏症状，糖尿病肾病患者出现高脂血症时，一定要进行降脂治疗。

（2）定期检查眼底、尿微量白蛋白、肝肾功能和心电图等，以便及早发现和及早治疗并发症。

2. 体重控制　肥胖是糖尿病肾病的重要危险因素。减肥的主要措施就是控制过量饮食、增加运动。

3. 饮食调节　一日三餐，每顿饭吃什么，吃多少都应该根据消耗热量的需要和消化规律来确定。进食应该与日常生活规律相适应。肥胖者，改变不良的饮食习惯减少热量摄入，尤其是高糖、高脂肪的食物，如米面、肥肉、花生、糕点及糖果，多吃一点富含蛋白质和维生素的食物，如瘦肉、鸡蛋、黄豆、蔬菜及水果等，同时要改掉吃零食的不良习惯。

4. 加强运动　加强运动有助于控制体重，增强机体耐力及免疫功能。体育锻炼是治疗糖尿病肾病的一种不可或缺的疗法。我国隋代巢元方的《诸病源候论》中记载：消渴患者"先行一百二十步，多则千步，然后食之"。现代研究结果表明运动可以使患者体力增强，心情舒畅，消除大脑皮质的抑制状态。

五、糖尿病肾病患者运动指导

长期规律的运动可通过提高胰岛素敏感性，改善糖耐量，减轻体重，改善脂质代谢，改善内皮功能，控制血糖、血压，减缓糖尿病及糖尿病肾病的发生发展。FinnDiane 研究结果显示，低频率、低强度体育锻炼的 1 型糖尿病患者发生糖尿病肾病的比例更高，因此，肾病患者运动的频率和强度应达到一定的要求。每周应至少进行 150min 以上中等强度的有氧运动（运动时心率达到最高值的 50%～ 70%），每周至少运动 5d，每周至少安排 2 次对抗性训练。对于进展至终末期的糖尿病肾病患者，每周 2～ 3 次以上的有氧运动、对抗性运动有利于控制血压、减轻炎症、改善生活质量，但这些证据大多来自小样本试验。不适当的运动可因胰岛素水平不足诱发酮症，也可因过度耗能诱发低血糖，运动初期还可诱导糖尿病肾病尿蛋白暂时性升高。因而运动强度、持续时间、频率、项目的选择都要个体化，建议糖尿病肾病患者在专业人士的指导下制订合理的运动方案或参加运动计划，提高依从性，减少运动不良后果的发生。

（一）运动对糖尿病肾病患者的影响

1. **运动对糖尿病肾病患者高血糖的影响**　对非胰岛素依赖型糖尿病（2 型糖尿病）人来说，锻炼身体的近期效果是可以降低血糖：首先消耗肌肉中储存的葡萄糖，然后肌肉开始利用血糖，逐渐地降低血糖。有的患者在较剧烈的运动后，由于肌肉中储备的葡萄糖被消耗，使血糖继续下降，导致严重低血糖发生。

2. **运动对肥胖型糖尿病肾病患者的影响**　在正常体重的人，进行体育锻炼是保持正常体重的重要方式。肥胖型患者，在饮食治疗的基础上进行医疗体育或定时做些其他体力活动，是矫正肥胖、控制糖尿病的重要方式。肥胖型 DN 患者对内生或注射的胰岛素很不敏感，体重减轻后，所用药物可以明显减少，糖尿病也可以得到满意控制。

运动可促使肌肉和组织糖的利用，从而降低血糖，减少尿糖，并减少胰岛素的需要量。体力活动可促进葡萄糖进入肌肉细胞，这是因为肌肉收缩能引起局部缺氧，肌肉细胞摄取葡萄糖的能力加强，肌肉活动时，在肌肉周围产生类似胰岛素作用的物质，促进细胞对血糖的摄取，这使血糖降低，尿糖减少。糖尿病肾病患者进行医疗体育或体力活动后，其一般健康将有所改善，对胰岛素的需要量也因之减少。

3. **运动对体弱糖尿病肾病患者的影响**　体弱的糖尿病肾病患者，可以通过锻炼增强机体的免疫能力。提高组织细胞对胰岛素的敏感性，促进组织利用葡萄糖，可以减少感染和并发症，减少降糖药的用量。

4. **运动对血脂高的糖尿病肾病患者的影响**　运动使肌肉活动能力增加，脂肪被充分地利用,血中三酰甘油和胆固醇下降，提高血液中高密度脂蛋白的含量。脂肪被充分地利用，可以使血中三酰甘油和胆固醇下降，提高血液中高密度脂蛋白的含量（这种脂蛋白有保护心脏作用），改善周围血管组织的血流和供氧能力。

长期体力活动和运动可增加心脏泵血功能、减慢心率，有利于预防和减轻糖尿病的血管并发症。因此，糖尿病肾病患者可根据个人情况、条件，自选运动方式，一般而言，DN 患者不宜参加剧烈运动。

☆ ☆ ☆ ☆

总之，体力活动不但为维持健康所必需，也是糖尿病肾病患者不可缺少的治疗方法之一，在主要从事脑力劳动的糖尿病肾病患者中，适当增加体力活动更是治疗糖尿病的一项重要措施。

（二）糖尿病肾病患者运动疗法的原则

1. 轻度运动　体育锻炼应先从短时间的轻微活动开始，随着体质的增强，逐渐增加运动量，延长活动时间。每日锻炼 1 ～ 3 次，每次 15 ～ 30min 比较合适，不要过度劳累。体育锻炼的方式有多种多样，如散步、广播操、太极拳等。运动疗法宜在早、午饭后 1h 左右开始。运动形式和程度可灵活掌握，但最好是不太剧烈的（特别是肾功能不全者）。

2. 有规律的并要长期坚持　糖尿病是终身性疾病，运动疗法是治疗糖尿病的基本方法之一。活动要持之以恒。如果血糖正常就停止锻炼，等于中断了治疗，势必会引起血糖升高，而带来一系列代谢紊乱。

3. 因人而异　运动方式要依病情、体质、兴趣爱好的不同选用。老年人可选用散步、慢跑、门球等运动，年轻人则可选羽毛球、划船、骑自行车等活动。勉强为之，达不到锻炼目的，还会产生抵触情绪，也不易坚持。

4. 循序渐进　以短时间的轻微活动即小运动量开始，逐渐增加运动量，延长活动时间。

（三）糖尿病肾病患者运动疗法的禁忌证

1. 绝对禁忌证　各种急性感染、肝肾衰竭、心力衰竭、轻度活动即发生心绞痛、新发生的心肌梗死（4 周以内）、心室壁动脉瘤、心律失常（运动后室性期前收缩增多，Ⅱ、Ⅲ度房室传导阻滞，不能控制的房颤、房扑）、最近发作的血管栓塞、由肺心病引起的严重换气障碍、未控制的高血压以及严重并发足坏疽、视网膜病变眼底出血，急性酮症酸中毒者宜绝对禁止运动。

2. 相对禁忌证　代偿性瓣膜疾病、运动后加重的心律失常、左束支传导阻滞、装有心脏起搏器者，有严重的静脉曲张、过去曾有血栓性静脉炎者，神经肌肉疾病或关节畸形有加重趋势，最近有暂时性脑缺血，极度肥胖，服用某些药物如洋地黄制剂及 β 受体阻滞剂者，宜相对禁忌。

（四）糖尿病肾病患者运动前注意事项

为了确保运动安全，防止意外事故，在运动前应做严格、详细的体格检查，以了解身体的健康状况，并决定运动量、运动方式。

心肺功能的检查：测血压、做心电图、运动负荷试验、心脏彩超、胸片、肺功能测定等以了解心肺功能。若患者有高血压或冠状动脉供血不足，就应避免剧烈运动，选择低强度的运动方式，以避免诱发心绞痛甚至心肌梗死。

糖尿病方面的检查：检查血糖、尿糖、尿酮体、尿蛋白、血肌酐、眼底等了解目前糖尿病的状况以决定是否运动及运动方式。必要时运动前应少量加餐，有低血糖倾向、超标准体重者，运动前可减少胰岛素用量约 1/3。运动使血压升高，增加视网膜和玻璃体出血的危险。故并发糖尿病肾病或视网膜变化者，应避免剧烈运动。

其他：做有关肝功能和运动器官情况的检查。

所有参加运动治疗的患者都应随身携带疾病卡，写明姓名、住址、所患疾病、就诊医院并携带少量糖块，以防运动中出现意外时能得到及时处理。

注意天气情况，穿着舒适，保暖等一般情况。

（五）糖尿病肾病患者运动中注意事项

先做简单的热身运动，减少肌肉骨骼受伤的危险，5 ～ 10min 后逐渐加大运动量，使心率上升不致太快。

运动时运动强度相对均衡，不要忽高忽低，频繁变化。

运动中若有头晕、胸闷、恶心、心悸等不适感，要立即停止并对症处理；若有低血糖反应，可进食少量糖块；若有心绞痛症状，则应立即送到附近医院就诊。

末梢神经炎的患者，足部感觉不灵敏，运动时应避免局部碰伤。

避免活动胰岛素注射部位，以防胰岛素吸收过快而出现低血糖。

因为老年糖尿病肾病患者血液循环系统适应能力差，运动停止后血液分布在四肢，有可能因血压过低而发生晕厥或发生心率异常。

运动中过热时可适当减少衣物，但不可减过多，以免受凉。

运动近结束时，应缓慢速度进行至少 5min 的减速管理运动。

（六）糖尿病肾病患者运动后注意事项

活动后应检查有无外伤、瘀斑和血疱，因为糖尿病肾病合并末梢神经炎者，肢体感觉迟钝，受外伤时不易及时感知，容易诱发感染，所以要及时检查，及时处理。出汗较多，不要随意脱衣贪凉；应注意皮肤卫生，但要避免用过热的水洗澡。有条件者应于活动后测血糖、尿糖。一方面了解是否有低血糖倾向以对症处理，另一方面了解机体对该运动量的反应，以利以后运动量调节。

（七）有氧运动

有氧运动是指能够增强心、肺及上下肢活动的运动。加强这些组织器官的活动，可以改善其自身的血液供应，降低心脏病发作的危险性，并可以降低血压。糖尿病患者做有氧运动可以促进胰岛素更好更快地发挥作用，还可以降低血液中的低密度脂蛋白胆固醇和三酰甘油，升高高密度脂蛋白胆固醇。

在进行有氧运动时，会感觉到呼吸费力，心跳加快，这可增强耐力，增加功能。有氧运动还能够改善睡眠，减轻压力，调整情绪。可选用的有氧运动的项目包括：骑车、跳舞、慢跑、跳绳、划船、跑步、爬楼梯、游泳、散步、水上运动等。

☆ ☆ ☆ ☆

（八）柔韧性运动

柔韧性是指肌肉未发生僵直、抵抗或疼痛时，围绕关节牵拉肌肉的最大程度。有柔韧性的肌肉和关节在运动时不易受伤。

增加肌肉及关节柔韧性的最佳方式之一就是坚持每日牵拉。每日略微牵拉一下即可缓解肌肉的紧张感。有多种不同的牵拉运动，可以从教科书、录像带和运动课上找到。重要的是要记住牵拉运动的规则：缓慢、平稳地进行；不要忘记呼吸；不要跳上跳下；松弛一下任何自己感受到的紧张；只要无痛感，只管尽可能地往下做。

小腿牵拉运动：面对墙，离墙约 0.3m 远，一只脚位于另一只脚前段，脚趾笔直冲向前方，保持双脚前后着地，然后弯曲前膝，缓慢前倾，将前臂靠在墙壁上，将后腿的脚后跟紧贴地面，随后用另一条腿重复此动作。

股四头肌（大腿前侧）牵拉运动：两腿站直或略微弯曲，一条腿向后卷起，足部离开地面，用一只手抓住一侧弯曲腿的踝部，可以抓住某物以站稳，然后将足部向上拽起，以致足跟靠向臀部抓紧、松开，用另一条腿重复此动作。

股二头肌（大腿后侧）牵拉运动：仰卧，弯曲双下肢，脚置桌底，抬起一条腿，用双手抓住小腿，继续抬高下肢，尽量拉直、松开，再拉直、再松开，然后用一条腿重复此动作。

背部及臀部牵拉运动：一条腿伸直坐于地上，使弯曲的大腿跨过伸直的大腿，使足部着地紧贴直腿的膝部，呼吸，保持肩部松弛，头部水平，通过将肘部紧靠在弯曲一侧大腿膝部的内侧面，拉直身体，然后缓慢松开，将双腿放于地面上休息一下，随后重复牵拉另一侧。

背部及臀部牵拉：背部下端牵拉运动，仰卧，抱双膝于胸前，用上肢紧抱膝部，在将膝关节抱向膝部时，用力将背部下端紧贴地面，松开上肢，放下双腿。

肩部及胸部牵拉运动：将十指缚于身后，上抬双臂，用力，呼吸，缓慢放下，松开。

（九）锻炼的持续时间和间隔时间安排

很长时间极少运动或根本不运动者开始锻炼时，宜每次坚持锻炼 5min，每日锻炼多次，累计时间至少为 30min。例如，每日可以快走或跑楼梯 3 次，每次 10min，也可以每日进行 2 次，每次 15min。

每日锻炼不足 15min 不太可能会改善健康状况，应将每日连续的有氧运动持续时间逐渐增加至 20 ～ 60min，每周锻炼 3 ～ 5 次。这一有氧运动的持续时间不包括锻炼前的热身活动和锻炼后的恢复活动。

热身运动可以缓慢加快心率，增加肌肉产热，预防损伤。恢复活动可以降低心率，减慢呼吸。每次锻炼前应进行 5 ～ 10min 的热身活动，锻炼后应进行 5 ～ 10min 的恢复活动，在进行热身活动或恢复活动时，可以轻柔地舒展四肢散步或慢骑车。

（十）各种运动的热量标准

轻度运动：行走（＜ 60 步 / 分钟）30min 可消耗热量 418.4kJ（100kcal）。

中度运动：快步走（＞ 60 步 / 分钟）每小时可消耗 1255.2kJ（300kcal）；骑自行车每小时消耗 1255.2kJ（300kcal）；自由式游泳每小时消耗 1255.2kJ（300kcal）；跳舞每小时消耗 1380.72kJ（330kcal）。

重度运动：球类运动每小时消耗 1673.6 ～ 2092kJ（400 ～ 500kcal）；滑雪每小时消耗 2510.4kJ（600kcal）；划船每小时消耗 4184kJ（1000kcal），甚至更多。

（十一）根据血糖水平选择运动

临床上根据血糖水平高低将糖尿病分为轻中重 3 型，不同类型的糖尿病肾病患者对运动的反应不同，选择运动量也不同。

1. 轻度（血糖＜ 11.1mmol/L）　正常体重型患者胰岛素相对缺乏运动时胰岛素分泌减少，肝糖原分解输出增多，肌肉利用糖增多。可选择中强度运动量，如散步、骑自行车、跳舞、球类、划船等。

2. 中度（11.1mmol/L ≤血糖≤ 16.6mmol/L）　偏胖型患者，经运动，胰岛素受体增加，由对胰岛素不敏感转为敏感，且可降糖、降脂，有利于减肥。临床上可选择中、重度运动，如快步、跳舞、游泳、滑雪等。

3. 重度（血糖＞ 16.6mmol/L）　偏瘦型患者，胰岛素严重缺乏者，运动时肝糖分解输出增加，而肌肉摄取和利用较差，于是血糖升高，加重病情。另外由于运动使激素（儿茶酚胺、皮质醇、生长激素）增加，促使游离脂肪酸增多，若供氧缺乏，酮体生成增加，乳酸生成增加而利用不足，可引起酮症酸中毒并乳酸性酸中毒，对这种患者，运动前可注射少量胰岛素，宜选择低度运动量，如散步、气功等。

第二节　肾淀粉样变性病

一、概述

淀粉样变（AL）是指不溶性蛋白质沉积在组织或器官并导致其功能异常的一组疾病。1853 年病理学家 Virchow 发现了一种嗜酸性均匀一致的物质沉积在组织或器官中，因这种物质对碘的颜色反应与淀粉相似而命名为"淀粉样物质"，并将由于此类物质沉积所导致的一组疾病称为淀粉样变。近 40 年研究证实此类物质是蛋白质，而非淀粉样糖类，但至今仍沿用"淀粉样变"这一术语。

淀粉样变可以影响多系统器官，尤其以肾脏、心脏、肝脏、神经、胃肠道等病变严重，也可以累及肌肉和骨关节。目前淀粉样变的分类较为混乱，尚没有统一、完善的分类。根据临床特点，淀粉样变可以分为系统性或局灶性，获得性或遗传性。获得性系统性淀粉样变包括 AL（原发性）、AA（继发性、反应性）和 Aβ2-M（透析相关性）。遗传性淀粉样变为常染色体显性遗传病，淀粉样蛋白以变异的甲状腺素转运蛋白（TTR）最常见，突变的载脂蛋白 A1，凝溶胶蛋白、纤维蛋白原 Aα 多肽或溶菌酶也可引起遗传性淀粉样变。目前的趋势是根据沉积的淀粉样蛋白的化学名称来直接命名不同的淀粉样变，以 A 和淀粉样蛋白化学名称的英文缩写表示。

淀粉样变的病因不同，病理形态学改变却拥有共同的特征。目前研究发现，有 25 种以上的变异蛋白可引起淀粉样变。尽管这些蛋白质存在异质性，但所有淀粉样沉积物质形态学超微结构和组织化学特点却非常相似。现已证实，淀粉样变沉积物质具有共同的核心结构，即与淀粉样物质长轴垂直的反平行 β 折叠层片样结构。这种空间组织形式决定了它与刚果红染色的高度亲和力。偏光镜下，被刚果红染色的淀粉样沉积物质出现苹果绿色双折射光，这是淀粉样变病理学诊断要点。因淀粉样沉积物质纤维坚硬，呈线形而不分叉，电镜下淀粉样沉积物质是由一些长度不等、直径 8 ~ 12nm 的纤维构成。淀粉样沉积物质以其不同且高度有序的构象形成了相对稳定和抗蛋白水解作用的理化特征。

淀粉样物质沉积于肾脏引起的肾脏病变称为肾淀粉样变。肾脏是淀粉样蛋白最常侵犯的部位之一，也是淀粉样变患者最严重的表现和主要死亡原因之一。肾脏是 AL 和 AA 淀粉样变常见的受累器官之一。

二、原纤维生成机制

淀粉样蛋白生成涉及成核依赖性聚集，包括有序核的形成和热力学限速步骤及单体添加和原纤维的延长。原纤维生成可能涉及淀粉样蛋白前体处理的蛋白水解和构象修饰。构象变化导致可溶性、部分折叠中间体形成，其后中间体有序组装形成原纤维。不溶性原纤维沉积于不同组织细胞外基质中，造成不同组织、器官淀粉样变性。在 AA 型淀粉样变性中，巨噬细胞通过提供前体的溶酶体处理起到核心作用。

三、病理学

尽管淀粉样蛋白生化成分和来源不同，但在染色和某些物理性状方面具有一些共性。除纤维蛋白原淀粉样变不影响肾血管外，通常在疾病早期阶段，血管中层即可显著受累。血管受累可占主导地位，且可单独出现，特别是 AL 淀粉样变性。沉积物质也可影响肾小管和间质，导致管状结构萎缩和消失及间质纤维化。

光镜：刚果红染色，淀粉样沉积物呈砖红色，并在偏振光下呈现特有的苹果绿双折光现象；高锰酸钾预处理后，AL 淀粉样变性刚果红染色仍阳性，AA型淀粉样变性转为阴性；HE 染色呈嗜酸性均质物，甲基紫或结晶紫染色呈红色；碘染色呈黄色，遇硫酸变蓝色。病变最初位于肾小球系膜，沿肾小球基膜（GBM）分布及沉积于血管。系膜沉积首先位于肾小球系膜基质，通过小叶延伸至整个系膜区被沉积物替代。淀粉样蛋白沉积物也可浸润 GBM 或两侧区域。当以上皮侧沉积为主时，嗜银染色可呈类似于膜性肾病中所见钉突样改变，称为"睫毛样"或"羽毛"样改变。晚期淀粉样蛋白通常导致典型的非增生性、非炎症性肾小球病变和明显肾脏肿大。淀粉样沉积物替代正常肾小球结构，从而导致细胞结构消失。当肾小球大量硬化时，沉积物质难以通过刚果红染色显示，在这种情况下，电子显微镜（EM）可能有所帮助。

电镜：在表现为肾病综合征的患者中，电镜有助于识别疾病早期阶段光镜尚无法检测到的病变。电镜下淀粉样沉积物以排列紊乱，直径为 $8 \sim 15nm$ 的不分支纤维为特征。

免疫组化与荧光：临床上常用抗 AA 蛋白、抗 κ 或 λ 轻链、抗 Aβ 微球蛋白抗血清来协助诊断 AA、AL、Aβ 微球蛋白淀粉样变性病。抗 AA 抗血清免疫组化结果可能优于免疫球蛋白轻链特异性抗体，系因轻链抗原表位缺乏或难以结合所致。

其他检测：显微切割后，以免疫电镜和质谱为基础的蛋白组学分析，可能会提高淀粉样变性的分型百分比，但这些技术目前仅限于高度专业的医学中心应用。对其他技术无法明确淀粉样前体的淀粉样变性患者，应进行 DNA 测序寻找遗传方面病因。

四、临床分型

（一）AL 淀粉样变性

AL 淀粉样变性是由单克隆 B 细胞分泌的游离免疫球蛋白亚基，主要是轻链所致，是肾脏淀粉样变性最常见且最严重的类型。前体结构的异质性使 AL淀粉样蛋白生成机制研究较为困难：每个单克隆轻链互不相同，因此每个患者都是独特轻链。免疫球蛋白重链在淀粉样变性中的参与（AH 和 AHL 淀粉样变）非常罕见，激光显微切割技术和质谱技术的使用使其诊断率有明显提高。

1. 发病机制　在 AL 淀粉样变性或原发性淀粉样变性中，前体轻链为决定因素。λ 链比例显著升高，为 κ 链的 $2 \sim 4$ 倍。轻链可变区一个很少表达的同源家族——V λ VI变异亚型，只存在于淀粉样变性相关的单克隆免疫球蛋白中。淀粉样变性发生与理化特征相关，包括尿液中低分子量轻链片段、轻链异常二硫键及低等电点（PI）。分析近 200 个轻链序列发现，κ 链和 λ 链的 12 位残基均与淀粉样变相关。由于其较高的二聚常数，AL 淀粉样变患者中的轻链可作为抗体与细胞外结构结合，有助于成核过程。另外，轻链可变区（VL）的胚系基因和分泌克隆的体细胞发生突变可影响器官受累倾向性。表达含Vλ Ⅵ亚基单克隆轻链患者可能更多表现为以肾脏损害为主，而较少出现心脏和多系统病变。κ链患者主要为肝脏受累。此外，器官特异性环境因素也参与其中。如肾内高浓度尿素可通过减少成核滞后时间使纤维形成增加。轻链淀粉样蛋白可通过不依赖于细胞外纤维沉积直接促进疾病发生。在心脏和肾脏中，浸润本身与临床表现不完全相关。淀粉样变性患者轻链沉积于肾小球系膜细胞诱导其向巨噬细胞样细胞表型转化，而轻链沉积病患者则诱发肌成纤维细胞样表型。

2. 流行病学　美国AL淀粉样变性年发病率是9/100万，我国肾淀粉样变性病发病率尚无明确统计数据。不足1/4的AL淀粉样变性患者伴有明显的免疫增生性疾病，多发性骨髓瘤常见，Waldenstrom巨球蛋白血症也可见到。多发性骨髓瘤患者约10%合并淀粉样蛋白沉积，轻链型多发性骨髓瘤合并淀粉样蛋白沉积可达20%。原发性淀粉样变性不伴有明显的免疫增生性疾病，诊断为原发性淀粉样变性患者的年龄中位数为64岁，其中男性患者略多，约10%患者不到50岁。

3. 临床表现

（1）肾脏表现：肾淀粉样变性病的临床表现可分为4个阶段：临床前期（无症状，仅在病理检查时发现或仅有乏力、体重减轻等非特异性症状）、单纯蛋白尿期、肾病综合征期、肾衰竭期。蛋白尿是肾淀粉样变性常见的早期临床表现之一，国外研究资料显示，绝大多数肾淀粉样变性患者存在不同程度蛋白尿，其中55%～60%患者尿蛋白≥1g/d，25%～40%患者表现为肾病综合征，＜5%无蛋白尿患者以淀粉样周围神经病变为主。蛋白尿特点为非选择性，几乎90%尿蛋白大于1g/d的患者尿中含有单克隆蛋白。部分轻度蛋白尿可持续数年，甚至少数病例可达10年之久。肾脏淀粉样变性患者一旦出现肾病综合征后发展迅速，平均存活时间为19个月，预后甚差。部分肾病综合征患者可合并肾静脉血栓，加速肾功能恶化，偶可致急性肾衰竭。部分肾淀粉样变性患者可有显微镜下血尿，肉眼血尿罕见，如出现明显血尿，应及时检查排除尿路淀粉样变性病灶。本病肾病综合征患者高胆固醇血症发生率较其他病因所致的肾病综合征患者要低。20%～50%的患者存在高血压，但部分患者因周围神经病变，自主神经病变或肾病综合征时有效循环血容量降低而出现直立性低血压。以血管受累为主的患者少有蛋白尿，而因肾血流减少所致的肾功能不全表现较突出。肾小球淀粉样物质沉积量与肾功能障碍程度尚未发现明显相关。

AL型淀粉样变性病确诊时约1/4患者血肌酐＞176.8μmol/L（2.0mg/dl）。本病肾病综合征者从诊断至开始透析的平均时间为14个月，从透析开始平均存活时间为8个月，腹膜透析与血透的存活时间无明显不同。肾衰竭和心血管疾病是患者死亡的最主要原因。当淀粉样蛋白沉积在近曲小管和髓袢 Henle 袢（或集合管）附近时，肾脏表现还可包括肾小管性酸中毒（表现为 Fanconi 综合征）和多尿。

（2）肾外表现：AL 淀粉样变性可浸润除了大脑以外的其他任何器官，因此出现多种临床表现。超过 1/3 患者存在限制型心肌病，其中 1/2 以上可导致患者死亡。心室壁和室间隔浸润程度可通过超声心动图确定。淀粉样变性也可诱发心律失常和病态窦房结综合征。淀粉样蛋白沉积在冠状动脉可导致心绞痛和心肌梗死。50% 原发性 AL 型淀粉样变性患者死于充血性心力衰竭和心律失常，为该病最常见的致死原因。心脏肌钙蛋白和 N 端脑钠肽前体（NT-proBNP）为 AL 淀粉样变性患者心肌功能障碍的敏感标志物及总体生存率强有力的预测因子。

胃肠道受累常见，可导致胃肠运动紊乱、吸收障碍、出血或梗阻等。巨舌可能引起吞咽困难和气道阻塞。约 1/4 患者肝大，但肝脏功能异常一般较轻。周围神经受累可导致感觉性多发神经病，其后发展为肢体运动障碍。

自主神经病变可引起直立性低血压、排汗障碍、胃肠功能紊乱、膀胱功能失调、阳痿等症状，上述自主神经病变可单独出现，也可与周围神经病变同时存在。直立性低血压是 AL 淀粉样变性的主要并发症之一。皮肤受累形式可表现为眼周特征性紫癜及瘀斑、丘疹、结节、斑块，通常在面部和上躯干。AL 淀粉样变性也可浸润关节结构，类似于类风湿或不对称的血清学反应阴性的滑膜炎。浸润于肩部可产生严重的疼痛和肿胀。

AL 淀粉样变性的一个罕见但严重的临床表现是获得性凝血障碍，其可能与 X 因子或 IX 因子缺乏、纤维蛋白溶解增加有关。在器官活检前应系统排查此病变。广泛血管沉积也可能引起出血。需测定凝血酶原时间（PT）和活化部分凝血活酶时间（APTT）及出血时间（BT）以评估凝血功能。

除了骨痛，伴或不伴有骨髓瘤的患者最初症状相似。而肾病综合征、直立性低血压及周围神经病变更常见于 AL 淀粉样变性不合并多发性骨髓瘤患者。

4. 实验室检查　73% AL 淀粉样变性患者尿液样本通过免疫固定电泳可检测到单克隆轻链，λ 轻链出现频率为 κ 的两倍，相反，单纯骨髓瘤中所见 λ 与 κ 轻链比率为 1：2。随着敏感的免疫组化技术的使用，血清或尿液中能检出单克隆免疫球蛋白阳性率可达 90%。联合应用免疫组化技术与血清游离轻链（FLC）实验，检出阳性率可达 99%。AL 淀粉样变性同时合并 IgM 副蛋白血症可形成一类特征性的患者亚群，与没有 IgM 单克隆组分的患者相比，常出现各种克隆障碍，通常发生于淋巴系统（包括 75% Waldenstrom 巨球蛋白血症），通常有低水平 FLC. 以 κ 链为主，淋巴结（31% vs 3%）和肺（17% vs 2%）受累概率增高。

5. 诊断　凡表现为肾病范围的蛋白尿，伴或不伴有肾损伤或存在非扩张性

☆ ★ ☆ ☆

心肌病、周围神经病变、肝大、自主性神经病变的患者，不管在血清或尿液中是否可以检测到副蛋白，都应该考虑 AL 淀粉样变性可能。表现为多发性骨髓瘤或意义未明的单克隆免疫球蛋白血症（MGUS），尤其是 λ 轻链型的患者须警惕。首先应通过组织活检确诊淀粉样变性，然后确认淀粉样物质的类型和器官受累程度。受累器官活组织检查常用于诊断，但应优先创伤更小的检查。唾液腺或腹部皮下脂肪活检阳性率可达 80%～90%。如果活检的直肠标本中含有黏膜下血管（淀粉样物质早期沉积位置），直肠活检的诊断率在 80% 以上。骨髓活检标本应用刚果红染色显示淀粉样蛋白的存在，骨髓受累（在 50% 患者中可观察到）强烈提示 AL 型淀粉样变性。

所有患者应行血清和尿液免疫固定电泳以确定单克隆轻链的存在和对血清游离轻链定量测定（FLC）。骨髓标本是必要的，因为有 10% 的患者经免疫固定后无明显的单克隆轻链，而且用免疫组化方法在骨髓中直接检测到浆细胞克隆是 AL 淀粉样变性强有力的证据。

6. 治疗与预后　AL 淀粉样变性是浆细胞增生性疾病最严重的并发症之一。心脏受累引起的充血性心力衰竭和心律失常至少占死亡人数的 40%。治疗目的是消除浆细胞克隆。

与不治疗或单用秋水仙碱治疗的患者相比，接受美法仑加泼尼松（MP）联合治疗的 AL 淀粉样变性患者，其总生存率提高非常有限。虽然大剂量美法仑联合自体干细胞移植（HDM/SCT）的治疗被应用，但治疗相关死亡率（TRM）仍有待改善。过去 15 年 HDM/SCT 治疗患者 TRM 是 11%，随着患者选择和管理经验的优化，过去 5 年内 TRM 降至 5%。虽然 HDM/SCT 治疗有效，但 HDM/SCT 治疗 AL 淀粉样变性常仅限用于小于 65 岁、受累器官达两个而无心肌淀粉样变的患者。HDM/SCT 是否可作为系统性 AL 淀粉样变性的一线治疗取决于患者受累器官程度、数目，特别是心脏受累与否以及程度、体重状态和年龄等。

以大剂量地塞米松为基础的方案疗效与 HDM/SCT 方案接近，但 TRM 更低。M-Dex 方案包括口服美法仑 [10mg/（m² · d）] 和地塞米松（40mg/d），4d 为 1 个疗程，每 6 周 1 次，共 18 次。M-Dex 方案比 MP 方案起效迅速，并可用于治疗晚期患者。一项前瞻性随机研究(入 HDM/SCT 组也未经过筛选随机入组)表示，M-Dex 方案血液和器官缓解率类似于 HDM/SCT 方案，但 HDM/SCT 组 100d 死亡率更高。在一项意向性治疗分析中，平均随访 3 年，M-Dex 组中位生存期为 57 个月，而 HDM/SCT 组仅 22 个月。该试验可能存在的问题：①被随机分配到 HDM/SCT 组的患者中仅 37 人接受了治疗。② HDM 组 TRM（24%）高于淀粉样变性转诊中心的单中心研究报道的 TRM（4%～14%）。这种高死亡率可能是由于患者登记有严重的器官功能障碍，所以不符合许多转诊中心行 HDM/

SCT 治疗的条件。亚组分析显示，强化治疗时不良结局发生风险低的患者 M-Dex 组 3 年生存率 80%，而 HDM/SCT 组是 58%。此外，随机分组后存活至少 6 个月的患者与接受其指定治疗的患者有相似死亡率（20% ～ 30%）。

　　根据以上结果，有学者提出以下建议：①严重脏器功能不全患者应接受 M-Dex 作为一线治疗。②病变相对较轻患者适合 M-Dex 或 HDM/SCT 治疗（美国视为参考治疗）。③若存在心脏受累，应通过评估 FLC 及高敏肌钙蛋白 T 和血清 NT-proBNP 水平对患者进行谨慎监测。④在治疗 3 ～ 6 个月后，血液学和 NT-proBNP 仍无缓解，治疗应改为替代方案，如以沙利度胺、来那度胺或蛋白酶体抑制剂硼替佐米为基础的治疗方案。

　　上述新药联合地塞米松不仅可以快速缓解多数患者血液学改变，甚至在难治性或复发性疾病中仍有此作用。硼替佐米治疗诱发的克隆缓解率为 70% ～ 90%，包括约 40% 完全缓解（M-Dex 加硼替佐米联合应用与单独使用 M-Dex 疗效比较的 RCT 试验正在进行中）。硼替佐米也可与环磷酰胺和地塞米松联合应用，具有良好的耐受性和显著缓解率。硼替佐米应慎用于晚期心脏淀粉样病的患者。不管是否应用化疗或骨髓移植，淀粉样变性肾病综合征患者都需要支持治疗，包括适当应用利尿剂，对水肿患者限制食盐摄入，穿弹力袜及紧身衣、应用氟氢可的松以及在一些患者中使用米多君，一种 α 肾上腺素受体激动剂以防治直立性低血压。

　　治疗效果可分为部分缓解，即相关 FLC（南浆细胞克隆分泌）和无关 FLC（其他同种型：dFLC）之差降低 50% 或更多：“较好的部分缓解”是指 dFLC 低于 40mg/L；完全缓解是指检测不到单克隆免疫球蛋白，血清 FLC 和 κ/λ 比值正常。在缓解患者中，AL 淀粉样沉积物可能会逐步消退。

　　7. 透析和移植　AL 和 AA 淀粉样变性患者透析后 1 年生存率约 70%，5 ～ 6 年生存率 30% ～ 44%。AL 淀粉样变性患者的中位生存期（26 ～ 39 个月）比 AA 淀粉样变性患者短：败血症和心脏疾病是死亡的主要原因。

　　心脏淀粉样变性是 AL 淀粉样变性透析患者死亡最重要的预测因素。持续性低血压、胃肠道出血、慢性腹泻及难以建立和维护血管通路，使 AL 淀粉样变性血液透析患者的管理通常很复杂。终末期肾病淀粉样变性患者腹膜透析与血液透析的生存率相似，尽管腹膜透析可导致蛋白流失从而加剧营养不良，但腹膜透析可避免对血管通路和血压的有害影响，治疗 AL 淀粉样变性伴肾衰竭较血液透析可能更有优势。

　　心脏受累的严重程度和肾移植后沉积物质复发使肾移植受到限制。持续 1 年以上血液学缓解的患者可选择肾移植。当考虑实体器官移植（心、肝、肾）时，为避免移植器官发生系统性进展和淀粉样复发，应在移植之前或之后进行化疗。肾移植后获得部分克隆缓解的患者生存期为 9 年，而未获得缓解的患者生存期为 5 年。

(二) AA 型淀粉样变性

1. **流行病学** AA 型淀粉样变性或称继发性淀粉样变性，5% 患者的血清淀粉样 A 蛋白 (SAA) 产生持续升高。存在长期持续的慢性炎性疾病 (中位数 17 年)、高强度急性时相 SAA 应答、SAA1 纯合基因型、家族性地中海热 (杂合变异性热蛋白) 和家族性 AA 型淀粉样变的患者发病风险高。

近年来，AA 淀粉样变性一个重要流行病学特点是基础疾病谱发生了一些变化。化脓性肉芽肿性感染，特别是肺结核，所占比例现在 (15%) 较以前减少。在这些患者中，抗生素可通过抑制其病因有效地防止 AA 淀粉样变性。而慢性炎症性关节炎所致的继发性 AA 淀粉样变性病比例显著增加 (60%)。治疗包括抗肿瘤坏死因子 (TNF-α) 和利妥昔单抗等，可使类风湿关节炎并发 AA 淀粉样变性的概率下降。另外，随着血液疾病疗效的改善，霍奇金病患者现鲜有 AA 型淀粉样变性。AA 淀粉样变可在各种情况下出现，如炎性肠病、非 ANCA 相关性系统性血管炎、肿瘤和免疫缺陷状态。与家族性反复发热综合征相关的遗传性 AA 淀粉样变性所占比例越来越大，在新近病例系列分析中约为 10%。

2. **临床表现** AA 淀粉样变主要侵犯的靶器官是肾脏，几乎所有 AA 型淀粉样变性患者肾脏均有累及。临床表现可为急性发作伴肾病综合征或发病非常隐匿。约 5% 病例无蛋白尿。另外，胃肠道紊乱 (如腹泻、便秘、消化不良) 和肝脾大也是较为常见的临床表现。与 AL 型淀粉样变相比 AA 型淀粉样变患者很少发生 CHF、周围神经病变、巨舌和腕管综合征。

3. **诊断** AA 型淀粉样变性临床诊断主要依靠组织活检。据报道在尸检时发现肾组织内存在淀粉样物质的患者中有 50% 死亡前已存在蛋白尿，因此有学者建议对活动性、长期炎症性关节炎患者，即使不合并蛋白尿和慢性肾脏病 (CKD) 也应进行系统检查，特别是组织活检以发现淀粉样变性。一旦发现淀粉样物质沉积，即使患者无症状，也应更有效地控制炎症。尽管对有症状的患者进行肾活检 100% 可有阳性发现，但首先应尝试创伤较小的活检方法：副唾液腺和腹部脂肪组织活检的阳性结果可达 80% 以上，刚果红染色阳性的沉积物需使用 SSA 抗体进行免疫组织化学染色以确认为 AA 型，SAP 显像显示骨骼不受影响 (不同于 AL 型淀粉样变性)。

4. **自然史与治疗** AA 型淀粉样变性患者的存活时间是 133 个月，远长于 AL 型淀粉样变性的患者。死亡主要原因是感染和透析相关并发症，而非心脏并发症。淀粉样蛋白负荷和临床结局与循环 SAA 浓度有关。SAA 浓度低于 4mg/L 患者相对死亡风险，比高于 155mg/L 的低约 18 倍。即使 SAA 浓度轻度上升 (4～9mg/L)，死亡风险亦可增加 4 倍。因此，SAA (优于 C 反应蛋白) 水平应每月监测，维持目标值低于 4mg/L。SAA 浓度中位数低于 10mg/L 的患者 60% 可出现淀粉样沉积物消退，这些患者存活率高于那些淀粉样沉积物不消退患者。另外，与死亡率增加有关的其他因素是年龄偏大和终末期肾病。

伊罗地塞是一种新型化合物，能干扰淀粉样蛋白质和糖胺聚糖间的相互作用，因此可以抑制淀粉样纤维丝的聚合，减慢 AA 型淀粉样变性患者肾功能的衰退。然而伊罗地塞对蛋白尿、ESRD 以及腹部脂肪的淀粉样蛋白含量并无有益效应，也不能降低死亡的风险。CPHPC 和 SAP 抗体联合应用的效果目前正在评估中，重点仍应放在基础炎性疾病的治疗。

AA 型淀粉样变性中大部分报道接受肾移植的患者为类风湿疾病。约 10% 移植物再次出现淀粉样物质沉积。感染和心血管事件是引起早期死亡的主要原因，需要谨慎管理。

5. 其他特殊类型的 AA 型淀粉样变性

（1）家族性地中海热和其他遗传性反复发热：家族性地中海热（FMF）是一种特殊类型的 AA 型淀粉样变性，也是家族淀粉样变性最常见的原因。经证实秋水仙碱可有效预防和治疗 FMF。FMF 是一种常染色体隐性遗传疾病，通常发生于犹太人和亚美尼亚人。其病因为编码 pyrin 或称 marenostrin 的 MEFV 基因突变。临床上，有两种不同的表现型。第一种类型为儿童或青少年期短暂的、偶发的、发热性腹膜炎，胸膜炎或滑膜炎发作，且出现于肾脏表现之前。第二种类型，肾脏症状首先出现，并可长时间作为疾病的唯一表现。症状发作时伴随有血清淀粉样蛋白A增加。淀粉样沉积物引发严重的肾损伤，肾小球显著受累，导致早年即发生 ESRD 从而早逝。

秋水仙碱能阻止蛋白尿进展，偶尔可能逆转肾病综合征，并且延缓非肾病综合征范围蛋白尿者的肾小球滤过率（GFR）的下降。但对于防止已发生的肾病综合征或肾损伤患者，效果则欠佳。秋水仙碱预防 FMF 发生淀粉样变性的最小剂量为 1mg/d，对有肾淀粉样变性临床证据的患者应为 1.5 ～ 2mg/d。但约 10% 患者对秋水仙碱无反应。

白细胞介素 -1 受体（IL-1R）拮抗剂为二线药物。不能耐受秋水仙碱的患者，应先停药，然后重新从低剂量开始使用。最近对基因突变引发周期性发热伴淀粉样变性综合征的认识，衍生出遗传性 AA 型淀粉样变性的分子诊断。这些综合征包括 TNF 受体相关性周期性综合征，Muckle-Wells 综合征和家族性寒冷性自身炎症综合征。高 IgD 血症伴周期性发热综合征患者中仅少数报道有系统性 AA 型淀粉样变性。这种情况大多数可通过药物抗 IL-1 和抗肿瘤坏死因子制剂控制。

（2）血透相关性淀粉样变性病：血透相关性淀粉样变性中淀粉样蛋白为 ApM，前体为 β 微球蛋白（βMG），临床称之为血透相关性淀粉样变性病。近

☆★☆☆

年研究表明，ApM 蛋白为晚期糖基化终末产物（AGE）修饰的 βM 蛋白。BM 蛋白分子量 11.0 ～ 11.8kD，是一个含 99 个氨基酸的多肽。AβM 蛋白可沉积于患者的关节、肌肉、内脏和滑膜等多种组织中，主要见于长期维持性血透患者，尤其是透析时间长于 5 ～ 10 年的患者，研究证明透析超过 10 年、15 年分别约有 65%、100% 患者发生该并发症。

临床表现：①腕管综合征：症状主要由腕部横韧带或手指屈肌滑膜的 β 微球蛋白沉积所致，早期常表现为双侧手部正中神经分布区域的感觉异常，其后掌部关节病变伴运动障碍也可随之发生。②淀粉样关节炎：长期透析患者的肩、髋、腕、肘、踝及指关节受累常见，其中肩关节受累最为常见，表现为关节疼痛、僵硬和肿胀；软骨下骨囊性损害和关节的侵蚀性改变是最主要的放射学特征。③全身淀粉样变：少见，程度通常较轻。

治疗：选用生物相容性较好的高通量膜有助于增加 β 微球蛋白的清除。前瞻性研究已经证实，采用聚硝酸酯膜 AN-69 长期维持性血透患者，血透相关性肾淀粉样变性病的发生率较低。目前血透相关性淀粉样变性病本身缺乏特效药物治疗。

第三节　高尿酸血症肾病

尿酸是人体嘌呤代谢的终产物，尿酸水平的异常会对很多器官功能造成影响。高尿酸血症肾病是指高尿酸血症和（或）高尿酸尿症可使尿酸在肾组织沉积所导致的肾损害，可分为如下 3 个类型：急性高尿酸血症肾病、慢性高尿酸血症肾病及尿酸结石。高尿酸血症是心血管疾病（CVD）和慢性肾病（CKD）的独立危险因素。多见于喜肉食、肥胖及酗酒者，男性占 90% 以上。

原发性高尿酸血症大多原因未明，少数系嘌呤代谢过程中先天性酶缺乏或功能失调所致，如 5- 磷酸核苷酸 -1- 焦磷酸合成酶的突变和次黄嘌呤 - 鸟嘌呤磷酸糖转移酶突变，此为该病的两个特异性酶，为 X 染色体连锁遗传；另一些家族属为常染色体显性遗传。故本病常有家族史（75%）。

尿酸经肾小球滤过后，98% 被近端肾小管重吸收，尿中排出的尿酸主要由肾小管分泌。当血尿酸升高，肾小球滤过增多，流经近端肾小管时，该部位负荷加重，久而久之导致近端肾小管损伤。其次，远端肾小管和集合管的低 pH、脱水状态，有助于或促进尿酸盐 - 尿酸结晶在局部肾组织的沉积，引起化学炎症反应。此外，尿酸盐亦可沉积于肾盂、肾盏、输尿管内，形成尿酸结石，阻塞尿路。

早期和急性期可见肾小管内有结晶物质沉积，甚至有微小结石形成，肾小管上皮细胞变性，间质水肿，尤以髓质部严重，慢性期可见针状、双折光放射形排列的尿酸盐结晶沉积于肾间质 - 肾小管内，此为高尿酸血症肾病的特征性病理变化；晚期肾间质纤维化使肾萎缩，纤维组织压迫血管引起肾缺血，肾小动脉硬化及肾小球纤维化。本病如能早期诊断，积极预防、治疗，则预后较好。若延误诊断或治疗不当，可发展成尿毒症。

一、导致高尿酸血症的常见原因

（一）尿酸产生过多

1. 嘌呤摄入过多　血清尿酸含量与食物内嘌呤含量成正比。摄入的食物内 RNA 的 50%，DNA 的 25% 都要在尿中以尿酸的形式排泄。因此，高嘌呤食物对体内尿酸浓度有显著的影响。严格的无嘌呤饮食可以减少 15% ～ 20% 血尿酸水平。但内源性的嘌呤仍然是体内尿酸的主要来源。

2. 内源性嘌呤产生过多　内源性嘌呤代谢紊乱较外源性因素更为重要。嘌呤由非环状到环状的从头合成过程要经过 11 步反应，参其中酶的异常增多会导致嘌呤合成过多。目前已经发现的有以下几种。

（1）PRPP 合成酶活性增加：该基因异常为 X 伴性，使 PRPP 合成酶的活性增加，加速了从头合成的第一步反应。

（2）HGPRT 缺乏：该基因异常也为 X 伴性。该酶能促使次黄嘌呤转换成次黄嘌呤核苷酸，鸟嘌呤转换成鸟苷酸，当 HGPRT 缺少时，PRPP 消耗减少，PRPP 积聚而使嘌呤合成加速和尿酸生成增多。

（3）G6PD 缺乏：为常染色体隐性疾病。该基因的异常导致腺嘌呤的代谢增加，并有继发的嘌呤从头合成增加。也会因大量乳酸和酮酸与尿酸竞争性排泄而出现高尿酸血症。

（4）嘌呤代谢增加：如慢性溶血性贫血，横纹肌溶解，红细胞增多症，骨髓增生性疾病及化疗或放疗时。过度运动，癫痫状态，糖原贮积症的Ⅲ、Ⅴ、Ⅶ型，都可加速肌肉 ATP 的降解。心肌梗死、吸烟、急性呼吸衰竭也与 ATP 加速降解有关。

（二）肾清除尿酸减少

尿酸分泌的减少可能与肾小球滤过率的降低、肾小管分泌减少或肾小管重吸收增加有关。虽然高尿酸血症在慢性肾病中总是存在，但血尿酸浓度与血肌酐、血尿素氮之间的关系还不清楚。

1. 肾小球滤过减少　持续高尿酸血症的患者中 90% 有肾处理尿酸功能的异常。在高尿酸血症并有痛风的患者中，给予其不同的尿酸负荷，其尿酸盐清除与肾小球滤过率的比值要低于正常人群。因此，痛风患者较非痛风者分泌尿酸的量要低 40%。同样是嘌呤代谢或代谢增加导致的血尿酸水平增加，达到稳态时，痛风患者的血尿酸水平要较非痛风者高 60 ～ 120μmol/L。肾功能不全或衰竭时，

☆ ☆ ☆ ☆

肾小球滤过率降低是高尿酸血症的主要原因。

2. 肾小管分泌尿酸减少　由于药物、中毒或内源性代谢产物抑制尿酸排泄和（或）再吸收增加是高尿酸血症的主要原因。当阴离子转运系统受乳酸和酮酸类（β- 羟基丁酸、乙酰乙酸）等抑制因子干扰时，会导致尿酸水平的急性变化。如剧烈运动或饮酒之后的乳酸产生增加，水杨酸中毒等。

3. 肾小管重吸收增多　高尿酸血症也可由于距分泌位置的远端重吸收的增强导致。这些可见于糖尿病脱水或利尿治疗的时候。尿酸净重吸收增加可发生在容量降低的情况下，这是利尿剂引起高尿酸血症的机制之一。

（三）两种因素同时存在

很多患者是尿酸产生增加和排泄减少两种因素同时存在的。如葡萄糖 6- 磷酸酶缺乏症、遗传性乳糖不耐受的患者。乳酸酸中毒和肾小管酸中毒及酒精都使尿酸潴留。酒精导致的高乳酸血症也阻止了尿酸的排泄。

二、病理生理机制

与尿酸是否导致心血管疾病一样，对于尿酸是否可以导致肾病，多年来一直存在争议。很多学者认为高尿酸血症并不是肾脏疾病的诱发因素，原因是：①痛风患者的肾活检时发现，肾间质病变和动脉粥样硬化的表现与高血压肾损害非常相似。而且很多患者都有高血压，因此很难将病变归咎于高尿酸血症。而且，在 1970—1980 年的研究表明，在没有高血压的人群以及老年人中的高尿酸血症，除非血尿酸增高非常明显（女性 > 595μmol/L，男性 > 773.5μmol/L），否则肾病进展的风险不是很高。②高尿酸血症通常与其他风险因素相关，如老年、男性、肥胖和高胰岛素血症。因此，很难将尿酸与这些因素区分开来。③尿酸结晶的沉积通常比较轻微，并且多在局部，这也很难解释为什么疾病是弥散性的。④虽然一些研究应用降尿酸药物可以改善肾功能，但可能是由于良好的尿酸控制使非类固醇药物的应用减少所导致。而且一些非随机或短期的研究发现降尿酸的肾脏保护作用不大，所以很多专家认为痛风性肾病是一种错误的定义，尿酸对肾脏疾病没有什么影响。近期研究提示高尿酸血症是 IgA 肾病的独立风险因素。而且，在对 6400 名肾功能正常患者的研究中发现，血尿酸超过 476μmol/L 者，较血尿酸水平低于 297.5μmol/L 者，在两年内发展成为肾功能不全者，男性增加 2.9 倍，女性高达 10 倍。这种风险的增加与年龄、体重指数（BMI）、收缩压、总胆固醇水平、血浆白蛋白水平、血糖水平、吸烟、饮酒、锻炼习惯、蛋白尿水平以及血尿水平都无关。而且实际上血尿酸增加比蛋白尿更能预测肾功能不全的进展。在另一个对 49 000 名男性铁路工人的研究中，尿酸水平的增加与肾衰竭的增加是独立相关的。因此，这些研究重新评估了高尿酸血症与肾损伤的关系，使高尿酸血症在肾脏疾病中的作用得到新的重视。

　　由于早期的动物实验多为急性高尿酸血症模型，其导致的损伤也主要是急性高尿酸后尿酸在肾脏结晶引起的梗阻性损伤，这与临床上常见的慢性高尿酸血症不很相符。近几年出现了利用尿酸氧化酶抑制剂在啮齿类动物中构建的慢性高尿酸血症，使尿酸对肾脏及心血管的作用机制得以深入研究。

　　临床上尿酸或尿酸盐导致的肾脏损伤不仅仅是由于尿酸盐的结晶导致的梗阻，更主要的是尿酸结晶可以启动炎症反应。细胞的吞噬或者内吞带有阴离子的晶体可以激活补体系统和炎性细胞，并伴有细胞因子和其他介质如肿瘤坏死因子（TNF）和白介素 -8（IL-8）等的释放。受影响的组织的实质细胞如滑膜细胞和肾脏的肾小管细胞；也能内吞尿酸晶体，也能够释放细胞因子，使局部炎症反应放大。最近的研究表明，可溶性的尿酸盐对于肾脏和血管细胞也有损伤作用。

　　Kang D 等的研究小组及其他研究小组的结果均提示尿酸致肾脏病的机制主要是导致肾小球前动脉病变、肾脏炎症以及使肾素血管紧张素系统（RAS）和环氧化酶 -2（COX-2）活化而产生高血压。该小组发现尿酸是血管平滑肌细胞的有丝分裂源，可以直接刺激血管平滑肌细胞增殖。最近发现与尿酸共同孵育后大鼠主动脉平滑肌细胞重新表达 COX-2 mRNA。COX-2 在伴有高尿酸血症的残余肾大鼠肾前血管表达增加，而且其表达水平与尿酸水平及血管平滑肌增殖相关。这些发现提示，尿酸可以导致血管平滑肌细胞的增殖和肾脏病进展，这一作用的机制是通过 COX-2 活化从而使血栓素表达增加来实现的。有趣的是最近的研究证实血管紧张素Ⅱ（Ang Ⅱ）也可以通过 COX-2 途径促使血管平滑肌细胞增殖。除了 COX-2 途径，尿酸还可能通过 Ang Ⅱ导致血管病变。RAS 阻断剂可以预防氧嗪酸（尿酸氧化酶抑制剂）诱导的高尿酸大鼠的肾小球前血管病变，血管紧张素Ⅱ受体 1 阻断剂可以部分抑制尿酸介导的血管平滑肌细胞增殖。因此，Ang Ⅱ和 COX-2 都可能参与了尿酸介导的血管平滑肌增殖和炎症反应。

　　尿酸也可以促使单核细胞趋化蛋白 -1（MCP-1）在血管平滑肌细胞的表达，这一作用可能是尿酸直接进入血管平滑肌细胞后使促丝裂原活化蛋白激酶（MAPK）和核转录因子（NK-κB）活化实现的。Kang 等最近观察到尿酸也可以促使体外培养的人血管细胞表达 C 反应蛋白。高尿酸还可以促进低密度脂蛋白胆固醇的氧化从而促进脂质过氧化。

三、肾脏疾病时引起高尿酸血症的可能机制

　　前已述及，许多肾脏疾病特别是 IgA 肾病时，血尿酸水平显著升高，除了部分是肾功能不全导致的尿酸滤过下降外，实际上很大一部分是在肾功能正常时就已发生了高尿酸血症。通过对部分 IgA 肾病患者的分析，证实了肾功能正常的 IgA 肾病也有很大一部分伴有高尿酸血症，而且发现伴有高尿酸血症的这

☆☆☆☆

部分 IgA 肾病患者肾脏血管病变和肾小管间质病变明显重于血尿酸正常的 IgA 肾病患者，这与 Myllymaki 等报道的一致。这些资料提示 IgA 肾病时可能存在肾脏排泄尿酸的异常从而导致高尿酸血症，而高尿酸血症进一步加重肾脏损害和肾功能不全的快速进展。但目前尚不知 IgA 肾病及其他慢性肾脏病时发生高尿酸血症的机制。解放军总医院肾病中心用基因免疫的方法制备了小鼠抗人 URAT1 抗体，发现伴有高尿酸血症的 IgA 肾病患者，肾脏 URAT1 表达明显高于血尿酸正常的 IgA 肾病患者。体外实验证明醛固酮可以刺激肾小管上皮细胞高表达 URAT1，提示肾脏疾病时局部醛固酮增加可能是刺激 URAT1 表达增加从而导致高尿酸血症的重要机制之一。

四、临床表现

除非患者出现痛风、肾结石时，尿酸性肾病一般并无特异性的临床表现：

（一）痛风

急性痛风性关节炎发病前没有任何先兆。轻度外伤、暴食高嘌呤食物或过度饮酒、疲劳、内科急症（如感染，血管阻塞）均可诱发痛风急性发作。夜间发作的急性单关节或多关节疼痛通常是首发症状。疼痛进行性加重，呈剧痛。体征类似于急性感染，有肿胀，局部发热，红及明显触痛等。大趾的跖趾关节累及最常见（足痛风），足弓、踝、膝、腕和肘关节等也是常见发病部位。全身表现包括发热、心悸、寒战，不适及白细胞增多。疾病初始阶段局部症状和体征消退，关节功能恢复。随着病情的进展，如果不进行预防，将出现慢性关节症状，并发生永久性破坏性关节畸形。手，足可出现增大的痛风石并排出白垩样尿酸盐结晶碎块。

（二）肾结石

尿酸在尿路结晶可引起结晶尿、结石和梗阻。患者有排尿困难和血尿。尿中可析出尿酸结晶。

（三）无症状高尿酸血症

临床上高尿酸血症所致的肾脏损伤不一定必须有尿酸结晶在肾脏的沉积，患者往往合并肥胖、高血压病、高脂血症、糖尿病、动脉硬化、冠心病、脑血管疾病、肾结石和尿路感染等多因素共同参与。这些合并的疾病或并发症会加重肾脏损害，使病情复杂化。

五、临床分型

高尿酸血症在临床上分为急性和慢性高尿酸性肾病。急性尿酸性肾病一般都有明确的诱因，可表现为少尿性肾衰竭，比较容易判断。但是慢性高尿酸肾病比较隐匿，主要表现为间质性肾损害。几乎均有肾小管浓缩功能下降，肾小管浓缩功能受损早于肾小球功能受损。可有夜尿增多、多尿、尿比重降低、等张尿。也可间歇出现少量蛋白尿（一般不超过 ++）和镜下血尿。高血压，水肿，有轻度单侧或双侧腰痛。随着病情进展可出现持续性蛋白尿。其后肾小球滤过率下降，尿素氮升高。如为慢性肾衰竭引起的高尿酸血症，原有肾脏疾病表现加重。慢性高尿酸肾病往往在肾功能出现异常或者痛风反复发作后，才检测肾功能。因此，常规进行血尿酸水平的检测是必要的。

（一）急性尿酸性肾病

当高尿酸血症急性发作时，往往导致急性肾衰竭，这种情况通常叫作"急性尿酸性肾病"。急性尿酸性肾病可表现为少尿性肾衰竭，其主要发病机制是尿酸在远端肾单位的肾小管形成结晶析出沉积。小管液流经这些肾单位时由于水分被重吸收和进一步酸化，也由于非电离的尿酸在这一酸性环境的溶解度较低，尿酸在肾内形成微晶体导致"肾内积水"和急性肾衰竭。肾小球滤过速度由于囊内压力的增加而变慢，肾脏血流也减少。脱水和细胞外液的不足可以通过增加小管液和尿液尿酸浓度而进一步加重肾脏损害。肿瘤破坏导致的高尿酸血症通常会高于 893μmol/L（15mg/dl），而其他急性肾衰竭一般不高于 714μmol/L（12mg/dl）。

急性尿酸性肾病通常发生于大量过多的尿酸生成时。这种内源性的尿酸生成过多可以是某些酶的异常或代谢紊乱导致嘌呤及尿酸合成过量。也可以是大量组织破坏所致，如横纹肌溶解综合征以及某些恶性肿瘤化疗后大量细胞破坏。高尿酸血症患者若首次给予足量促进尿酸排泄的药物会导致肾绞痛和急性肾衰竭。这种情况下，由于药物抑制了尿酸在近端小管的重吸收导致大量尿酸突然在远端肾单位沉积而发病。

大量尿酸沉积肾小管引起急性肾衰竭是高尿酸血症发展的结果。一项报道称，正常人联合用吡嗪酰胺和高嘌呤饮食数天就可以出现高尿酸血症。但由于用吡嗪酰胺抑制了尿酸的排泄，使排泄到尿中的尿酸即便是在这种高尿酸血症时仍然是较低的，从而使肾功能保持正常而不出现急性肾衰竭。这说明高尿酸血症本身并不能导致急性肾衰竭，而是在高尿酸血症时大量尿酸进入肾小管析出结晶才导致急性肾衰竭。因此抑制高尿酸血症时过多的尿酸进入肾小管可以防止急性肾衰竭的发生。

（二）慢性尿酸性肾病

慢性高尿酸血症一般临床症状不明显，诊断时要仔细分析。首先要分析患者是何种疾病导致的血尿酸水平升高，如淋巴或者骨髓的增生改变、红细胞增多、牛皮癣、维生素 B_{12} 缺乏、铅中毒、脱水状态等疾病。如果这些疾病都排除后，则要分析是否为肾脏所致。对于肾功能已经有减退的患者，如果血尿酸水平超过一定程度，说明高尿酸血症不仅仅由肾功能减退引起：血肌酐 ≤ 132μmol/L

（1.5mg/dl），血尿酸＞536μmol/L（9mg/dl）；血肌酐132～176μmol/L（1.5～2.0mg/dl），血尿酸＞595μmol/L（10mg/dl）；晚期肾衰竭，血尿酸＞714μmol/L（12mg/dl）。临床上由于慢性肾衰竭导致的痛风非常少。在别嘌醇出现以前，有研究发现在1600名尿毒症患者中，只有17人患有痛风，在维持性血液透析的201名患者中，只有13人患有痛风。虽然这些患者中血尿酸浓度很高。有研究表明尿毒症的环境抑制了炎症的发生。Ifudu等发现患者在进入终末期肾衰竭前如果出现了痛风，但进入透析后就不再出现，尽管透析时血尿酸水平还是很高。但这没有解释为什么没有很好治疗的尿毒症患者中，由焦磷酸钙盐沉积导致的假性痛风的急性炎症还是很普遍。

六、实验室检查

（一）尿液检查

通常会出现尿pH低，尿氨排泄减低。约有75%的患者表现为酸负荷后氨生成异常。尿尿酸的测定可将痛风或高尿酸血症分为产生过剩型和排泄不良型。如果在一般饮食状况下24h尿中尿酸含量超过800mg或者给予低嘌呤饮食5～7d之后，24h尿中尿酸含量仍然超过600mg，则可判定为产生过剩，如果低于600mg，则为排泄不良。绝大多数发生痛风的原因，都是因尿酸盐排泄不足所致（约占90%）。一些特殊蛋白，例如β_2微球蛋白（β_2-MG）、THP在肾脏轻度受损时，即可出现显著的变化，早于生化肾功能（BUN、Cr）异常。尿尿酸测定的方法同血尿酸测定。临床意义在于有许多痛风患者尿尿酸排出正常或排泄不足。但通过尿液检查可了解尿酸排泄情况，对合理选择降尿酸药物及鉴别尿路结石是否由尿酸增高引起有所帮助。

（二）血尿酸测定

检查血尿酸值，需要空腹8h以上，一般要求晚上12时后禁食，但可喝水。正常值，男性：149～416μmol/L；女性：89～387μmol/L。在肾功能减退、氯仿中毒、四氯化碳中毒、铅中毒、子痫、妊娠反应及食用富含核酸的食物等，均可引起血中尿酸含量增高。另外，饮水、利尿剂和药物应用等因素均可影响血尿酸水平。

（三）影像学检查

纯尿酸性结石在X线下不显影，超声检查可见回声。痛风受累关节的特征性X线表现是软组织和骨质破坏。骨与关节的X线表现晚于临床症状，骨质破坏约在起病10年以后才出现，当然进展特别快的患者例外。一般说来，X线检查如发现有骨质破坏，则说明病情已经较重。病变往往不可逆。

（四）肾活检

单纯性尿酸性肾病，如果病因非常清楚，一般不需要肾脏活检。但如果考虑是伴随其他肾脏疾病出现的高尿酸血症，则需要进行肾活检以明确。肾活检标本很容易丢掉尿酸在间质和小管内的结晶体。以水为基础的固定方法经常洗掉了尿酸或尿酸盐。标本需在酒精固定或冰冻，并在偏振光下观察。尿酸没有特异性的染色。

（五）基因异常及遗传病的检测

在排除饮食、用药、脱水以及其他相关疾病后，如仍不明确高尿酸血症的原因，应进行基因背景检测。常见的原因有：① Lesch-Nyhan 综合征。② PRPP 合成酶活性增加。③ HGPRT 缺乏。④ G6PD 缺乏。⑤家族性青年高尿酸性肾病（FJHN）。⑥常染色体显性髓质囊性肾病（ADMCKD）。⑦糖原贮积症等。

七、病理

（一）急性尿酸性肾病

由短时间内大量尿酸结晶堆积于肾脏集合管、肾盂和输尿管所导致。由于尿液中尿酸浓度骤然增高形成过饱和状态。显微镜下可见管腔内尿酸结晶的沉积，形成晶体或呈雪泥样沉积物。可阻塞肾小管，近端肾小管扩张，而肾小球结构是正常的。这种肾病通常是可逆的。这些沉积物导致梗阻及急性肾衰竭。间质纤维化及痛风石通常不会出现。如果得到恰当的治疗，肾功能可恢复正常。

（二）慢性尿酸性肾病

长期但不严重的高尿酸血症患者易出现肾脏的小管间质的慢性病变。有时也叫痛风性肾病。其严重程度与血尿酸升高的持续时间和幅度有关。慢性高尿酸血症可导致尿酸晶体主要在远端集合管和肾间质沉积，尤其在肾髓质和乳头区。镜下可见尿酸和单钠尿酸盐在肾实质内沉积。间质尿酸结晶来源于集合管。这些结晶体形成核心，周围有白细胞、巨噬细胞浸润及纤维物质包裹。这种标志性组织学改变称为痛风石。经典的痛风性肾病，痛风石在皮髓交界处及髓质深部沉积。在有长期痛风病史的患者中，肾脏不仅表现为痛风石形成，而且还伴有纤维形成、肾小球硬化、动脉硬化及动脉壁增厚。

（三）肾结石

镜下可见尿酸结晶在肾乳头和集合管内沉积。

八、治疗

（一）轻度的高尿酸血症

大部分高尿酸血症患者是无症状的。对于血尿酸轻度增高 420 ～ 600μmol/L（7 ～ 10mg/dl）的无症状患者是否给予积极治疗仍有争议。血尿酸升高通常与胰岛素抵抗、肥胖、高血压、脂质代谢异常（也称为代谢综合征）以及粥样硬化性疾病相关联。虽然很多临床资料表明高尿酸血症可导致心血管疾病，并加

☆ ☆ ☆ ☆

速肾功能异常。但大多数临床医师对高尿酸血症的治疗持保守态度。主张尽量首先用非药物方法将尿酸水平控制在正常范围。如多喝水，避免高嘌呤饮食。

（二）慢性高尿酸血症患者

对于血尿酸水平 > 600μmol/L（10mg/dl，女性），> 780μmol/L（13mg/dl，男性）的患者应给予降尿酸治疗。治疗高尿酸血症的药物主要分为 3 类：

1. 抑制尿酸产生的药物　别嘌醇为治疗高尿酸血症的首选药物。别嘌醇通过抑制黄嘌呤氧化酶来降低尿酸，继而使嘌呤的从头合成也降低。要注意的是，它仅对新形成的尿酸有抑制作用，对已经出现的尿酸没有抑制效果。它的主要活性代谢产物别嘌呤二醇的半衰期很长（约 28h），也对维持效果起重要作用。与利尿酸剂相比，别嘌醇减少尿内尿酸量，对于肾衰竭导致的高尿酸血症以及控制结石方面，都有很好的作用，而且它的作用不受水杨酸的阻断。在肾功能不全的时候，由于其活性代谢产物的半衰期延长，别嘌醇的用量也要减少。在极个别情况下，别嘌醇导致的黄嘌呤尿会引发黄嘌呤性肾结石，尤其在 HPGRT 不全患者进行白血病化疗时。别嘌醇可以增加尿酸的前体 - 黄嘌呤和次黄嘌呤，这两者可以导致黄嘌呤肾病。虽然在 MDRD 研究中没有发现尿酸在肾脏损伤的发病中是危险因子，但临床上的观察和实验室结果使医师们开始对于没有痛风的患者也使用别嘌醇治疗。但对于服用剂量有一些争议，尤其在慢性肾脏病患者同时服用噻嗪类药物者，药物的蓄积和别嘌醇的代谢产物别嘌呤二醇，可以导致严重的骨髓抑制和其他不良反应。因此，在这种情况下，别嘌醇的用量应控制在 100mg/d 或者每周 3 次。大多数人可很好地耐受别嘌醇，但也有人有严重的过敏反应，使肾功能受损或者出现肝炎、皮肤损伤等。必需时可采取脱敏的方法服用。其他如新型的黄嘌呤氧化酶 / 脱氢酶的抑制剂 TXM-67，适用于别嘌醇过敏者。如果肾功能是正常的，别嘌醇的初始剂量应该为 100mg/d，逐渐加量至 300 ～ 400mg，最大剂量 800mg/d。如果有肾功能不全，应随时调整剂量。300mg/d 的剂量对于 85% 的患者都是有效的。痛风石在血尿酸降至 300 ～ 360μmol/L（5 ～ 6mg/dl）后 6 ～ 12 个月，逐渐溶解。别嘌醇与硫唑嘌呤和 6- 巯基嘌呤间相互作用，因此临床应用时应注意。6- 巯基嘌呤和硫唑嘌呤是嘌呤合成的抑制剂，其代谢受别嘌醇的抑制，因此在与别嘌醇同时服用时，剂量应减至常用量的 25%。

2. 促进尿酸排泄的药物　这类药物可以促进尿酸从尿中排泄增加，从而减低血尿酸水平，在使用过程中一定要保持足够的尿量和使尿液碱化，防止尿酸结晶和结石形成。对于肿瘤治疗时使用细胞毒性药物或组织大量溶解引起的急性高尿酸血症，不宜应用足量的促尿酸排泄药物，以防止大量尿酸在肾脏由于过饱和析出结晶而导致急性肾衰竭。

（1）丙磺舒（羧苯磺胺）：可抑制尿酸盐在近曲肾小管的主动再吸收，增加尿酸盐的排泄而降低血中尿酸盐的浓度。少数患者可见胃肠道反应、皮疹、药物热。对磺胺类药过敏者及肾功能不全者禁用。

（2）苯溴马隆：属苯骈呋喃衍生物，为促尿酸排泄药，作用机制主要是通过抑制近端肾小管对尿酸的重吸收，从而促进尿酸排泄，降低血中尿酸浓度。苯溴马龙可以完全抑制 URAT-1 对尿酸的转运，是迄今为止最强效的利尿酸药物。对于严重的肾脏疾病患者也可服用。通常患者都能适应，可用于长期性治疗高尿酸血症及痛风病。毒性作用轻微，对肝肾功能无明显影响。

（3）磺吡酮（硫氧唑酮）：竞争性抑制尿酸盐在近曲小管主动再吸收，从而增加尿酸从尿中排泄，降低血中尿酸浓度。排尿酸作用较丙磺舒强，不良反应较丙磺舒小。常见的不良反应为消化道刺激症状。

（4）碘苯呋酮：苯并菲啶生物碱类，也属利尿酸药物，对于别嘌醇过敏者可使用。有临床观察发现其大剂量应用时，在肾移植患者中降尿酸效果优于别嘌醇。

（5）氯沙坦：近期的许多观察都发现血管紧张素 II 型受体拮抗剂（ARBs）-氯沙坦能促进尿酸的排泄，而且这种现象在其他 ARBs 中尚未观察到。首次观察到在给予氯沙坦 4h 后血尿酸的下降与给药量呈剂量依赖性。在尿毒症和正常大鼠模型中，氯沙坦可以使肾脏尿酸的清除能力增加 3 倍。Roch-Ramel 等用来源于人肾近段肾小管 BBMVs 研究，发现 BBMVs 中包含尿酸阴离子交换蛋白和电压敏感的尿酸转运蛋白，它们分别负责重吸收和分泌尿酸。氯沙坦对以上两种交换蛋白的 50% 抑制浓度（IC50）均小于丙磺舒，说明氯沙坦对尿酸交换蛋白的亲和力强于丙磺舒。氯沙坦对尿酸转运蛋白具有高亲和力的原因还不十分明确。在生理 pH 时，尿酸以一价阴离子形式存在，而尿酸转运蛋白比较适合转运这样的一价阴离子。与尿酸类似，氯沙坦在生理 pH 时也以一价阴离子形式为主，因此在电荷上比较适合与尿酸转运蛋白结合。氯沙坦被证实可以减少噻嗪类药物导致的高血压人群中的高尿酸血症。而且氯沙坦的利尿酸作用对肾脏没有什么不良反应，因为它可以同时使尿 pH 增加。但有一例报道，由于锻炼导致的急性肾衰竭，用氯沙坦和三氯噻嗪治疗后出现低尿酸血症。将氯沙坦替换为坎地沙坦后，肾衰竭得以缓解，肾活检显示肾小管已从急性肾小管坏死中恢复过来。由于该药物对肾脏有很好的安全性，对高血压患者伴有高尿酸血症者可能是一个很好的选择。

3. 尿酸氧化酶类药物　人类没有尿酸氧化酶，静脉注射尿酸氧化酶药物可以将尿酸分解为尿囊素。对于严重的痛风、化疗高尿酸血症、器官移植后环孢素导致的高尿酸血症的治疗和预防都有很好的效果。但有人对该药有严重的过敏反应，G6PD 缺乏患者甚至出现溶血反应。目前商品化的尿酸氧化酶主要有两类，一类是天然的尿酸氧化酶，如从黄曲霉菌提取纯化的 Uricozyme，另一

☆ ☆ ☆ ☆

类则是用基因重组技术制备的尿酸氧化酶,如Rasburicase。由于纯化方法的不同,Uricozyme的纯度不如Rasburicase高,而且由于Uricozyme在纯化过程中半胱氨酸的影响而活性下降,Rasburicase的活性要比Uricozyme高50%。Paolucci等用Rasburicase预防和治疗儿童白血病和淋巴瘤等肿瘤引起的高尿酸血症收到良好效果。

4.其他 促进肠道排泄尿酸药如一些活性炭类的吸附剂,可以在肠道吸附尿酸等有害物质。单独用降尿酸作用弱,和别嘌醇合用效果好。

5.血液透析治疗 对于因恶性肿瘤使用溶细胞药物治疗而产生的急性高尿酸血症或肾衰竭引起的高尿酸血症必要时可以考虑血液透析治疗。

九、预防

由于饮食中的嘌呤含量对血尿酸水平影响非常大,因此严格控制高嘌呤食物的摄入是非常重要的。常吃的食物种类繁多,对每种食品都进行嘌呤含量测试很难做到,而且各家测得的数据差异较大,所以只根据食品中嘌呤含量进行分类并不十分准确。一般认为动物内脏、肉汤(长时间炖肉使大部分嘌呤进入汤中)、啤酒等嘌呤含量最高,其次包括大部分鱼类、贝类、肉食及禽类。蔬菜中以芦笋、菜花、四季豆、菜豆、菠菜、蘑菇、花生等含量较多。而奶、蛋、米及面制品和其他大部分蔬菜嘌呤含量较低。蔬菜水果多属碱性食物,可以增加体内碱储量,使体液pH升高。尿液pH升高,可防止尿酸结晶形成和促使其溶解,增加尿酸的排出量,防止形成结石或使已形成的结石溶解。不少蔬菜水果中含有少量的钾元素,钾可以促进肾脏排出尿酸,减少尿盐沉积。另外要注意多喝水。血尿酸与体重指数呈正相关,因此应节制每日的进食总热量。控制每天饮食中的总热量,减轻体重。痛风患者的饮食以控制在正常人食量的80%左右为妥,严禁暴饮暴食。

第 6 章

☆☆☆☆

感染性疾病肾损害

☆☆☆☆

第一节 乙型肝炎病毒相关性肾炎

慢性乙型肝炎病毒（HBV）感染，常有肝外感染及其合并症，包括肾病、胆道感染、胰腺炎、溶血性贫血、结节性多动脉炎等，其中 HBV 相关性肾小球肾炎在慢性乙型肝炎或无症状携带者中十分常见。

1971 年有学者首次报道了一例 53 岁男性患者输血后出现转氨酶升高，病毒标志物检测发现 HBsAg 持续阳性，16 个月后发生了肾病综合征，肾活检病理为膜性肾病样改变，进一步检测发现 HBsAg 在肾小球内有沉积，提出 HBV 感染可能是某些肾小球肾炎的致病原因，随之各国学者纷纷开始重视此方面研究。我国自 1979 年开始研究 HBV 感染与肾脏疾病的关系。1989 年 10 月在北京召开了"乙型肝炎病毒相关性肾炎"专题座谈会，正式将该病命名为乙型肝炎病毒相关性肾小球肾炎，简称乙肝肾炎。

HBV 感染的流行状况有明显的地域差异，HBsAg 的携带状况与之相一致。依据 20 世纪 80 年代资料，美国与西欧发达国家 HBV 感染率最低，为 0.1%～1.0%，东欧次之，为 1.1%～1.5%，而亚洲与非洲高达 2%～20%，我国的 HBV 感染率更高，仅携带者就占人口的 8.8%。临床资料表明，HBV 感染率越高，肾小球肾炎的发病率亦高，HBV 感染伴肾小球肾炎的发病率在 6.8%～20%。因此，HBV 感染与肾小球肾炎关系十分密切。中华儿科学会肾脏协作组于 1996 年对 2315 例肾穿刺标本的回顾性研究中发现，HBV 相关性肾小球肾炎占小儿肾病总数的 8.7%，最新资料显示 HBV 相关性肾小球肾炎占膜性肾病总数的 12%。

一、病因和发病机制

目前病因和发病机制不甚明了，一般认为与 HBV 感染导致的体液与细胞免疫功能紊乱及遗传易患性等因素有关。

☆ ☆ ☆ ☆

（一）HBV 相关的体液免疫

Ⅲ型超敏反应是由中等大小的可溶性免疫复合物沉积于局部或全身毛细血管基底膜后，通过补体激活和血小板、白细胞参与作用下，引起的以充血水肿、局部变质和白细胞浸润为主要特征的炎症反应和组织损伤。可溶性抗原与相应 IgG 或 IgM 抗体形成免疫复合物，其中大分子免疫复合物可被单核 - 巨噬细胞及时吞噬，小分子免疫复合物因在循环中难以沉积由肾脏排出体外，最终清除特异性抗原异物。中等大小的可溶性免疫复合物如果长期存在于循环中，可沉积于毛细血管基底膜，研究表明，能够穿过肾小球基底膜沉积于上皮下的物质相对分子质量不超过 1×10^6 左右。局部沉积的免疫复合物通过传统途径激活补体产生过敏毒素（C3a/C5a）及攻膜复合体，直接介导组织损伤，并可通过活化中性粒细胞释放蛋白水解酶等物质、血小板活化介导微血栓形成与释放血管活性胺介导组织损伤，诱发Ⅲ型超敏反应。

中等大小可溶性免疫复合物的沉积与组胺、补体过敏毒素（C3a/C5a）血管活性胺类物质所致的内皮细胞间隙增大的作用有关，还与解剖学及血流动力学因素有关，即免疫复合物容易沉积在血压较高的毛细血管迂回处。肾小球基底膜和关节滑膜等处的毛细血管迂回曲折，血流缓慢多有涡流，同时毛细血管血压很高，约为其他部位毛细血管的 4 倍，因此可促进中等大小的免疫复合物沉积并嵌入到血管内皮细胞间隙之中。

HBV 感染患者体内存在 HBsAg 与抗 HBs、HBeAg 与抗 HBe、HBcAg 与抗 HBc 等多种免疫活性成分，可能在血液循环中形成免疫复合物并沉积于肾小球。HBsAg 相对分子质量为 $(3.7 \sim 4.6) \times 10^6$，HBcAg 相对分子质量为 $(8.5 \sim 9.0) \times 10^6$ 且带有负电荷，因此它们形成的免疫复合物很难穿过基底膜到达上皮下，而多沉积于内皮下与系膜区，诱发膜增生性肾小球肾炎或系膜增生性肾小球肾炎。HBeAg 相对分子质量 $(3.0 \sim 9.0) \times 10^4$，形成的免疫复合物相对分子质量为 2.5×10^5，HBeAg 带有负电荷，而抗 HBe 抗体带有强大正电荷，两者形成的免疫复合物等电点为 $6.4 \sim 8.4$，可顺利通过基底膜而沉积于上皮下，诱发膜性肾病。

研究表明，HBeAg 可通过非免疫机制穿过基底膜种植于上皮下，与血液循环中的抗 HBe 相互作用形成原位免疫复合物，与膜性肾病的发病有直接关系。在膜性增生性肾小球肾炎患者的肾小球毛细血管袢上，常有 HBV 外膜肽段循环免疫复合物沉积；此外，少数 IgA 肾病患者肾小球膜的细胞核内有 HBcAg，提示可能与 HBV 感染有关。

因此，循环免疫复合物与原位免疫复合物 2 种途径介导的Ⅲ型超敏反应参与 HBV 肾小球肾炎的发病机制，其出现可作为病变活动的标志之一，其中以体液免疫的作用为主。

此外，HBV 可以直接感染肾脏的固有细胞，原位杂交已发现肾小球系膜细胞和毛细血管袢内皮细胞中 HBV 病毒颗粒，这可结合相关的 IgM 与之反应，进而激活补体传统途径或补体裂解产物 C3b 的调理作用，使肾脏细胞溶解破坏。

自 1992 年应用 Southern Blot 技术在 HBV 膜性肾病患者活检肾组织内检出 HBV DNA 后，已有众多关于 HBV 相关性肾小球肾炎肾组织内检出 HBV DNA 的报道。林等应用原位杂交技术研究发现，8 例起病 6 个月以内的 HBV 膜性肾病的肾组织中，7 例小管上皮细胞 HBV DNA 阳性，起病 6 个月以上的 14 例中仅 3 例小管阳性，小球内为阴性。另有资料显示，血清 HBsAg 阳性的 50 例患者肾组织中 32 例 HBV DNA 阳性，其中 26 例在肾小球系膜细胞、上皮细胞的细胞核以及细胞基质中 HBV DNA 阳性，13 例小管细胞亦有阳性。有学者应用双重免疫染色法研究发现，HBcAg 阳性的肾小管周围出现较多的 T 淋巴细胞浸润，并可见 T 淋巴细胞直接接触或侵入小管管壁，甚至取代上皮细胞的现象，小管管壁残缺不全甚至完全消失，部分肾小球或间质内也出现了较多的 T 淋巴细胞，表明 HBV 相关抗原可能介导了 T 淋巴细胞对肾组织细胞的攻击。

（二）HBV 感染诱导的自身免疫

HBV 具有细胞有限泛嗜性的特点，可以在脑、肺、心、肠、肾等组织器官中生存和复制，进而使与 HBV 相关的一些抗原在组织中表达，诱发组织病理损伤。除此以外，HBV 慢性感染患者体内可出现多种自身抗体，如抗 DNA 抗体、抗细胞骨架成分、抗肝细胞膜特异脂蛋白抗体、抗肾小管刷状缘抗体等，提示 HBV 的慢性感染，可导致免疫自稳失衡，出现自身免疫现象甚至发生自身免疫性疾病。HBV 相关肾小球肾炎与狼疮性肾炎相比，均有重度蛋白尿或肾病综合征，病理学上肾小球病变相近，常难以区别，多克隆免疫球蛋白与多型性补体在上皮细胞内有相近的分布，这似乎提示其发病机制存在共同之处。

另一方面，研究发现部分系统性红斑狼疮、慢性活动性肝炎患者肾组织内可发现 HBV 相关抗原。故有学者认为，HBV 感染靶细胞后，可引起特异性 T 淋巴细胞对自身细胞攻击，出现自身免疫反应，该免疫功能紊乱状态可成为肾小球疾病的潜在发病基础。

（三）HBV 感染后的免疫缺陷与免疫耐受

HBV 感染后，部分患者可能存在免疫功能尤其细胞免疫的缺陷，难以清除 HBV 病毒，最终成为慢性 HBsAg 携带者，在此基础上的免疫复合物形成了 HBV 相关肾小球肾炎的发病因素。年龄与细胞免疫功能的发育与完善有密切关系，故首次感染的年龄对是否发展成慢性感染者有决定作用。出生时感染者可有 75% ~ 95% 在 3 ~ 6 个月成为慢性携带者，儿童期为 20% ~ 30%，成人则不足 10%。儿童期 HBV 相关肾小球肾炎的发病率高，而成人则明显较低，这与抗 HBe 阳性率有关。年龄愈大，抗 HBe 阳性率愈高，HBV 相关肾小球肾炎

☆ ☆ ☆ ☆

的发病率愈低，抗 HBe 对 HBV 相关肾小球肾炎有保护作用。

慢性 HBV 感染患者的 T 淋巴细胞免疫功能低下，导致机体对 HBV 耐受亦可能是 HBV 相关肾小球肾炎的机制之一。有学者研究发现，HBV 相关肾小球肾炎患者外周血 T 淋巴细胞对表达有 HBcAg 的自身细胞的细胞毒性较低，以 HBcAg 刺激相关肾小球肾炎患者外周血辅助性 T 淋巴细胞 1（Th1）产生 IL-2 与 IFN-γ 的量很低，而 Th2 细胞产生 IL-10 则较高，这似乎提示 HBV 相关肾小球肾炎患者对 HBcAg 阳性细胞的免疫应答低下，机体处于免疫耐受状态。

鉴于免疫系统的功能及其调节十分复杂，其详细机制有待于进一步研究。

（四）遗传因素

近年随着分子生物学的发展，研究发现遗传因素与 HBV 相关性肾小球肾炎的发生有密切关系。人类 HLA 定位于第 6 对染色体短臂上，是一组紧密联系的免疫遗传基因群。

HLA 系统呈高度多态性，有多个位点，每个位点又可有多个等位基因。通常这些基因可划分为 3 类：Ⅰ类基因包括 ABC；Ⅱ类基因包括 DP、DQ 与 DR；Ⅲ类基因主要与补体及 TNF 等细胞因子有关。有学者应用淋巴细胞毒实验对黑种人 HBV 相关膜性肾病患者的 HLADRB1 与 DQB1 进行了测定，发现 HLADQB1*603 在 HBV 相关膜性肾病患者中表达频率较高，CHHI2=13.65，RR=4.3；DRB1*07 与 DRB1*02 频率亦升高，但无统计学意义；HLAI 类基因无差异。

总之，HBV 相关肾小球肾炎的发病是 HBV、宿主免疫应答状况及环境遗传等因素综合作用的结果。

二、病理

从广义的角度讲，HBV 相关性肾小球肾炎的病理改变复杂多样，可以出现为大部分肾小球疾病病理类型。据目前资料，HBV 相关性肾小球肾炎的组织病理学改变以膜性肾病多见，其次是膜增生性肾小球肾炎、系膜增生性肾小球肾炎，局灶节段性肾小球硬化与微小病变亦不少见；从免疫病理学角度，IgA 肾病亦不少见。

某医院 1980—1995 年诊断的 49 例 HBV 相关肾小球肾炎中，膜性肾病 30 例（占 61.2%）、膜增生性肾小球肾炎 7 例（占 14.3%）、系膜增生性肾小球肾炎 4 例（占 8.2%）、轻微病变 3 例（占 6.1%）、局灶节段性肾小球肾炎 1 例（占 2.1%）、其他 4 例（占 8.2%）。报道的 14 例土耳其 HBV 相关肾小球肾炎中，膜性肾病 6 例（占 42.9%）、膜增生性肾小球肾炎 7 例（占 50%）、IgA 肾病 1 例（占 7.1%）。有学者研究了 1984 年 2 月—1996 年 11 月的 10 例牙买加儿童 HBV 相关性肾小球肾炎病例，膜性肾病 8 例（占 80%）、膜增生性肾小球肾炎 1 例（占

10%）、微小病变 1 例（占 10%）。

此外，成人与儿童的病理谱有一定差别。有学者比较研究了儿童与成人 HBV 相关性肾小球肾炎发现，均以膜性肾病为主，但儿童组（17/22）明显多于成人组（10/21）。

（一）HBV 相关性膜性肾病

典型的原发性膜性肾病病理特征：光镜下可见肾小球弥散性病变，早期 Masson 染色仅于肾小球基底膜上皮侧见到多数排列整齐的嗜复红小颗粒；进而嗜银染色可见有钉突形成，基底膜逐渐增厚。免疫病理显示 IgG 和 C3 呈细颗粒状在肾小球毛细血管壁沉积。电镜下早期可见基底膜上皮侧有排列整齐的电子致密物，常伴有广泛足突融合。

HBV 相关性肾小球肾炎的病理特点除了具有原发性膜性肾病的特点外，还有自己的独立特征。有学者对 16 例 HBV 相关性肾小球肾炎与 12 例原发性膜性肾病的病理进行了比较，发现 HBV 相关肾小球肾炎电镜下有时可见系膜细胞轻度增生，系膜区轻度扩大，并有部分插入，插入常限于副系膜区，一般不超过毛细血管袢周径的 1/8。上皮下及基底膜内可见大量团块状电子致密物沉积，基膜增厚，新生基膜插入团块之间形成钉突。沉积物也可见于系膜区及内皮下，内皮下沉积物往往量少而细小。电镜对于区分 HBV 相关性膜性肾病与膜增生性肾小球肾炎是必要的。免疫组化检测可见 HBsAg 和（或）HBeAg 和（或）HBcAg 伴 IgG（100%）、C3（75%），少数有 IgA、IgM 沉积，其分布为沿肾小球毛细血管袢颗粒状沉积，部分在小管间质亦有沉积。

（二）HBV 相关膜增生性肾小球肾炎

典型的原发性膜增生性肾小球肾炎病理特征：光镜下可见肾小球系膜细胞和系膜基质弥漫重度增生，可插入到肾小球基底膜和内皮细胞之间，使毛细血管袢呈现"双轨征"。免疫病理可见 IgG 和 C3 呈颗粒状沉积于系膜区及毛细血管壁。电镜下系膜区和内皮下可见电子致密物沉积。细分可有 3 型，Ⅰ型以内皮下电子致密物为特点，Ⅱ型以基膜内电子致密物为特点，Ⅲ型以内皮下、上皮下与系膜区均有电子致密物为特点。

某大学附属儿科医院曾报道的 7 例 HBV 相关膜增生性肾小球肾炎中，6 例为 1 型，1 例为Ⅲ型。有学者报道的 HBV 相关膜增生性肾小球肾炎患者 48.3% 为Ⅲ型，另有报道Ⅲ型几乎均发生于 HBV 携带者，提示该型与 HBV 感染密切相关。免疫组化可以发现 HBsAg 和（或）HBcAg 呈颗粒状沿肾小球毛细血管袢及系膜区沉积，Ⅲ型可有 HBeAg 沉积。IgG、IgM、IgA、C3 的阳性率分别为 86.4%、75.2%、69.5%、72.5%。

（三）HBV 相关系膜增生性肾小球肾炎

典型的原发性系膜增生性肾小球肾炎病理特征：光镜下可见肾小球系膜细

☆ ☆ ☆ ☆

胞和系膜基质弥漫增生，增生程度可分为轻、中、重度。免疫病理将该组疾病分为 IgA 肾病和非 IgA 系膜增生性肾小球肾炎。前者以 IgA 沉积为主，后者以 IgG 或 IgM 沉积为主，均常伴有 C3 于肾小球系膜区或基膜区及毛细血管壁呈颗粒样沉积。电镜下可在系膜区，有时可在内皮下见到电子致密物。

HBV 相关系膜增生性肾小球肾炎除上述系膜区扩大、系膜细胞增生及基质增多等特征外，免疫组化可发现 HBsAg 和（或）HBcAg 在系膜区沉积，部分病例有大量 IgA 沉积。

（四）HBV 相关性轻微病变性肾小球肾炎

典型的原发性轻微病变性肾小球肾炎病理特征为：光镜下肾小球正常或仅有局灶、节段性系膜增生，免疫荧光阴性，偶尔可有微量 IgM 或 C3 沉积于肾小球系膜区。唯一的或最重要的病理改变是电镜下广泛的肾小球上皮细胞足突融合，无或仅低密度电子致密物沉积于系膜区。包括微小病变病和轻微病变。

HBV 相关性轻微病变性肾小球肾炎的特点与典型的原发性轻微病变性肾小球肾炎病理特征基本一样，免疫组化可有微量 HBsAg 和（或）HBcAg 在系膜区沉积。

（五）HBV 相关性局灶性节段性肾小球硬化

典型的原发性局灶性节段性肾小球硬化的特征：光镜下可见病变呈局灶、节段分布，表现为受累节段的硬化，如系膜基质增多、毛细血管闭塞与球囊粘连等，相应肾小管萎缩、肾间质纤维化。免疫病理可见 IgM 和 C3 在肾小球受累节段呈团块状沉积。电镜下可见肾小球上皮细胞足突广泛融合。

HBV 相关性局灶性节段性肾小球硬化的特点与典型的原发性局灶性节段性肾小球硬化病理特征基本一样，免疫组化可有微量 HBsAg 和（或）HBcAg 在系膜区沉积。

三、临床表现

临床上患者肝炎症状多较轻微，甚至无症状，多数患者属于乙肝病毒携带状态，HBV-GN 临床表现多样，有的无明显症状仅在体检中发现。乙肝病毒相关肾炎多见于儿童，男性占明显优势，可能与儿童对 HBV 免疫反应不完善及男性 HBsAg 携带率较高有关。

肾炎的临床表现与原发性肾小球肾炎相似，轻者仅表现为轻度蛋白尿，也可呈大量蛋白尿，发生肾病综合征。部分患者有血尿、水肿、高血压等肾炎综合征的表现。HBV-GN 有一定的自然缓解率，尤其是 HBV-MN 的儿童患者，但在成人中肾小球疾病往往呈缓慢进展。早期血压和肾功能大多数在正常范围，晚期病例可发展至终末期肾衰竭。

除上述肾脏表现外，有时也可伴有乙型病毒肝炎的肝内、肝外的其他临床表现，如黄疸、肝酶的升高等肝功能异常，消化道不适的表现以及皮疹、关节炎、结节性多动脉炎、丘疹性肢端皮炎等肝外表现。

实验室检查：

①尿常规：一般患者有尿常规的异常，可表现为蛋白尿、血尿、管型尿等。

②肝功能：部分患者有肝功能检查的异常，如血白蛋白下降，白球比例倒置，谷丙转氨酶（ALT）升高等。

③肾功能：在早期病例，肾功能常正常，晚期可有不同程度的下降。

④病毒学：血中可检出乙肝病毒标志物，如 HBsAg、抗 HBs、抗 HBc、HBeAg、抗 HBe 和 HBV-DNA。

⑤免疫学：循环免疫复合物可增多，且证实此复合物中含有 HBsAg 或 HBeAg。部分患者可出现低补体血症和冷球蛋白血症，有研究者认为血清 C3 水平下降是诊断乙肝病毒相关肾炎的一项重要指标，而 IgG、IgA 增高者，提示病变处于活动状态。

⑥肾活检：肾脏病理切片中发现乙肝病毒表面抗原（HBsAg）和（或）乙肝病毒表面抗体（HBeAg）沉积可确诊。

四、诊断

目前国际上并无统一的诊断标准。国内主要依据 1989 年"乙型肝炎病毒相关性肾炎座谈会"拟定的诊断标准，即：①血清乙肝病毒抗原阳性。②患肾小球肾炎，并可除外狼疮肾炎等继发性肾小球疾病。③肾组织切片中找到乙肝病毒抗原。其中，③为诊断所必需，缺此不能诊断。

关于诊断标准，尚存在争议，但大多数学者认为，血清 HBV 抗原阳性，而肾组织 HBV 抗原阴性，这最大可能是肾炎与 HBV 感染无关，不能诊断 HBV-GN。

有些研究发现，在一些肾脏病患者肾组织切片中发现了 HBV 抗原，而血清中却缺乏相应的抗原，即血清 HBV 抗原与肾组织 HBV 标志物之间并无关联，对于此现象，有学者认为这是由于 HBV 感染后患者血清中 HBV 抗原滴度常时高时低呈波浪状，而且血清中抗原消长也并不与组织中消长同步。此外，肾组织中的 HBV 抗原也有可能为 HBV 直接感染肾组织后表达的产物，所以与血清 HBV 标志物不一致。故肾组织切片上乙肝病毒抗原确凿，尽管血清中乙肝病毒抗原阴性，仍可诊断乙肝病毒相关肾炎。

关于小儿乙肝病毒相关肾炎的诊断问题，由于儿童极少患膜性肾炎，且儿童膜性肾炎中绝大多数为 HBV-GN，因此，在小儿原发性肾病综合征或肾小球肾炎患者中，若血清乙肝病毒标志物阳性且病理诊断为膜性肾炎时，尽管肾组织未找到乙肝病毒抗原，HBV-GN 的可能性仍很大。

目前，国内已有学者提出，应在如何深入认识 HBV-GN 与狼疮肾炎的相关性，提出两者鉴别的指导性意见及强调 3 条标准间的相互联系在诊断中的价值等方面对诊断标准加以完善。另外，有学者提出，对于具备第 1 条加第 2 条的患者，经抗病毒治疗取得血清学转换后，肾炎完全缓解，即使无第 3 条，亦应将 HBV-GN 作为临床的第一诊断。

五、治疗及预后

大量临床研究已经表明，抑制 HBV 复制和清除 HBeAg 有助于减少 HBV-GN 患者蛋白尿和改善肾功能。抗病毒治疗是乙型肝炎病毒相关性肾炎的主要治疗手段，存在病毒复制是抗病毒治疗的适应证。应用免疫抑制剂具有风险，一般仅应用于肝脏损害较轻或无明显 HBV 复制者，目的在于阻断肾脏炎症反应，减少蛋白尿，保护肾功能。当然，临床上非特异性降蛋白尿治疗 HBV-GN 患者也有一定疗效。儿童患者较成人预后好，随着年龄增长，儿童免疫系统功能逐渐发育完善，部分患儿可以获得自发缓解。

（一）抗病毒治疗

由于肾小球中免疫复合物的原位形成或沉积是 HBV-GN 发病的关键，所以进行抗病毒治疗减少或清除 HBV，即可能减少免疫复合物形成，帮助肾损害恢复。临床已观察到，随着体内 HBV 被清除（包括机体自发清除或药物治疗清除），HBV-GN 患者的蛋白尿也常随之减少。所以，对血清 HBV 复制指标阳性的 HBV-GN 患者，进行抗病毒治疗已是标准治疗方案，包括使用干扰素和核苷类似物治疗。

1. 干扰素治疗　普通干扰素 α（IFNα-2a、-2b 及 -1b）和聚乙二醇干扰素 α（Peg-IFNα-2α 及 2b，为长效制剂）都具有抗病毒和免疫调节的双重作用。它们能抑制病毒 DNA 转录、降解病毒 RNA 及干扰病毒蛋白质合成，从而阻止病毒复制。已有临床观察显示，用 IFNα 或 Peg-IFNα 治疗 HBV-MN 患儿，当血清 HBeAg 转阴后，蛋白尿也随之缓解。需要注意的是，干扰素治疗疗程要足够长（有学者认为至少需要治疗 1 年），否则停药后血清 HBV 又会重新转阳。但干扰素适用人群较窄（不能用于失代偿的肝硬化，因为可能出现肝功能急性恶化，一般不用做长期维持治疗或预防治疗）、较多的不良反应（如骨髓抑制、流感样表现、神经精神症状、自身免疫性疾病或抗体产生和儿童生长发育抑制等）、病毒耐药的发生率低特点，所以更适合用于治疗乙型肝炎病毒感染。

2. 核苷类似物治疗　核苷类似物包括拉米夫定、阿德福韦酯、恩替卡韦、替比夫定和替诺福韦等，它们能通过抑制 DNA 多聚酶而阻止 HBV 复制。与干扰素比较，核苷类似物具有给药方便和耐受性好的优点，但是同样需要长期服药，否则停药后 HBV 又会重新复制。

☆ ☆ ☆ ☆ ☆

　　拉米夫定为第一代核苷类似物药物，在我国应用已经 15 年，所以病毒变异株已显著增多，而当变异株成为优势株时即出现耐药，此时即应改用新的其他核苷类似物治疗。临床应用已显示，这些新核苷类似物药物对野生型 HBV 和拉米夫定耐药型 HBV 都有明显的抑制作用，不过它们在治疗 HBV-GN 上的疗效研究尚少，还需进一步观察。在使用核苷类似物进行治疗时要注意：①已知阿德福韦酯及替诺福韦具有肾毒性，较大剂量使用时毒性更明显，可导致范科尼综合征及血清肌酐增高。②上述核苷类似物都主要经肾排泄，所以肾功能不全患者用药，一定要根据肾功能调节用药剂量或用药间隔时间，以免药物体内蓄积增加不良反应（替诺福韦需特别注意，因为它在体内蓄积时可引起乳酸酸中毒）。

　　中华医学会肝病学分会在 2016 年发表的《伴有肾脏损伤及其高危风险的慢性乙型肝炎患者抗病毒治疗专家共识》中提到，在慢性乙型肝炎患者接受抗病毒药物之后，临床医师应该至少每 3 个月对患者的肾功能进行复查和随访，尤其是对于既往接受过核苷酸类似物治疗的患者。对于无肾脏损伤和低风险的患者，其肾功能监测的频率推荐为治疗第 1 年至少每 3 个月监测一次，此后至少每 6 个月复查一次，对于具有肾脏损伤的高危因素的患者，其肾功能监测的频率推荐为每 3 个月监测一次。如肌酐清除率＜ 60ml/min 或血清磷酸盐水平＜ 2mg/dl，则应在原有基础上增加监测频率。

　　此外，多名研究者先后发表了用抗病毒药物（绝大多数用 IFNα，个别用拉米夫定）治疗 HBV-GN 疗效的荟萃分析，结果均显示抗病毒治疗十分有效，能显著提高 HBeAg 清除率，减少蛋白尿及促进肾病综合征缓解。

（二）糖皮质激素和免疫抑制剂的使用

　　HBV-GN 属于免疫复合物介导的肾小球肾炎，有应用免疫抑制剂指征，但免疫抑制剂可能加快 HBV 复制，使肝炎病情恶化，有一定的风险。因此关于 HBV-CN 患者能否应用糖皮质激素及免疫抑制剂治疗一直存在着争论。1990 年发表的《乙型肝炎病毒相关性肾炎座谈会纪要》认为，HBV 复制指标阴性且肝功能正常的患者，可试用激素及免疫抑制剂进行治疗，但在治疗过程中应密切监测 HBV 复制指标及肝功能变化。而 2010 年公布的《儿童乙型肝炎相关性肾炎诊断治疗指南》认为，HBV-GN 患儿应以抗病毒治疗为主，在抗病毒治疗同时可慎用糖皮质激素，但不推荐单用糖皮质激素治疗。另外，对 HBV-MN 患儿不推荐应用免疫抑制剂，而对 HBV-MPGN 患儿可以在应用抗病毒治疗基础上加用免疫抑制剂，但不推荐单用免疫抑制剂治疗。

　　国内应用糖皮质激素和（或）免疫抑制剂（吗替麦考酚酯、他克莫司或雷公藤总苷）和（或）抗病毒药物（多为核苷类似物）治疗 HBV-GN 的文章很多，可是高质量的随机对照试验却十分缺乏，所以至今仍难对上述治疗的疗效及不

☆ ☆ ☆ ☆

良反应做出客观评价。在治疗 HBV-GN 时激素及免疫抑制剂是把双刃剑，它们可能通过免疫抑制作用对免疫介导的 HBV-GN 发挥治疗效应，但是它们又可能促进 HBV-DNA 复制、延迟 HBV 中和抗体产生而加重乙型肝炎，甚至导致重症肝炎暴发。因此，免疫抑制剂联合抗病毒药物治疗乙型肝炎病毒相关性肾炎的疗效及安全性仍有待进一步临床研究。

（三）非特异性降蛋白尿治疗

血管紧张素转化酶抑制剂（ACEI）/ 血管紧张素 B 受体拮抗剂（ARB）、他汀类降脂药物、抗凝药物、维生素受体激动剂等对减少蛋白尿具有一定疗效，可以与抗病毒药物和免疫抑制剂联合应用。儿童 HBV-MN 强调 ACEI/ARB 的应用，对降低蛋白尿、保护肾功能具有积极意义。临床表现为少量蛋白尿的 HBV-GN 患者可以单独应用 ACEI/ARB 联合抗病毒治疗。

第二节　丙型肝炎病毒相关性肾炎

一、概述

我国不仅是乙型肝炎病毒感染大国，也是丙型肝炎高发区。我国一般自然人群的丙型肝炎流行率为 3.2%，约有 4000 万丙型肝炎病毒（HCV）感染者。目前认为，丙型肝炎相关性肾炎的发病不是由 HCV 本身的直接作用，而可能与免疫复合物介导有关或是由 HCV 所致的冷球蛋白血症引起。

二、流行病学

丙型肝炎呈全球性流行，据世界卫生组织统计，全球 HCV 感染率为 2.8%，估计约 1.85 亿人感染 HCV，每年因 HCV 感染导致的死亡病例约 35 万例。但是，由于 HCV 感染具有隐匿性，多数感染者并不知道感染 HCV。因此，全球确切的慢性丙肝发病率尚不清楚。国家卫生健康委员会发布的 2004—2013 年度法定报告传染病疫情显示丙肝报告发病率逐年增加（2004 年为 3.03%，2013 年则升高至 14.93%），2013 年发病例数增至 2004 年的 5.16 倍，年均发病率为 9.68/10 万，年均报告例数占病毒性肝炎报告总例数的 9.25%。2006 年全国血清流行病学调查显示，我国 1 ～ 59 岁人群抗 HCV 流行率为 0.43%，在全国范围内属 HCV 低流行地区，由此推算，我国一般人群 HCV 感染者约 560 万，如加上高危人群（包括输血者、透析患者及母亲 HCV 阳性者等）和高发地区的 HCV 感染者，约 1000 万例。各地抗 HCV 阳性率有一定差异，以长江为界，北方（0.53%）高于南方（0.29%）。抗 HCV 阳性率随年龄增长而逐渐上升，1 ～ 4 岁组为 0.09%，50 ～ 59 岁组升至 0.77%。男女间无明显差异。HCV 感染肝外表现最常见是混合性冷球蛋白，有研究提示约 50% 的患者感染 HCV 后出现混合性冷球蛋白血症，但 HCV-GN 发病率无确切数据。

三、发病机制

（一）免疫机制

HCV-GN 可以分为混合型冷球蛋白血症肾小球肾炎（CGN）及非冷球蛋白血症肾小球肾炎（nCGN）。

1. 混合型冷球蛋白血症肾小球肾炎　1993 年 Johnson 等首次报道了 8 例 HCV 感染伴混合型冷球蛋白血症的患者并发膜增生性肾小球肾炎（MPGN），并认为 MPGN 与 HCV 感染密切相关，从而引起对 HCV 感染所致 CCN（HCV-CGN）的重视。

冷球蛋白指在低温（4℃）下发生凝集沉淀而温度回升至 37℃溶解的一种免疫球蛋白。根据其组成可分为 3 种类型：Ⅰ型由单克隆免疫球蛋白组成，可以为 IgG、IgM 和 IgA，常见于多发性骨髓瘤、Waldenstrom 巨球蛋白血症及原发性单克隆丙球蛋白病；Ⅱ型和Ⅲ型是混合性冷球蛋白血症（MC），Ⅱ型由具有类风湿因子活性的单克隆 IgM 和多克隆的 IgG 相结合组成；Ⅲ型指可以与多克隆 IgG 和多克隆 IgM 抗体组成。HCV 感染后，通过复杂的、多步骤的机制引起了冷球蛋白血症的发生。主要是Ⅱ型和Ⅲ型，具有自身抗体活性及冷凝集性的 IgM 的产生是疾病发生的关键。在大样本临床研究发现，Ⅱ型 MC 导致的 MPGN 患者中，HCV 抗体和 HCV-RNA 检出率 90% 以上，在Ⅲ型中有 30%～50%，提示伴有 HCV 感染的冷球蛋白血症导致 MPGN 的致病机制与 MC 的致病机制过程可能相似。肾小球的损害主要由于冷球蛋白（由 HCV 抗原、抗 HCV-IgG 及单克隆或多克隆 IgM 组成）形成的免疫复合物沉积在内皮下和系膜区所致。从 MC 的致病机制上看，HCV 侵入人体后，产生的免疫应答是细胞与体液免疫共同作用结果。主要机制是 B 细胞介导的体液免疫，因 HCV 包膜 E2 蛋白是介导 HCV 细胞侵入的关键蛋白，与肝细胞表达 CD81 受体具有高的亲和力，而 B 细胞上也表达此受体，所以 B 细胞为 HCV 肝外感染的靶细胞，HCV 感染后，B 细胞活化阈值降低，HCV 依赖基因易位可以保护 B 细胞不发生细胞凋亡，产生大量具有类风湿因子活性的单克隆与多克隆的自身抗体 IgM，从而导致 MC 的发生。促使免疫球蛋白一类风湿因子形成。并因 HCV 的某些抗原成分与类风湿因子（IgMK）之间存在的交叉免疫反应性，促使 B 细胞产生的类风湿因子与抗 HCV-IgG 结合形成巨免疫复合物，不与细胞转运系统结合，逃脱巨噬细胞的清除，长期滞留在血液循环，再由于 IgMκ 与肾小球系膜基质具有很强的亲和力，所以形成的免疫复合物沉积在肾小球内皮下间隙和肾小球系膜中，继而通过局部补体的活化，趋化因子的形成，白细胞、单核细胞和中性粒细胞的聚集、氧化、蛋白酶、细胞因子的释放，造成肾血管球和基膜细胞损害及血管球的渗透性改变，导致 MPGN 的发生。

有研究者从 MPGN 伴 HCV 感染患者体内分离出在 37℃ 可溶性冷球蛋白，静脉注射到小鼠体内，可以成功地复制 MPGN 的动物模型。进一步分离出 IgMK，其不含任何病毒抗原成分，注射后也会出现肾小球内的沉积现象，这一研究结果提示 HCV 在致病过程中可能起间接作用，也有可能 HCV 并未伴随免疫复合物沉积，而仅仅是以 IgM 为主的免疫复合物沉积在肾组织。沉积的免疫复合物通过局部补体的活化导致肾小球肾炎的发生。

2. 非冷球蛋白血症肾小球肾炎　HCV 感染可诱发特异性的体液免疫应答反应，感染后机体产生抗 HCV 中和抗体，进而形成循环免疫复合物（CIC），主要为 IgG 型 CIC，可在肾小球沉积并激活补体，导致肾小球肾炎。有研究者采用免疫组织化学方法显示膜性肾病肾小球损伤部位有 HCV 核心抗原表达。CIC 沉积于肾小球毛细血管内皮下和系膜区，诱导细胞增殖和炎性细胞浸润，引起 MPGN。目前认为，上皮下免疫复合物主要为原位形成，只有分子量小于 1×10^6Da 的物质才能穿过肾小球基膜，定位于上皮下。HCV 核心抗原分子直径与乙型肝炎 e 抗原较为接近，可能穿过肾小球毛细血管基膜植入上皮下，与循环中抗 HCV 核心抗原的抗体结合，形成原位免疫复合物导致膜性肾病的发生。当然，沉积的部位和多少与免疫复合物分子大小、亲和性及机体对免疫复合物的清除能力有关。以原位形成或循环免疫复合物的沉积后活化补体、产生前炎症因子和趋化因子、单核 / 巨噬细胞渗出、前蛋白酶和氧化剂的释放，破坏肾小球滤过屏障，引起蛋白尿和肾功能不全。

（二）病毒因素

在系膜细胞、小管上皮细胞和内皮细胞中已发现 HCV-RNA 和相关蛋白，提示 HCV 直接感染肾脏细胞是导致肾炎的可能原因。已经证实，肾实质表达 CD81 和 SR-BI 受体，允许 HCV 与细胞表面受体结合。系膜区存在 HCV 相关蛋白与更为显著的蛋白尿有一定相关性，也为 HCV 感染肾脏而直接致病提供了证据。

此外，病毒感染可引起细胞病变效应，包括促细胞凋亡、生长或变性。在 HCV 感染的 B 淋巴细胞上已观察到，HCV 的核心蛋白能促细胞凋亡，而胞膜蛋白能促细胞生长及变性。所以，这些病毒蛋白之间的平衡状态，能决定 HCV 感染的后果。近年来还发现，HCV 不必进入细胞及复制，只要通过细胞表面的某些受体附着到细胞上，就能引起细胞病变效应。例如，有研究者发现在 HCV-MPGN 患者的肾小球系膜细胞内发现 Toll 样受体 3（TLR3）表达增强，并伴随病毒载量增加，白介素 -lβ（IL-1β）、白介素 -6（IL-6）、白介素 -8（IL-8）、单核细胞趋化蛋白 -1（MCP-1）及 RANTES 等细胞因子及趋化因子增多及肾功能

☆ ☆ ☆ ☆

下降。这一观察为细胞病变效应可能参与肾炎致病提供了某些线索。

（三）遗传因素

有研究者对 HCV-GN 的遗传背景做了研究，发现本病呈肾炎表现患者 *DRB1*11* 基因频率显著增加，而 *DRB1815* 基因频率显著降低，提示前者可能与发病相关，而后者具有保护作用。

四、病理

HCV-GN 的病理改变以 I 型 MPGN 最为多见，其次为 III 型 MPGN 和 MN。其他病理类型较少见，如局灶节段性肾小球硬化（FSGS）、系膜增生性肾小球肾炎、IgA 肾病、纤维素和免疫触须样肾小球病、血栓性微血管病等偶有报道。

MPGN 免疫荧光可见免疫球蛋白及补体呈颗粒状弥漫沉积于血管袢和系膜区，沉积的免疫球蛋白以 IgG 最常见，其次为 IgM 和 IgA。几乎所有病例都存在补体 C3 的沉积，部分病例可见 C4、C1q 的沉积。合并冷球蛋白血症者肾小球毛细血管袢沉积物的成分常与冷球蛋白的组成一致。通常是 IgM、IgG 沉积于肾小球血管袢，且 IgM 常伴有 κ 轻链的沉积，肾小球毛细血管袢及管腔内可伴有补体 C3、C4、C1q 及纤维素的沉积，IgA 沉积较少见。

I 型 MPGN 光镜下肾小球系膜细胞和基质增生，肾小球分叶或系膜结节样病变。弥漫毛细血管内增生，导致毛细血管腔狭窄，可见基膜增厚，银染色可见肾小球周边毛细血管袢系膜插入，形成"双轨征"。HCV-GN 相关的 MPGN 与特发性 MPGN 不同之处在于：①肾小球内炎性细胞浸润更突出，大量单核 - 巨噬细胞和少数多形核白细胞滞留于肾小球毛细血管腔内，使肾小球细胞数显著增多，CD68 染色可见毛细血管腔内大量单核 - 巨噬细胞。②内皮下可见大量沉积物，大小不一，有的呈节段性，有的则为球性，可占据整个肾小球毛细血管袢，致使肾小球毛细血管腔内如"血栓"样物质，它们由含冷球蛋白的免疫复合物沉积形成，HE 染色为嗜伊红性，PAS 呈强阳性，Masson 染色为红色，非嗜银，刚果红染色阴性，沉积物中常见单个核细胞。③"双轨"分布较局限，部分病例还伴随出现肾脏血管炎，中小动脉壁炎细胞浸润及纤维素样坏死，部分出现新月体形成。病理上可见大量腔内"血栓"或（和）血管炎的病例，临床上容易出现急性肾炎综合征及肾功能迅速减退。④ HCV-GN 相关的 III 型 MPGN 改变是在 I 型的基础上增加上皮侧嗜复红物沉积，部分患者有"钉突"形成（银染）。

HCV-GN 相关 MN 的病理改变与原发性 MN 类似，免疫荧光可见多种免疫球蛋白和补体呈颗粒状沉积于肾小球毛细血管袢，部分患者可同时沉积于系膜区。沉积的免疫球蛋白和补体类型与 HCV-GN 相关 MPGN 相似。而光镜下，除了基膜的改变，还伴有系膜增生等不典型膜性肾病的改变，部分患者小管间质慢性化病变重。其他少见的光镜下病理改变包括毛细血管内增生、毛细血管袢塌陷、袢坏死、新月体形成及肾小球内炎性细胞浸润等。

HCV-GN 相关 MPGN 电镜下可见肾小球基膜分层，双轨样，在双层基膜间可见不同数量系膜细胞和系膜基质成分、致密物和内皮细胞的胞质成分，偶见单个核及中性粒细胞，部分患者可出现内皮下电子致密物，足细胞往往肿胀、足突融合。合并混合性冷球蛋白血症者肾脏病理电镜下有相对独特的改变。内皮下及腔内"血栓"沉积物中见到呈现多种形态（纤维、微管、晶格及球状等）的结晶物质，提示冷球蛋白沉积。毛细血管内出现许多含有大吞噬性溶酶体的单核细胞等。

五、临床表现

HCV-GN 临床表现分为肾脏损害、肝脏损害等方面，合并混合性冷球蛋白血症者还会出现相应的其他系统性损害。

（一）肾脏损害

HCV-GN 肾脏损害临床表现差异较大，可表现为镜下和（或）肉眼血尿，非肾病或肾病范围蛋白尿，不同程度的肾功能损害及高血压，部分患者甚至表现为急进性肾炎综合征，部分患者出现肾病并发症，也可导致肾小球受累迅速发展，发展成少尿性急性肾衰竭。病理 MPGN 患者多数血冷球蛋白、循环免疫复合物及类风湿因子（RF）阳性；血清早期补体成分 C4、C1q 下降，C3 往往轻度下降，晚期补体 C5 ～ C9 则常高于正常。膜性肾病者血补体正常，血清中 RF 及冷球蛋白阴性。

（二）肝脏损害

急性丙型肝炎可有全身乏力、食欲减退、恶心和右季肋部疼痛等，少数伴低热，轻度肝大，部分患者可出现脾大，少数患者可出现黄疸。部分患者无明显症状，表现为隐匿性感染。但是大多数患者是慢性丙型肝炎，除了上述提到的症状外，肝大、脾大的发生率更高，还可出现血管痣（蜘蛛痣）、肝掌等体征。实验室检查血清转氨酶可升高，其中谷丙转氨酶升高反映肝脏病变的活动性；人血白蛋白、胆固醇、胆碱酯酶和凝血酶原水平的下降提示肝脏合成功能受损。随病程迁延可进展至肝硬化，出现腹水、脾大、静脉曲张等肝硬化相应表现，部分患者发生肝细胞性肝癌。实验室检查，血清抗 HCV 抗体阳性、HCV-RNA 升高，70% 患者 ALT 升高。

（三）其他系统性损害

冷球蛋白血症多出现在肾损害前若干年，但有时两者也能同时出现。合并混合性冷球蛋白血症者会出现其他系统性损害：几乎所有患者出现紫癜，常发生于双下肢，少数患者见于臀部、躯干，极少数可见于面部，呈间歇性反复发作，不痒，消退后可留有色素沉着，严重的紫癜可发展为皮肤和黏膜溃疡。紫癜和溃疡的病理改变均为血管炎。其他系统性损害表现多样，如发热、关节痛或关节炎、腹痛、寒冷性荨麻疹、周围神经病（感觉异常或活动障碍）、肝脾淋巴结肿大和雷诺现象等。此外，约 15% 的混合性冷球蛋白血症患者无临床症状。化验血清冷球蛋白阳性，常伴 RF 阳性及明显的低补体血症（血清 C3 水平轻度降低，而 C1q 及 C4 水平明显下降，甚至检查不出）。

由于慢性丙型肝炎启动了机体异常免疫反应，故此类患者还可以出现眼口干燥综合征、扁平苔藓、B 细胞淋巴瘤和迟发性皮肤卟啉症等。

六、诊断及鉴别诊断

目前国内外皆无统一的 HCV-GN 诊断标准，不过建议可参照 HBV-GN 的诊断标准：①存在 HCV 感染，血清 HCV-RNA 和（或）HCV 抗体检验阳性。②患肾小球肾炎并能除外其他肾小球疾病。③在肾小球内检出 HCV 抗原和（或）HCV-RNA。上面第③条最重要，应作为诊断的基本条件，但是既往受试剂和实验条件所限，文献报道的绝大多数病例都没有做此检查。因为 HCV 是 RNA 病毒，不像 DNA 病毒那样稳定，在甲醛固定及石蜡包埋过程中易遭破坏，尤其肾组织中 HCV 病毒载量低，一破坏就容易出现假阴性。

其他参考条件包括具有冷球蛋白血症，血清冷球蛋白检验阳性，常伴补体 C3、C4 降低（C4 降低尤明显）；肾脏病理符合 MPGN，且肾小球毛细血管腔内有大量 $CD68^+$ 细胞及"血栓"，沉积物中有轻链蛋白 κ 及特殊结晶物质；大多数 HCV 感染患者存在肝脏病变的证据，如 ALT 升高等，但部分患者转氨酶正常，没有急性感染病史，但正常肝功能及正常的酶学检查不能除外 HCV 感染。出现明显蛋白尿或肾功能受损，应行肾活检，明确病理类型和病变程度。

HCV-GN 应与原发性小血管炎鉴别，大多数患者病情活动期血清 ANCA 阳性有助于鉴别，同时还应与系统性红斑狼疮等自身免疫系统疾病相鉴别，可综合临床表现及检测狼疮细胞，抗核抗体和肾组织活检等加以鉴别。

七、治疗及预后

因为 HCV 感染的肝外症状是由 B 细胞对病毒的反应引起，所以治疗 HCV-GN 主要还是从抑制病毒复制及免疫反应两方面着手。

（一）抗病毒治疗

抗病毒治疗能减少或清除体内 HCV，从而减少 HCV 免疫复合物形成，有助于 HCV-GN 病情改善。它适用于所有血清 HCV-RNA 阳性的病例，包括合并及不合并冷球蛋白血症的患者。文献报道，冷球蛋白血症并不影响抗病毒治疗疗效。

☆★☆☆☆

干扰素是公认有效的抗 HCV 药物。它具有直接抗病毒作用（抑制 HCV 吸附及脱衣壳，诱导胞内抗病毒蛋白及脱氧核糖核酸酶产生）及免疫调节效应，能抑制 HCV 复制。大量临床研究结果显示，干扰素 -α（IFN-α）可有效治疗慢性丙型肝炎，疗效呈剂量依赖性，中断治疗后大多复发。聚乙二醇干扰素（PEC-IFN）显著增加治疗慢性丙型肝炎的疗效，停药后，持久病毒学应答（持续性 HCV 标志转阴）率为 20% ~ 45%，约为 IFN-α 的 2 倍，但也存在停药后复发的问题。我国"十一五"重大传染病专项丙型肝炎的临床研究结果表明，对于基因型 1b 型患者，采用 PEG-IFNα 联合利巴韦林治疗 48 周，90.8% 的患者可以获得持续病毒学应答（SVR）；对于基因 2/3 型患者，治疗 24 周，SVR 率为 90.0%，基因 6 型患者 SVR 率为 100%。因此，由中华医学会肝病学分会和中华医学会感染病学分会共同发布的 2015 年版《丙型肝炎防治指南》推荐，如无利巴韦林的禁忌证，均应采用干扰素与利巴韦林联合治疗。现行的慢性丙型肝炎标准治疗疗程长短需依据 HCV 基因型决定，推荐个体化治疗原则。PEG-IFN 的药物不良反应与 IFN-α 类似，在病情较重及老年患者中比 IFN-α 更显著。应用干扰素可引起少数患者发生急性肾衰竭（ARF）（可伴或不伴大量蛋白尿或肾病综合征）或基础肾脏病恶化。长效干扰素不推荐应用于肾功能严重损伤的患者。此外，在部分 HCV-GN 肾移植患者，干扰素可能诱发排斥反应，应用时须慎重。利巴韦林主要不良反应仍为溶血性贫血，此时应将利巴韦林减量，同时加用铁剂与促红细胞生成素。虽然迄今已发表的有关联合疗法治疗 HCV-GN 的病例报道和非对照的研究的病例数都很少。但 2008 年 KDIGO 制订的《慢性肾脏病患者预防、诊断、评估及治疗丙型肝炎的临床实践指南》对 HCV-GN 治疗方案做了具体建议：可采用 IFNa 单药治疗（3mU 每周 3 次，SQ）；也可采用 Peg-IFNα-2a（180μg/w，SQ）或 Peg-IFNa-2b（每周 1.5μg/kg，SQ）与利巴韦林 [800 ~ 1200mg/d 分 2 次服，GFR < 50ml/（min·1.73m^2）患者不推荐使用] 联合治疗。此抗病毒治疗至少持续 1 年。

此外，2015 年版《丙型肝炎防治指南》对于合并肾损害的患者建议：首选的治疗是无干扰素和无利巴韦林的直接抗病毒药物方案，药物选择与单纯慢性丙型肝炎患者相同。如果患者的 GFR > 60ml/（min·1.73m^2），直接抗病毒药物无须调整剂量，如果患者的 GFR < 30ml/（min·1.73m^2）或终末期肾病一般不能应用直接抗病毒药物，因为以 sofosbuvir（丙肝抗病毒新药，2013 年 12 月 6 日获美国 FDA 批准）为代表的直接抗病毒药物都是在肾脏排泄，目前还没有关于其在肾功能不全患者中应用的安全性资料。如果一定要应用需在专家指导下，调整剂量后应用。其次，也可以选择 PEG-IFNα 联合利巴韦林的治疗方案，但 PEG-IFNα 和利巴韦林都需要调整剂量。如果患者的 GFR 在 20 ~ 40ml/（min·1.73m^2），应该将 PEG-IFNα-2a 的剂量降至 135μg/w，PEG-IFNα-2b 的

剂量降至 1μg/（kg·w），同时利巴韦林的剂量也应该调整为每天 200mg 或 200mg 隔日 1 次。

（二）免疫抑制治疗

传统免疫抑制剂治疗包括糖皮质激素和细胞毒性药物等。这些药物并非适用于所有 HCV-GN 患者，只有表现为大量蛋白尿和（或）进行性肾功能减退的重症 HCV-GN 患者才考虑免疫抑制治疗。而且主张在 HCV-GN 活动期使用短期需要糖皮质激素和免疫抑制剂，可用来降低冷球蛋白产生、减少尿蛋白、保护肾功能。当然对于重症 HCV-GN 患者，临床上还常用大剂量甲泼尼龙冲击治疗（0.5 ～ 1.0g/d，静脉滴注，共 3d）来加快病情缓解。尽管激素治疗对 HCV-CGN 可能有效，但是多数学者仍不主张长期用低 - 中剂量糖皮质激素如泼尼松 0.5 ～ 1.0mg/（kg·d）治疗 HCV-CGN，这有较大激活 HCV 加重肝炎的风险。

环磷酰胺常与激素和（或）血浆置换配合应用，但不推荐单独治疗。对环磷酰胺不耐受的患者，已有学者试用吗替麦考酚酯进行替代。环磷酰胺除可能激活 HCV 外，还具有直接肝毒性作用，因此必须谨慎使用。

利妥昔单抗是抗 CD20 的单克隆抗体，它能与 B 细胞上的 CD20 结合，并引发 B 细胞溶解，可以选择性清除产生 IgM-κ 的 B 细胞，从而抑制冷球蛋白产生。从 21 世纪开始，利妥昔单抗已应用于 HCV 相关性混合型冷球蛋白血症（包括 HCV-CGN）治疗，其标准治疗方案是 $375mg/m^2$，每周静脉输注 1 次，共 4 次，治疗初可短期联合应用糖皮质激素，也可以完全不用激素而单独治疗。该药疗效常十分显著，可见外周血 B 淋巴细胞数减少、血清冷球蛋白及 RF 水平降低，补体 C4 上升，随之冷球蛋白血症的各种病症也显著改善乃至消失。

利妥昔单抗的不良反应有发热、心动过缓、低血压、视网膜动脉栓塞、胃肠道症状、血小板和中性粒细胞减少、纯红细胞再生障碍性贫血、溶血性贫血、变态反应（荨麻疹及引发支气管痉挛和血管神经性水肿）及糖代谢紊乱等，部分不良反应会出现在静脉输注药物时，事先给予糖皮质激素或抗组胺药常能预防。利妥昔单抗的免疫抑制作用强，因此容易继发严重感染如致死性播散性隐球菌感染等，必须高度警惕。尽管利妥昔单抗治疗也会增加 HCV 病毒载量，但是一般并不加重肝脏损害。此外，利妥昔单抗的应用还可以避免大量免疫抑制剂及其不良反应，且无直接的致癌作用，应用相对安全。为了减轻 HCV 复制，利妥昔单抗与抗病毒药物的联合治疗已被推荐。

（三）其他治疗

血浆置换，包括双重滤器血浆置换，可以清除血浆中冷球蛋白、炎症介质和毒素，从而减少免疫复合物的肾脏沉积，改善冷球蛋白血症及 HCV-CGN 病情。目前主张血浆置换仅应用于出现冷球蛋白血症严重并发症包括出现肾病范畴蛋白尿和（或）进行性肾功能减退的患者。血浆置换应与糖皮质激素和（或）

☆ ☆ ☆ ☆

环磷酰胺联合应用，以抑制冷球蛋白生成，预防其清除后的"反跳"。2008年KDIGO制订指南中建议血浆置换治疗方案为：3L血浆，每周置换3次，共2～3周。

高血压、蛋白尿和进行性肾功能减退是HCV-GN的主要临床表现，因此在CKD中控制血压、降低蛋白尿、延缓慢性肾脏病进展的有效治疗措施也可用于本病，包括血管紧张素转化酶抑制剂（ACEI）/血管紧张素B受体拮抗剂（ARB）、他汀类降脂治疗已证实在HCV-CN中有效。

一般而言，HCV-GN发展缓慢，肾脏病变预后良好，部分进展至终末期肾病。但合并冷球蛋白血症者预后不佳，发展为慢性肾衰竭者相对少见，多因并发心血管事件和感染等死亡。

第三节　肾综合征出血热

一、概述

肾综合征出血热（HFRS），是一类以鼠类为主要传染源，由汉坦病毒感染引起的急性自然疫源性疾病。又称流行性出血热（EHF）。该病1932年由苏联人最早描述，在世界上32个国家流行。疫情以亚洲和欧洲部分国家较重，特别是东亚各国如中国、韩国、朝鲜和日本等，其中又以中国疫情最重，占世界报道病例总数的90.94%。主要临床表现为发热、低血压休克、出血和肾损害。疫苗预防可使发病率明显降低。

本病病原为汉坦病毒，属于布尼亚病毒科，汉坦病毒科。1978年由韩国学者李镐汪从朝鲜出血热疫区（汉坦河流域）黑线姬鼠的肺组织中分离出该病的病原体——汉坦病毒。以后又陆续发现了与其相关的致HFRS病毒，如普马拉病毒、汉坦病毒和1993年在美国发生的汉坦病毒另一种血清型引起的汉坦病毒肺综合征（HPS），上述病毒均属汉坦病毒属。1981年我国分别从黑线姬鼠和疫区的褐家鼠中成功分离病毒。该病毒为RNA病毒。该病毒的储存宿主和传染源为啮齿类动物。动物感染后，病毒可随其尿、粪、唾液及血液排出体外，当人从呼吸道吸入、消化道食入或皮肤黏膜破损处直接接触污染物后，即可能被感染。此外，也可通过虫媒传播（螨媒传播）和垂直传播。

不同种族、不同性别、不同职业的人群对汉坦病毒具有普遍易感性，感染病毒后大部分人群呈隐性感染状态，而只有小部分人发病。病后患者可获得稳固而持久的免疫，极少有第二次感染发病。

HFRS在临床上的突出表现是发热、出血和肾损害。该病潜伏期1～2周，典型者将经历如下五个疾病阶段：发热期、低血压期、少尿期、多尿期及恢复期，全程一般 4 ～ 6 周，但恢复期有时可持续数月。该病早期较为特殊的表现为全身中毒症状表现为"三痛"：头痛、腰痛和眼眶痛，甚至全身肌肉关节酸痛；以及毛细血管的中毒症状表现为"三红"：颜面、颈部和上胸部皮肤显著充血、潮红，似醉酒貌。但目前不少患者也可呈非典型表现，应予注意。

根据我国 HFRS 的主要传染源种类不同，本病可分为姬鼠型和家鼠型两种主要类型，其中黑线姬鼠为姬鼠型出血热的主要宿主动物和传染源；褐家鼠为家鼠型出血热的主要宿主动物和传染源。我国存在姬鼠型、家鼠型和家鼠姬鼠混合型 3 种疫区。北欧临床表现较轻的流行性肾病为普马拉病毒感染，其传染源为欧洲棕背鼠。美国发生的汉坦病毒肺综合征（HPS）病情严重，多发生成人呼吸窘迫综合征，其传染源为鹿鼠。除美国外，其他部分美洲国家和欧洲国家也有 HPS 的报道，我国尚未见报道。HFRS 的临床分型分为轻、中、重及危重 4 个型；随着病程的演变，临床型别也可发生转变。

HFRS 的确诊需要特异性血清抗体或病毒抗原的检查。特异性抗体指血清中检测到特异性 IgM 或 IgG 抗体，特异性 IgM 抗体在发病第二天即可阳性，1 周左右达高峰，而 IgG 抗体出现较晚。IgM 抗体阳性或 IgG 抗体 1 周后滴度上升 4 倍或 4 倍以上具有诊断价值。病毒抗原检测则指在早期患者的血清、外周血白细胞以及尿液和尿沉渣细胞中应用汉坦病毒的多克隆或单克隆抗体来检测病毒的抗原成分。

HFRS 必须尽早采取综合治疗。其基本原则是"三早一就"（早发现、早休息、早治疗和就近治疗）。需要把一切治疗的立足点放在"早"字上。预防性治疗是根据本病的主要发病机制和病理生理改变及其发生规律，在病程各期到来之前，采取有针对性地防止该病期发生或减轻其经过的治疗措施。

发热期的治疗：

①抗病毒治疗：利巴韦林（病毒唑）每天 1g，连续 3 ～ 5d，另可加用 α-干扰素。

②减轻外渗：维持体液平衡，发热后期可应用胶体液以维持血浆渗透压。

③改善中毒症状：高热以物理降温为主，严重者可应用糖皮质激素，如地塞米松 5 ～ 10mg。

④防治弥散性血管内凝血（DIC）：可给予低分子右旋糖酐以降低血液黏滞，必要时根据凝血时间可予小剂量肝素抗凝。低血压期的治疗主要以补充血容量和纠正酸中毒为主。少尿期则尽早开始透析疗法。多尿期主要注意维持患者水电解质平衡并防止继发感染。而恢复期则应注意继续休息、补充营养，以利患者尽早恢复。

HFRS 的预防措施包括防鼠和灭鼠，以及加强疫情监测。近年来国内外均已经开发成功灭活疫苗，我国疫苗的 5 年平均现场保护率达到 90% 以上，可以

☆ ☆ ☆ ☆

有效控制疫情。

二、病因

由汉坦病毒（流行性出血热病毒）引起，属于汉坦病毒属归属于尼亚病毒科的新属。病原学上根据核酸的同源性、分子结构、抗原抗体的交叉反应性及生物学特性分为 9 型：Hantaan virus76-118、A9；Seoul virus、R22；CG18-20；PHV-1；Dobarva；Thai 605；Thottapalayam 以上 9 型及未定型的病毒株。最经典的病毒型别为 Hantaan virus76-118、A9，其宿主为黑线姬鼠。

汉坦病毒是一种单股负链 RNA 病毒，其基因编码 L- 聚合酶、M- 外膜糖蛋白（G1、G2）和 S- 核蛋白（NP）四种蛋白共同组成直径为 85 ～ 120nm 的圆形或卵圆形的正二十面体结构，此病毒表面有棘突。出血热动物宿主有近 170 种脊椎动物，我国已经发现的有 53 种动物携带该病毒，而我国主要的传染源是黑线姬鼠、褐家鼠及大林姬鼠。人对出血热普遍易感，且隐性感染率较低，而发病组以青壮年为主，获得该疾病后常获得较稳定的免疫力，少见再发病者。常见的传染途径：呼吸道传播、消化道传播、虫媒传播、接触传播及母婴传播。

三、发病机制

汉坦病毒感染具有直接细胞毒性作用：其原始靶细胞是血管内皮细胞，导致各类小血管的内皮细胞的肿胀、变性和坏死，血管内皮细胞功能障碍的疾病病理改变，其特点是血管通透性的增加导致血浆外渗，甚至出血。病毒直接损害导致广泛的小血管（小动脉和小静脉）和毛细血管壁损伤，小血管壁呈不规则收缩和扩张，最后呈纤维素样坏死和崩解及血管腔内有微血栓形成，由于广泛性小血管病变和血浆外渗，使周围组织水肿和出血，进而导致各器官损伤。

汉坦病毒在各组织或细胞内复制，并刺激机体免疫系统包括细胞免疫调节失调或 T 细胞对所有感染病毒的靶细胞的细胞毒性或刺激机体产生的Ⅰ、Ⅱ及Ⅲ型变态反应的体液免疫及各种细胞因子的作用，从而导致机体各器官的损害和功能损伤。器官损害以肾脏病变最明显，其次也会累及心、肝、脑等脏器。各个器官损伤的病理改变又相互影响，进一步加重各器官的损害。

肾脏损伤的病理改变，其特点主要是以肾间质小管及血管损伤明显，肾小球病变轻微，肉眼可见变化为肾脏体积增大，重量超过正常的 1 ～ 2 倍，肾皮质苍白，髓质出血肿胀发紫，可见灰白色的缺血坏死区，肾间质早期表现为水肿、大量出血及炎细胞浸润，后期可见逐步加重的间质纤维化，炎细胞浸润以单核细胞、浆细胞为主，偶可见嗜酸性细胞浸润。光镜观察：在病变早期肾小球可见轻度系膜基质增生，细胞数正常，管腔开放，基膜无增厚，肾小球囊腔内充满大量均匀的嗜酸性物质，随着病情进展，系膜基质弥散性增殖，细胞数增多，管腔内可见中性粒细胞浸润，基膜节段增厚，少数球囊粘连。可见近端及远端肾小管变性、坏死，小管上皮细胞肿胀、空泡化；肾小管腔扩张，内含大量嗜酸性物质及透明管型，伴有大量红细胞及血红蛋白管型。肾血管中肾小球入球微动脉壁内充塞着富含蛋白质的渗出物，血管内膜常裸露。病变重者，可见血管壁坏死，病程长者，血管壁增厚，透明变性，血管周围明显炎细胞浸润。免疫荧光：可见 IgG、IgM、C3 沿毛细血管袢及系膜区呈颗粒状沉积，部分病例有节段分布的 C4 沉积，IgG 及 C3 沿肾小管基膜沉积。电镜观察：可见上皮细胞肿胀，足突融合及微绒毛形成，胞质内可见电子致密物沉积及多空泡形成，肾小球基膜常分层，电子致密物散在基膜全层，肿胀的内皮细胞充塞毛细血管腔致其阻塞，系膜基质增多，伴电子致密物的沉积，系膜区可见巨噬细胞及中性粒细胞浸润。近端及远端小管空泡变性，胞质内可见退变的溶酶体，病程长者，肾小管萎缩，基膜增厚，部分病例肾小管基膜有中等大小电子致密物的沉积，可见小血管内皮细胞肿胀，胞质深染，管腔内有中性粒细胞；内皮细胞下有纤维素样物质，血管壁弹力膜分层或断裂，一些纤维素样物质渗出至血管外膜。总而言之，流行性出血热肾脏损害的病理改变其突出表现为出血性间质性肾炎。

四、临床表现

典型的肾综合征出血热表现为发热、出血及肾脏损伤，并根据病情发展人为地分为发热期、低血压休克期、少尿期、多尿期和恢复期。非典型临床表现极轻，有的仅表现为低热（T < 38℃；临床表现不典型）。轻型（T < 39℃；中毒症状较轻；皮肤少许出血点）可从发热期直接发展到多尿期和恢复期，并将这种现象称为出血热的越期现象。中型（T 39 ～ 40℃；中毒症状较重，球结膜有明显水肿；有鼻出血、牙龈出血等）可有一过性低血压或低血压倾向。而重型可表现为多种时期重叠，该类起病凶猛且常预后较差。

（一）发热期

发热是由于病毒所致病毒血症，即病毒及代谢产物刺激白细胞、巨噬细胞和单核细胞释放内源性致热源并作用于体温调节中枢所致，38 ～ 40℃。而且有热退后症状加重的典型特征。除了发热，在此时期常伴有感染中毒表现：特点为三痛（头痛、腰痛及眼眶痛），可伴有消化道症状、神经或精神症状及"重感"样症状。具体可表现为如下症状。

1. 毛细血管中毒表现　特点为三红（面红、颈红及前胸红；也称为"酒醉样外貌"），皮疹为充血样表现即可压之褪色，发病率约 80%；黏膜三红（眼结膜充血、软腭网状充血及舌黏膜充血）；三肿（眼球结膜水肿、眼睑水肿及面部水肿），水肿常发生于起病第 3 天，发生率 80%。

2. 出血现象　因小血管和毛细血管的内皮细胞肿胀和退行性变、纤维蛋白

☆ ☆ ☆ ☆

样坏死及血管壁崩解（病毒的直接毒性损伤血管内皮细胞；免疫反应产生的免疫复合物沉着于小血管，在补体激活后中性粒细胞吞噬免疫复合物，并释放溶酶体中的蛋白水解酶，也可损伤血管内皮细胞），均导致大量血液渗出和出血；血小板减少、骨髓巨核细胞成熟障碍、血小板消耗增加及血小板的破坏增多，导致血小板的减少和血小板功能障碍，至毛细血管脆性和通透性的增加及影响血液凝固。表现为皮肤出血点、瘀斑、黏膜出血、鼻出血、便血或血尿可能，以及早期及少数患者可能出现呕血、咯血及阴道出血。

3. 肾脏损伤　发热期的早期肾损伤常在病后 1 ～ 2d，主要表现为血尿、蛋白尿及尿量减少，有部分患者可能有肾区叩痛。血尿常表现为镜下血尿，少数可表现为肉眼血尿；蛋白尿可在起病 2 ～ 3d 出现，也有部分患者在起病 8 ～ 9d 才出现蛋白尿，且蛋白尿多少随病情的发展其变化也快，蛋白尿在一定程度上反映肾脏损害的程度，通常蛋白尿量越多，时间越早，肾脏损伤程度通常较重，还可以表现为管型尿，通常出现在发热后期，并常伴随着大量蛋白尿。在发热期肾脏损伤也可表现为少尿，且多主因肾前性少尿。

（二）低血压休克期

低血压休克期最早可发生于第 2 天，最晚可发生在第 12 天，但主要集中发生在第 3 ～ 8 天，其中 85% 发生在第 4 ～ 6 天。

1. 低血压休克期发生机制

（1）有效循环血量减少：主要机制是因全身小血管广泛受损，血管通透性增加，血浆大量外渗于疏松组织中，使血容量下降。表现为中心静脉压下降，多数患者会出现血红蛋白及红细胞计数的急剧上升。

（2）循环障碍：体现为早期的微血管痉挛状态、微血管通透性增高、血流速度减慢、红细胞聚集及组织灌注不良。

（3）心脏功能降低：表现为心音低钝、心率增快甚至出现奔马律，心电图则显示出心肌缺血、心肌劳损及各类心律失常。

（4）弥散性血管内凝血（DIC）的形成：血浆外渗使血液浓缩，血液黏稠度升高能促进 DIC 的发生，微血栓形成导致血液淤滞使回心血量减少，毛细血管静脉端静脉压升高加重血浆外渗，胶原纤维暴露激活凝血因子-从而使血管舒缓素原转化血管舒缓原—抗致小血管扩张，因血液循环淤滞，血流受阻，因而进一步降低有效血容量。

（5）体液因子的参与：儿茶酚胺、激肽、前列腺素、血栓素、白三烯、心肌抑制因子、内啡肽及肾素-血管紧张素的参与。

（6）自由基损伤机制：ATP 分解和毒素作用下白细胞呼吸暴发均导致超氧阴离子自由基的大量产生—脂质过氧化—细胞和组织损伤。

2. 低血压休克的临床表现　以暖休克更为多见，主要表现为血压下降、心率增快、脉压降低，心脏听诊可出现心音低钝，有甚者还可出现奔马律或者心律失常。但在休克期早期应警惕可能血压代偿性升高。该时期口渴症状明显，出现少尿，继而引起水、电解质、酸碱平衡紊乱，可表现为代谢性酸中毒和呼吸性碱中毒，亦可出现低钠、低氯及低钙血症。重者可出现 DIC 和多脏器损害。

另外，由发热期发展为低血压休克期临床症状也是相应变化的，体现为充血现象的减轻，出血现象的加重（原因考虑此时 DIC 导致的凝血机制异常和血小板减少和功能障碍及肝素类物质增加和尿毒症等亦能导致出血加重），还有出现渗出现象明显并导致血液进一步浓缩，血红蛋白和红细胞明显升高。相应还有消化道及神经系统症状。

低血压休克期再细分为：①低血压代偿期（收缩压高于 100mmHg，脉压小于 26mmHg）。②低血压倾向（收缩压在 90～100mmHg，脉压小于 26mmHg）。③低血压（收缩压低于 90mmHg，脉压小于 20mmHg）。④休克（收缩压低于 70mmHg，脉压小于 20mmHg）。⑤难治性休克（血压降至零并持续时间 2h 以上或经抗休克治疗 24h 后休克状态仍不能逆转者）。

（三）少尿期

少尿是指尿量 24h 小于 400ml。少尿期最早可发生在第 3 病日，最迟可发生于第 12 病日，多发生于第 5～8 病日（92.6%）；少尿期一般持续 2～5d（85%），最长可达 23d。少尿期持续时间越长，其肾脏损害越严重。少尿期和低血压休克期常无明显界限，在低血压休克中、后期出现少尿或无尿，二期或三期重叠者，肾功能损害严重，预后较差。有部分患者无低血压休克期，由发热期直接进入少尿期（即称为越期现象），此类患者相对而言肾功能恢复较快、预后较好。

1. *少尿期损伤的机制*

（1）由于血浆外渗，血容量减少和血液浓缩，血流量不足。

（2）肾脏的免疫损伤：病毒进入机体产生免疫复合物并沉积在肾小球和肾小管的基底膜，激活补体后可使肾小球基底膜和肾小管上皮细胞受损。细胞免疫产生的毒性 T 细胞引起肾小管受损。

（3）血浆外渗引起的肾间质和肾髓质充血、出血均压迫肾小管，可使尿量减少。

（4）低血压休克和 DIC 导致肾血管微血栓形成，至肾实质细胞缺血坏死。

（5）肾动脉收缩，肾皮质血流量减少，肾素、血管紧张素 II 的激活，至肾小球滤过率下降。

（6）肾小管管腔的各种管型阻塞，使尿液排出受阻。

2. *少尿期临床表现*　部分仍有发热；渗出现象明显；部分患者表现为腹痛和腰痛；该期主要是尿量的改变，还有尿成分的改变（如血尿、管型尿和蛋白尿）；

☆ ☆ ☆ ☆

出现急性肾功能损伤及急性肾功能损伤的临床表现。

（四）多尿期

多尿期的尿量：有少尿期的患者，当 24h 尿量超过 2000ml；无少尿期的患者，24h 尿量超过 3000ml。在多尿期尿量一般在 24h 尿量 4000～8000ml，部分患者可达 1 万～3 万 ml。

多尿期常发生于第 9～14 病日。多尿期的持续时间，短则 1d，长则可达数月，多数为 1～2 周。多尿期持续时间的长短也与在多尿期过多的静脉补液有关。多尿期尿量越多或时间越长，说明肾脏损害越严重。出血热的多尿期发生率相对而言较高，患者可能缺少低血压休克期或少尿期，但绝大多少都有多尿期。

1.多尿期的发生机制　首先肾小管损伤后恢复慢于肾小球，未恢复功能的肾小管主要表现为重吸收功能差，原尿得不到浓缩；其次在少尿期不能排泄的残留在体内的毒素可引起的高渗性利尿作用，也使尿量增加；最后，垂体受损，抗利尿激素不足也使尿量增加。

2.多尿期的临床表现

（1）严重感染：肺部感染、泌尿道感染及消化道感染。大出血：消化道出血、颅内出血，有甚者均可危及性命。

（2）营养障碍综合征：表现为恶心、呕吐、贫血、低血压、乏力、嗜睡、表情淡漠，主要以消化道障碍及心血管功能障碍为主，有甚者出现多脏器功能衰竭。

（3）多尿期休克：因 24h 尿量明显增多、但多尿期水与电解质补充不足，导致有效血容量不足造成再次低血压。多尿期可分为：

①移行期：即少尿到多尿的过渡期，一般持续 2～5d，通常 24h 尿量位 500～2000ml。

②多尿早期：24h 尿量增至 2000ml 以上的最初 3～4d。

③多尿后期：多尿 3～4d 后，尿量明显增多，即进入多尿后期。

（五）恢复期

1.恢复期尿量　每日尿量在 2000ml 左右即进入恢复期。

2.恢复期的临床表现　多汗、头晕、面红；腰痛、水肿、夜尿、高血压；痤疮、皮肤色素沉着、月经紊乱；四肢麻木、痛温感觉降低；失眠、多梦、记忆减退等。

恢复期症状的轻重主要与出血热前几期的系统及器官的损害程度相关。

五、实验室检查

（一）一般检查

1.血常规　早期白细胞总数正常或偏低，但在起病 1～2d 开始出现异性淋巴细胞，且逐天增多，一般为白细胞比值的 10%～20%，部分达 30% 以上，白细胞总数在起病 3～4d 后明显增高，检测值多在（15～30）×10⁹/L。红细胞和血红蛋白的变化与血液的浓缩及稀释相关，即常在发热期、低血压期和休克期处于一个逐步上升的状态，在休克期血红蛋白和红细胞计数明显上升，到少尿期开始出现下降，其动态变化可作为判断血液浓缩与血液稀释的重要指标。血小板明显减少，并有异型、巨核血小板出现，多尿后期开始恢复正常测值。

2. 尿常规　蛋白尿：在起病第 2 病日即可出现，第 4～6 病日尿蛋白常达 +++ 或 ++++。显微镜检：除了蛋白尿还有红细胞尿、白细胞尿及管型尿。另尿沉渣中还可发现巨大的融合细胞。

3. 血液生化检查

（1）肾功能：尿素氮和肌酐主要升高在低血压休克期，少部分在发热后期开始升高；尿素氮和肌酐常在多尿后期开始下降。

（2）肝功能：约 50% 的患者血清谷丙转氨酶（ALT）升高，少许患者的胆红素升高。

（3）电解质：血钠、氯、钙在本病各期中多数降低，而磷、镁等则增高，血钾在发热期、休克期处于低水平，少尿期升高，多尿期又降低。但亦有少数患者少尿期仍出现低血钾。

（4）凝血功能：DIC 的消耗性低凝血期纤维蛋白原降低，凝血酶原时间延长和凝血酶时间延长。高凝期出现凝血时间缩短。纤溶亢进期纤维蛋白降解物升高。

（二）特异性血清免疫学检查

1. 特异性出血热抗体的检测　主要为血清中或尿中的特异性抗体。出血热患者早期在血清中即可出现特异性 IgM 和 IgG，阳性率达 89%～100%。IgM 在第 1 病日即可检出，第 2 病日阳性率达 88%，第 3 病日阳性率达 100%。IgG 在第 2 病日即可检出，第 4～5 病日达 85%，第 7～14 病日达 92%～100%。

2. 特异性抗原检测　白细胞和尿液细胞中检测特异性抗原，其阳性率分别达 82% 和 70%。

3. 病毒分离和鉴定　留取患者发热期的血标本和尿标本，将标本接种在 Vero-E6 或 A549 细胞中，可分离出汉坦病毒。

4. 病毒 RNA 检测　可用于早期诊断且敏感性高，使用 RT-PCR 技术可检验出汉坦病毒的 RNA。

（三）其他辅助检查

1. 心电图　患者在疾病发展过程中电解质紊乱，高钾时 T 波高尖，低钾时出现 U 波；在疾病过程中还可表现为窦性心动过缓、心律失常及心肌受损。

2. 胸部 X 线片　部分患者可表现为肺水肿和肺淤血，有甚者可出现胸腔积液和胸膜反应。

3.眼压和眼底检查　重症患者可伴有眼压增高；伴脑水肿的患者眼底检查提示视盘水肿、静脉充血和扩张。

六、鉴别诊断

（一）发热期

发热期可与上呼吸道感染、急性胃肠炎、败血症、流脑、斑疹伤寒、钩端螺旋体病等各类感染性疾病相鉴别。

（二）休克期

休克期可与感染性休克、失血性休克及过敏性休克相鉴别。

（三）少尿期

少尿期可与梗阻性肾病、急性肾炎、各类休克所致少尿及其他病因引起的急性肾损伤相鉴别。

（四）出血表现

出血表现可与消化道溃疡、血小板减少性紫癜及其他疾病所致的 DIC 相鉴别。

（五）腹痛

腹痛可与急性肠炎、急腹症、主动脉夹层及消化道溃疡等疾病相鉴别。

七、治疗

治疗原则：早发现、早休息、早治疗及就近治疗为治疗的基本原则。早期抗病毒治疗，注意休克治疗、出血治疗及急性肾衰竭的治疗。

（一）发热期的治疗

发热期的治疗原则：抗病毒治疗、减轻外渗，改善中毒症状及预防 DIC。

1.抗病毒治疗　需早期应用，一般推荐起病 5d 内抗病毒治疗。

（1）利巴韦林：广谱抗病毒制剂，用量为 1000mg/d，稀释静脉滴注持续 5 ～ 7d，对退热、尿蛋白消失、血小板上升和越期均有缓解，且有研究表明，在使用利巴韦林 3d 后，发现粒细胞中的汉坦病毒滴度明显较未使用者滴度明显降低，即早期使用利巴韦林可抑制病毒、减轻症状及缩短病程。此药对白细胞和红细胞均有抑制作用，但停药后可恢复。

（2）干扰素：对重症出血热患者可使用干扰素，一般用量为 20 万～ 100 万 U/d，持续使用 5 ～ 7d。

（3）还有免疫血清、出血热转移因子均可使用。

2.减轻外渗　应早期卧床休息，可使用降低血管通透性药物，比如芦丁及维生素 C 等药物。

　　液体疗法为早期治疗的基础，以平衡盐液为主要补充液体，全体补液量的50% 为平衡盐液，可根据个体需求补充葡萄糖液，推荐 10% 浓度的葡萄糖溶液补充。发热期的总补液量为前一天的出量加 1000 ～ 1500ml。在补液同时注意尿量的变化，老年患者或有心肌损伤的患者要及时注意补液速度。

　　3. 改善中毒症状　慎用解热镇痛药或发汗退热剂，特别在没有补液时，退热主要以物理降温为主，因解热药物可致大量出汗而诱发休克，中毒症状严重者必要时可使用地塞米松静脉滴注。呕吐症状严重者可用甲氧氯普胺和维生素 B_6 对症处理。

　　4. 预防 DIC　应密切检测凝血时间，特别是高热、渗出及中毒症状严重者尤要严密观察。可小剂量肝素抗凝，特别是高凝状态时，常规用量为 0.5 ～ 1mg/kg，在复测凝血时间后仍为高凝状态时再使用，频率为每 6 ～ 12 小时静脉注射，若凝血时间延长可停用一次后复测凝血功能再决定是否继续使用肝素，治疗疗程为 1 ～ 3d。还可使用低分子右旋糖酐降低血液黏滞度和用新鲜血浆预防 DIC。

　　5. 其他预防性治疗

　　(1) 可使用白蛋白和血浆预防休克。

　　(2) 可大剂量补充维生素 C、维生素 K 和血浆预防出血。

　　(3) 可在发热末期使用甘露醇提高血容量和渗透性利尿预防肾衰竭。

　　(4) 可在发热超过 7 ～ 10d 者加广谱抗生素预防细菌性感染。

(二) 低血压休克期的治疗

　　低血压休克期治疗原则：积极扩容短期恢复有效血容量，注意纠正酸中毒，用以调节血管张力及维持重要脏器的生理功能。

　　1. 迅速补充血容量　原则为早期、迅速及适量。发现低血压倾向时就补充血容量即为早期；能及时防止发展为低血压休克。快速输液的速度要求在 1 ～ 2h（个别要求是 4h 内）使血压回升并稳定，待血压稳定后减缓输液速度：补液但警惕补液过多而引起肺水肿或心力衰竭。补液应晶体和胶体一起补充，补充液体以平衡液为主，因平衡液的电解质、酸碱度及渗透压与细胞外液相似，有利于维持体内电解质及酸碱平衡。因葡萄糖溶液在体内氧化后转换为低渗溶液，不宜达到扩容目的即警惕单纯补充葡萄糖溶液；在严重休克时可考虑双渗平衡液输入，易达到快速扩容目的。胶体溶液选择右旋糖酐、白蛋白、新鲜血浆和甘露醇。其中右旋糖酐除了扩容还有改善微循环作用，但不宜过量，因过多易引起出血。严重休克时适宜补充血液制品，此期存在血液浓缩，输液避免全血输注。在补液期间密切观察血压变化，血压正常后输液需维持 24h 以上。

　　2. 纠正酸中毒　休克所致各组织器官灌注不足，导致代谢性酸中毒，需及时纠正酸中毒治疗，否则易诱发 DIC，且能影响血管及各脏器包括心脏功能，且不利于休克的纠正。纠正酸中毒主要是应用 5% 碳酸氢钠，根据二氧化碳结

☆ ☆ ☆ ☆

合力的结果分多次补充，以每次 5ml/kg 的剂量补充，并根据病情 1～4 次/天补充纠正酸中毒。

3. 肾上腺皮质激素的应用　推荐氢化可的松每次 200～300mg 或地塞米松每次 10～20mg，1～2 次/天，建议使用不超过 3d，肾上腺皮质激素的使用可保持血管的完整性用以减少外渗并减低外周血管的阻力，也可改善微循环，此外还能稳定细胞膜及溶酶体膜，同时还能减轻休克所致各脏器实质细胞的损伤。

4. 血管活性药物的使用　在未补充血容量前不宜使用血管活性药物，待补足血容量、纠正酸中毒及纠正血浆胶体渗透压后血压仍未回升或血压仍不稳定者，可考虑使用血管活性药物，如多巴胺 100～200mg/L 静脉滴注。还可使用山莨菪碱 0.3～0.5mg/kg 静脉滴注扩张微血管缓解血管痉挛。

5. 强心药物的使用　可使用毛花苷 C0.4mg 稀释后缓慢静推，必要时 4～6h 再使用 0.2～0.4mg。

（三）少尿期的治疗

少尿期的治疗原则：稳定内环境，促进利尿，导泻治疗及血透肾脏替代治疗。

1. 稳定机体内环境

（1）维持水、电解质平衡：少尿期需严格控制入量，原则为量出为入，每日补液量为前 1d 的出量加 500～700ml 的液体量。但因部分患者少尿期和休克期有重叠，因此需鉴别少尿早期和休克所致肾前性少尿，若输入电解质溶液 500～1000ml 后密观尿量变化或输入甘露醇观察尿量，若 3h 尿仍不超过 100ml，则考虑少尿期的少尿，控制补液量。少尿期主要的电解质紊乱主要为高血钾和低血钠的处理，但少数患者可出现低血钾，此时补充钾盐时需要监测血钾和心电图的变化。

（2）维持酸碱平衡：二氧化碳结合力的结果或有酸中毒所致的深大呼吸时，及时纠正酸中毒。

（3）维持氮平衡：为了提供高分解代谢的能量且减少蛋白质的分解，建议高糖、高维生素饮食，控制氮质血症需低蛋白饮食。若不能进食，需给予葡萄糖补充能量，因需控制入水量，予以高渗葡萄糖输注，并可适当加入胰岛素。

（4）维持渗透压平衡：考虑输注白蛋白 10～20g/d 维持渗透压平衡。

2. 综合性的促进利尿

（1）利尿剂的使用：常用利尿剂为呋塞米，小剂量开始使用，并逐步加大剂量稀释静脉推注，效果不佳时可加大剂量使用，可 4～6h 重复使用。

（2）甘露醇的使用：渗透性利尿药在少尿期应用极少，但若出现脑水肿时可少量应用。但在少尿初期可应用甘露醇 125ml，因少尿的原因之一是肾间质水肿压迫肾小管，可减轻肾间质水肿。用后若利尿效果明显者可重复应用 1 次，

☆　☆　☆　☆

但不宜长期大量应用。

（3）血管扩张剂的使用：小剂量多巴胺的使用有扩张内脏血管的作用，酚妥拉明 10～20mg，1～3 次/天并同时使用利尿剂或山莨菪碱 10～20mg，1～3 次/天，少尿早期亦可应用普萘洛尔口服。

3. 导泻治疗　在无消化道出血时使用导泻通过肠道排出体内多余的水分和钾离子以预防高血容量综合征和高血钾。常用口服甘露醇 25g 或 20% 甘露醇 100ml，每隔 1h 1 次，2～3 次/天或口服硫酸镁溶液 15mg 或口服大黄 10～30g 加水煎或浸泡，2～3 次/天。

4. 透析治疗　常见的透析方法为腹膜透析和血液透析，通常选择血液透析肾脏替代治疗，推荐透析方式为 CRRT 模式。

（四）多尿期的治疗

1. 主要临床表现　多尿期出现于第 9～14 病日。一般以每日尿量超过 2000ml 为进入多尿期的标志。多尿期每日尿量多在 4000～8000ml，超过 10 000ml 者少见，但也有报道个别病例尿量可达 18 000ml/24h。其中以肾小管重吸收功能减退最为重要。

于多尿早期（亦称移行期），即从少尿向多尿移行的最初 3～5d，Scr 与 BUN 可持续上升达峰值。移行期本质上相当于从原发性少尿型肾衰竭（SOARF）向继发性非少尿型肾衰竭（S-NOARF）的过渡时期。移行期内肾衰竭的一切临床表现均继续存在。部分重症患者贫血与低蛋白血症仍十分明显，少数严重继发感染的患者可死于该期，应提高警惕。多数尿量迅速增加，一般于 3～5d 后随尿量增多，高氮质血症迅速逆转，病情亦随之缓解。有的因严重多尿或补充不足，发生水与电解质紊乱，可出现继发性休克与继发性肾衰竭。这种肾衰竭可以是少尿型，亦可为非少尿型。多尿持续时间从 1d 至 2 个月不等，多数在 7～10d。多尿持续时间与肾衰竭严重程度未必完全一致。可因利尿剂应用时间过长或者水与盐分补充过多、过久而导致多尿期延长，应予注意。

2. 治疗措施

（1）多尿早期（即移行期）治疗：原则上同少尿肾衰竭的治疗。

（2）多尿期治疗

①补液：能口服尽量口服，消化道症状明显时可静脉补液，防止继发性休克与继发性肾衰竭。补液量视尿量多少而定，但以稍欠为宜，否则会延长多尿时间。

②注意补钾和钠盐，防止低钾或低钠血症。一般尿量每超过正常量 1000ml，补钾 1g、钠盐 2～3g。

③当每日尿量超过 4000ml 时，可抗利尿治疗，选用下列药物 1～2 种：氢氯噻嗪 25～50mg，口服，每日 2～3 次；安妥明 0.25～0.5g，日服，每日

☆ ☆ ☆ ☆

2～3次；吲哚美辛25mg口服，每日2～3次（注意该药不良反应）；去氧皮质酮10mg，肌内注射，每日1～2次；神经垂体后叶素5～10U，肌内注射，每日1次。以上诸药均可连用5～7d。其中氢氯噻嗪抑制肾小管对钠离子重吸收而排钠，这样细胞外液中Na^+浓度随之下降，减少Na^+对丘脑口渴中枢的刺激，反馈性使饮水量下降，尿量减少。

④中药治疗：可用六味地黄丸或金匮肾气丸或五子补肾丸等补肾缩尿中药治疗，可促进肾功能恢复。

（3）加强营养：高蛋白、高热量饮食，循序渐进。

（五）恢复期的治疗

每日尿量从高峰下降至2000ml左右且Scr与BUN接近正常或完全正常时，提示进入恢复期。此时患者尿毒症症状逐渐消失，精神好转，食欲增加，体重上升，体力增强，可以下床活动，大多数病例于1～3个月康复，重症需4～6个月康复。但极少数重症例1～3年仍不能复常，渐走向慢性肾衰竭过程。

由于患者经过4期后体力大量消耗，常出现贫血、低蛋白血症及维生素缺乏，所以应补充营养，给高糖、高蛋白、高维生素饮食。避免过劳受凉，避免应用肾毒性药物及增加对肾脏有害的因素，逐渐增加活动，锻炼身体，促进机体更快恢复。对于出现的并发症给予相应的治疗。当主要症状消失，血、尿常规及血生化检测正常，尿量接近正常，生活能自理，可以休息1～3个月，逐步恢复正常工作。对重症病例出院后应定期随访，及时发现并发症和后遗症，以便及时给予适当处理。

此期久病初愈，身体虚弱，中医为阴阳气血亏损。由于患者体质强弱不一，感邪深浅不同，故临床表现不一。如气阴两伤，余热未尽，虚弱头晕，手足心热，自汗潮热，纳呆乏力，则以清热和胃，益气养阴生津；方用竹叶石膏汤加减：沙参、生石膏、石斛、姜半夏各9g，麦冬15g，生甘草6g。水煎服，一日一剂。口干、舌燥、二便不通，加玄参、生地黄、玉竹各15g。气逆呕恶者，加竹茹。手足心热者，加生地黄15g，牡丹皮9g。形寒肢冷，自汗多汗者，用桂枝汤加生黄芪、党参。盗汗甚者，用玉屏风散、牡蛎散，以补气养阴，固表敛汗。如脾胃虚弱，饮食不振，倦怠无力，少气懒言，大便稀溏，脉细或沉缓者，宜健脾益气。用五味异功散加焦三仙、鸡内金。如口淡无味，舌淡苔薄者，用香砂、六君子汤、参苓白术散，以益气健脾。如胃阴不足，舌燥口渴，二便艰滴者，用益胃汤以养胃阴。如心脾亏虚，头昏心悸，四肢倦怠，少寐多梦，惊惕不安，用归脾汤以补心脾，养血安神。如气血两虚者，用十全大补汤，以补气养血。如肾阴亏损，腰腿酸软，头昏耳鸣，舌红少苔，脉细无力，用六味地黄汤加减，以补肾阴。总之，应根据病情辨证施治。

第 7 章

肾 衰 竭

第一节 急性肾衰竭

急性肾衰竭（ARF），是由各种原因导致的双肾排泄功能在短期内（数小时至数天）突然急剧进行性下降，从而引起氮质潴留，水、电解质、酸碱失衡的临床综合征。常伴有少尿或无尿。

临床上急性肾衰竭可见于各科，是内、外、妇、产、儿、感染、创伤等各科常见危重并发症，约占住院患者的 5%，重症监护室的 30%。不同病因所致 ARF 的发病机制不尽相同，预后亦不同。合并多器官功能衰竭的患者，死亡率可高达 50%；单纯 ARF 患者，只要早期诊断、及时正确抢救，绝大部分患者可以完全恢复。

一、病因及分类

（一）肾前性急性肾衰竭

由于各种原因引起有效循环血容量减少，导致肾灌注压降低，从而出现肾小球滤过率（GFR）下降和排泄能力降低而引发代谢产物积聚和水及电解质酸碱平衡失调。常见病因包括严重缺水、大量体液丢失（腹泻、大汗、尿崩）、大出血、心排血量显著降低（充血性心力衰竭、心脏压塞、严重心律失常、大面积心肌梗死）、各种原因（过敏性、感染性等休克）引起的周围血管扩张。肾前性急性肾衰竭早期可无肾组织学损伤，当采取措施纠正有效容量不足时，肾功能立即恢复正常。如肾前性急性肾衰竭病因不及时纠正，可导致急性肾小管坏死，进展为肾性急性肾衰竭。

（二）肾后性急性肾衰竭

由于各种原因引起就尿液排出系统急性尿流梗阻，使梗阻上方压力增加超出肾小球的滤过压，导致 GFR 急剧下降，引发代谢产物积聚和水及电解质酸碱平衡失调，出现急性肾衰竭。按梗阻部位分为肾内梗阻和肾外梗阻。肾内梗阻见于甘露醇、尿酸等结晶引起的弥散性肾小管内堵塞；肾外常见原因为结石、

★ ☆ ☆ ☆

肿瘤、前列腺增生、尿路损伤、血块堵塞、炎症、神经源性膀胱所致尿潴留等，单侧输尿管梗阻，一般不引起急性肾衰竭。梗阻引起的急性肾衰竭，只要及时解除尿路梗阻，肾功能可很快恢复。若梗阻长时间（1个月以上）得不到解除，肾脏功能将出现不可逆损伤，即使解除梗阻，肾功能也不能完全恢复。

（三）肾性急性肾衰竭

肾性急性肾衰竭即肾实质性急性肾衰竭，是由于各种病因引起的急性严重肾实质损伤，导致 GFR 下降、代谢产物积聚和水、电解质、酸碱平衡失调。肾性急性肾衰竭按病因可分为肾血管疾病、肾小球疾病、肾间质疾病和急性肾小管坏死（ATN），其中以急性肾小管坏死最为常见，约占急性肾衰竭的80%。

1. 肾小球疾病　急性链球菌感染后肾炎、肾病综合征、紫癜性肾炎、狼疮性肾炎、急进性肾炎等均可导致 ARF，因严重的肾小球系膜和内皮细胞增生、系膜区炎性渗出和炎性细胞浸润而压迫肾小球毛细血管或大量新月体形成或由于肾间质高度水肿、肾内血管受压等，使肾小球滤过率急剧下降，迅速出现肾衰竭。因为系膜、内皮增生，以及水肿压迫血管导致的急性肾衰竭，预后较好，只要及时治疗，大多能缓解。而大量新月体形成导致的急性肾衰竭病情常持续进行性发展，预后恶劣，一般都不能完全恢复。

2. 肾小管间质病变　包括各种感染、溶血、药物及中毒、生物毒素等所致的小管间质损害。

（1）感染：重症急性肾盂肾炎伴小管间质炎症，尤其在老年人，可发展为急性肾衰竭。除细菌感染外，流行性出血热、钩端螺旋体病也可引起急性肾衰竭。

（2）血管内溶血：包括血型不合的输血、蛇毒、蜂蜇伤、烧伤等诱发的急性溶血，产生大量血红蛋白及红细胞破坏产物，后者使肾血管收缩，血红蛋白在肾小管腔中形成管型，堵塞引起急性肾小管坏死。挤压伤时大量肌红蛋白及肌肉破坏产物损害肾小管，也可导致急性肾衰竭。

（3）药物及中毒：可引起急性肾小管坏死的物质种类很多，包括：①金属盐类，如汞、铬、银、砷、铋、铅、钡、镉、铜、金、铀。②有机溶剂，如甲苯、甲醇、四氯化碳、氯仿、乙二醇、丙二醇等。③抗菌药物，如各种磺胺药，各种抗生素，特别是氨基糖苷类抗生素，妥布霉素、新霉素及链霉素等。④造影剂，过量或短期内重复使用。⑤利尿剂，大剂量呋塞米应用。⑥其他药物，如麻醉药（氨氟醚，加卤甲乙醚等）、中草药（含马兜铃酸）、右旋糖酐、甘露醇、甘油注射剂、安菲太明及海洛因、肿瘤化疗药物及免疫抑制剂，如顺铂、丝裂霉素、环孢素 A、D- 青霉胺等。

（4）生物毒素：如鱼胆、毒蕈、蛇毒、蜘蛛、蜂毒、斑蝥等。

3. 肾血管病变　恶性高血压诱发的肾小动脉纤维素样坏死可导致肾功能恶化，弥散性血管内凝血可导致两侧肾皮质坏死。各种原因引起的双侧肾动脉血栓形成或双侧肾静脉血栓形成也可导致急性肾衰竭。抗中性粒细胞抗体（ANCA）相关血管炎也可导致急性肾衰竭。

4. 肾乳头坏死　糖尿病或尿路梗阻伴感染时可发生双侧肾乳头坏死，导致急性肾衰竭。

5. 其他　移植肾急性排异，多发性骨髓瘤的凝溶蛋白在肾小管内沉积，急性痛风性肾病的尿酸钠在肾小管中沉积，均可导致急性肾衰竭，妊娠子痫、羊水栓塞均可引起急性肾衰竭。

二、发病机制

急性肾衰竭的发病机制目前尚不完全清楚，主要有以下几种假说：肾血流动力学改变、肾小管阻塞学说、反漏学说、弥散性血管内凝血。

（一）肾血流动力学改变

因全身或局部原因导致肾缺血，肾内血流动力学改变，肾脏总血流量减少，主要承担滤过功能的肾皮质部血流量更加显著地减少，流经肾脏的血液更多地经由肾髓质直小血管迅速回收入体循环，以补充体循环的容量，导致肾小球滤过压和肾小球滤过率急剧下降，而引发急性肾衰竭。参与调节肾内血流动力学重新分布的血管活性物质包括肾素-血管紧张素系统激活、前列腺素拮抗物增加、儿茶酚胺大量释放、内皮素及其他缩血管物质释放增加、一氧化氮释放减少等。

（二）肾小管阻塞学说

各种肾毒性物质和缺血均可导致肾小管上皮细胞损伤，主要负责将肾小管上皮细胞黏附在基膜上的纤维连接蛋白显著减少，大量变性的上皮细胞从肾小管基膜上脱落（部分脱落细胞并未死亡），脱落的肾小管上皮细胞及其分解产物形成管型，阻塞肾小管，使肾小球滤过率进一步降低。

（三）反漏学说

损伤的肾小管上皮细胞脱落后，肾小管腔基膜裸露，小管腔内的尿液经裸露的基膜反流到肾间质，引起肾间质水肿，压迫肾单位，加重肾缺血，使 GFR 更进一步降低。

（四）弥散性血管内凝血（DIC）

严重感染、休克、大出血、胰腺炎、大面积烧伤等病理情况下，常有弥散性微血管损害。血小板和纤维蛋白沉积在损伤的肾血管内膜，引起弥散性微血管阻塞，红细胞流经受损的血管时发生变形、破碎、溶解，导致微血管内溶血，释放一系列致伤因子，加重肾组织细胞损伤。

三、肾脏病理

急性肾衰竭的肾脏组织病理学改变，因导致肾衰竭的病因不同而异。最常见的是急性肾小管坏死，表现为肾肿大、苍白、重量增加，切面皮质苍白、髓质呈暗红色；光镜检查可见肾小管上皮细胞变性、脱落。肾毒性物质引起的急性肾小管坏死，肾小管病变主要分布在近曲小管，上皮细胞变性、坏死多分布均匀，肾小管基膜裸露，肾间质水肿，肾间质可有炎症细胞浸润，1周左右后，裸露部位周边相对正常的肾小管上皮细胞开始再生，并很快重新覆盖裸露的基膜，肾小管的形态逐渐恢复正常，但其重吸收功能约需 6 个月才能完全恢复正常。肾缺血所致的急性肾小管坏死，小叶间动脉末梢部分最早受累且程度严重，故皮质区肾小管，特别是髓袢升段和远端小管的病变最为明显，内皮细胞呈灶性变性坏死，缺血程度越重，病变波及肾小管的范围越广，故病变分布甚不均匀，常呈节段性分布，从近曲小管直至集合管均可受累，肾间质水肿、充血和炎性细胞浸润。

四、临床表现及诊断

（一）临床分期

急性肾衰竭的临床表现根据病因不同而差别甚远。这里仅以急性肾小管坏死为例描述其临床表现，大致分为原发疾病表现、代谢紊乱表现和并发症表现三大方面。根据患者尿量的多少分为少尿型急性肾衰竭（尿量＜ 400ml/24h）和非少尿型急性肾衰竭（尿量＞ 400ml/24h）。少尿型急性肾衰竭又分为少尿期、多尿期和恢复期 3 个阶段。

1. 少尿期

（1）尿量减少：每日尿量持续少于 400ml 者称为少尿，少于 100ml 者称为无尿。少尿期持续时间一般为 1 ～ 3 周，但少数病例少尿可持续 3 个月以上。

（2）氮质血症：血浆肌酐和尿素氮升高，其升高速度与体内蛋白分解状态有关，高分解代谢时，每日血浆尿素可升高 10mmol/L 以上、血浆肌酐升高 150μmol/L 以上，常见于广泛组织创伤、败血症等。

（3）水及电解质紊乱：患者水肿，甚至浆膜腔积液。电解质紊乱和酸碱平衡紊乱，主要是酸中毒和高血钾，高分解代谢时，每天血钾可上升 1.5mmol/L 以上，是急性肾衰竭导致死亡的最常见原因，也可出现低钙血症、高磷、低钠、低氯、高镁血症等电解质紊乱。

（4）其他并发症：患者可以并发高血压、肺水肿、急性左心衰竭、心律失常、呕吐、腹胀、腹泻、疲倦、精神差、贫血等。

2. 多尿期　当每日尿量达到 1000ml 以上时，称为多尿期（此处多尿的含义与平常所说多尿的概念不同，后者是指 24h 尿量超过 2500ml 的情况），此期肾小球滤过功能逐渐恢复，而肾小管重吸收功能尚未完全恢复。多尿期的每日尿量常在 2500ml 以上，最多者可超过 10 000ml。此期持续 4 ～ 6 周，此期常见低钾血症、低钠血症、失水等，仍可发生死亡。

3.恢复期 患者各种临床症状消失，感觉良好，血尿素氮和肌酐逐渐下降最终恢复正常，尿量由多逐渐恢复正常，此期一般 3～6 个月，个别患者肾脏组织形态及其功能不能完全恢复正常。

（二）实验室检查

1.尿液检查 外观尿色深、呈酱油色样，要警惕挤压综合征。尿蛋白多为（+）～（++），有时达（+++）～（++++）。可有不同程度血尿，以镜下血尿多见；可见脱落的肾小管上皮细胞、上皮细胞管型、颗粒管型及不同程度的白细胞和白细胞管型。尿比重降低且较固定，多在 1.015 以下。尿渗透浓度低于 350mmol/kg 水。尿钠含量增高，多在 40～60mmol/L。因尿尿素排泄减少，而血尿素氮升高，尿尿素氮与血尿素氮之比降低（常低于 8）；同理，尿肌酐与血肌酐之比也降低（常低于 40）。尿液中肌红蛋白阳性对于挤压综合征的诊断有重要意义。

2.肾小球滤过功能检查 血肌酐（Scr）与血尿素氮（BUN）浓度高于正常，动态观察能及时发现高分解代谢。

3.血气分析和电解质检查 能及时发现电解质紊乱、酸中毒、低氧血症。

4.肝功能和心酶谱检查 对于挤压综合征患者有特别的意义，这类患者血清心、肝酶谱广泛升高，尤其是肌酸磷酸激酶（CPK）显著升高，大多数病例都在 10 000U/L 以上；γ-谷氨酰转移酶（γ-GT）、丙氨酸氨基转移酶（ALT）、门冬氨酸氨基转移酶（AST）也显著增高，严重患者可有血浆白蛋白降低。

5.肾衰竭指数

$$肾衰竭指数 = \frac{尿钠浓度\left(\frac{mmol}{L}\right) \times 血肌酐浓度}{尿肌酐浓度} \times 100\%$$

（血、尿浓度一致，正常值＜1）

6.尿钠滤过分数

$$尿钠滤过分数 = \frac{尿钠浓度\left(\frac{mmol}{L}\right) \times 血肌酐浓度}{血钠浓度 \times 尿肌酐浓度} \times 100\%$$

（血、尿浓度一致，正常值＜1）

（三）诊断

不同病因引起的急性衰竭，其治疗和预后完全不同，因此需要按照正确的思路迅速做出诊断。对于有明确急性诱因的患者（譬如创伤、严重感染、中毒、大出血等），如果有尿量减少，血尿素氮、肌酐升高的证据，则较易做出急性肾衰竭的诊断。

☆ ☆ ☆ ☆

（四）鉴别诊断

在做出肾实质性急性肾衰竭的诊断之前，需认真排除肾前性少尿、肾后性梗阻，以及慢性肾衰竭，因为这些情况的预后和应该采取的处理方法截然不同。临床上可参照以下方法鉴别。

1. 与肾前性少尿鉴别　肾前性少尿，虽然也可有创伤、出血等病史，有少尿的临床表现，但肾前性少尿肾脏无明显组织学损伤，及时纠正循环衰竭后，能很快恢复，但若较长时间（数小时）不能有效纠正循环衰竭，则可发展为肾实质性急性肾衰竭。具体鉴别方法如下。

（1）补液试验：对于有创伤、出血病史的患者，及时补充血容量，最初的500～1000ml 补液使用生理盐水，以后可根据需要使用糖水、林格溶液、代血浆、血浆、红细胞悬液、全血等。最初的 1000ml 液体应于 20min 内输入，以后的输液量和速度根据患者的出血量、血压、心率、脉搏、心肺功能等情况决定。有条件的，可根据中心静脉压决定补液总量和速度。当心率、脉搏、血压恢复正常，手脚温暖，末梢循环良好，中心静脉压正常时，可给予呋塞米 20～40mg 静脉注射（必要时 0.5～1h 后可重复 1 次），观察 1h，若尿量显著增加，则为肾前性少尿；若尿量不增加（仍低于 17ml/h）则已发展为肾实质性急性肾衰竭。

（2）实验室指标：肾前性少尿的肾衰竭指数和尿钠滤过分数均小于 1，而肾实质性急性肾衰竭时，这两个指数均大于 1。由于肾前性少尿时，肾脏尚无明显组织学改变，肾小球仍有一定量的滤过，其肾小管的重吸收功能是增强的，肾小管对尿素的重吸收也是增强的，而对肌酐基本上不重吸收，所以肾前性急性肾衰竭时血尿素氮与肌酐的比值（正常值约等于 10）是增高的，而肾实质性急性肾衰竭时，尿素和肌酐的肾小球滤过均显著降低，到肾小管的尿素显著减少，由肾小管重吸收的尿素对血浆尿素浓度无显著影响，故血浆尿素与肌酐的比值无升高。

2. 与肾后性梗阻鉴别　肾后性梗阻又称肾后性急性肾衰竭。肾后性梗阻具有如下特点：①有尿路外伤的病史、症状和相应体征。②有导致尿路梗阻的原发病（如结石、肿瘤、前列腺肥大等）病史。③梗阻后尿量突然减少，梗阻一旦解除，尿量突然增多。④超声检查可见梗阻侧肾脏增大、肾盂积水、输尿管扩张现象。⑤顺行或逆行尿路造影，可发现梗阻部位和病变性质。

3. 与慢性肾衰竭鉴别　急性肾衰竭与慢性肾衰竭的鉴别诊断非常重要，关系到对患者的正确处理。主要鉴别点如下。

（1）临床资料：对于每一个肾衰竭的患者，均应仔细询问病史，急性肾衰竭患者，多有创伤、感染、出血、失水等急性病史，多有少尿；而慢性肾衰竭患者，多有水肿、高血压、夜尿增多（夜间尿量超过白天尿量）等表现。

(2) 辅助检查：急性肾衰竭时肾脏常明显充血、水肿，故双肾体积增大，而慢性肾衰竭时肾小球硬化、肾小管萎缩及间质纤维化，故双肾体积常缩小。B 超发现双肾体积增大者多为急性肾衰竭（多囊肾、淀粉样变性、糖尿病肾病所致慢性肾衰竭，双肾体积亦可增大），而双肾体积缩小者均为慢性肾衰竭。指甲、头发肌酐和血清肌酐均增高、心脏增多、严重小细胞低色素贫血提示慢性肾衰竭。

(3) 肾活检：从病史询问和辅助检查仍无法鉴别的肾衰竭患者，应积极创造条件，进行肾活检，肾活检是鉴别急性肾衰竭与慢性肾衰竭的金指标。急性肾衰竭的肾脏病理特点是肾组织病变高度均一，若主要由缺血引起，主要表现为急性肾小管坏死。而慢性肾衰竭的肾脏病理特点是肾组织病变高度不均一，在同一张切片上可以同时见到急性病变（固有细胞增生、炎症细胞浸润）、慢性病变（肾小球硬化、肾间质纤维化、肾小管萎缩）、代偿性病变（肾小球肥大、肾小管扩张）。

（五）不同病因引起的急性肾衰竭的特点

1. 肾小球疾病所致急性肾衰竭　原发性肾小球疾病所致急性肾衰竭，见于急进性肾炎（病理表现为新月体肾炎）、重症急性肾小球肾炎（如链球菌感染后肾炎）、肾病综合征及 IgA 肾病等。继发性肾小球疾病所致的急性肾衰竭可见于系统性红斑狼疮性肾炎、过敏性紫癜性肾炎等。可根据各种肾小球疾病所固有的特殊病史、临床表现、化验结果和肾活检病理予以鉴别。

2. 急性间质性肾炎所致急性肾衰竭　急性过敏性间质性肾炎多有用药过敏史，用药后出现发热（药物热）、皮疹（药疹）、淋巴结肿大及关节酸痛等症状、血嗜酸性粒细胞升高、血 IgE 升高、尿白细胞增多但尿培养无细菌生长。重症急性肾盂肾炎导致的急性间质性肾炎急性肾衰竭，多有高热，末梢血白细胞显著增高，中性粒细胞增多，尿中性粒细胞增多，白细胞管型，尿培养常获阳性结果。

3. 系统性小血管炎所致急性肾衰竭　临床上常有不规则发热，呼吸道症状（甚至咯血），伴有急性肾炎综合征表现，如水肿、血尿、红细胞管型尿、蛋白尿、迅速进展的肾功能恶化，抗中性粒细胞胞质抗体（ANCA）阳性有助于诊断。

4. 肾动脉或肾静脉血栓栓塞所致急性肾衰竭　多有长期卧床、骨折、分娩等病史，有腰背部疼痛、血尿等症状，CT 或磁共振肾动脉或肾静脉模拟成像能很好地显示病变。

（六）原有慢性肾脏病患者发生急性肾损伤的诊断

见表 7-1。

☆ ☆ ☆ ☆

表 7-1　有慢性肾脏疾病基础的改良急性肾损伤 RIFLE 标准

基础血肌酐值 （mg/L）	5（44）	10（88）	15（133）	20（177）	25（221）	30（265）
危险	7.5（66）	15（133）	23（200）	30（265）	38（332）	-
损伤	10（88）	20（177）	30（265）	-	-	-
衰竭	15（133）	30（265）	40（350）	40（350）	40（350）	40（350）

注：表中括号内的数值是单位为 μmol/L 的血肌酐值

五、治疗

（一）一般治疗

1. 少尿期　急性肾衰竭少尿期是导致患者死亡的主要危险时期，威胁患者生命的主要危险是严重的电解质紊乱、酸中毒及其他严重并发症。急性肾衰竭少尿期的处理可以概括为"积极等待"4 个字。所谓积极，就是要积极寻找并积极处理原发病因；积极观察患者生命体征、尿量、血液生化、酸碱度和电解质的改变（每天测）；积极纠正水及电解质紊乱和氮质血症（透析），预防、治疗各种并发症。所谓等待，就是等待肾脏功能的逐渐恢复，到目前为止，还没有确切的药物或者治疗手段能够加速急性肾衰竭患者肾功能的恢复，以往在动物实验研究发现表皮生长因子（EGF）能缩短急性肾衰竭动物的少尿期，但在临床并未得到印证。中药虫草能促进受损肾小管上皮细胞的恢复，可以试用。注意补充机体所需的热量。液体应以"量出为入"的原则控制。每日液体入量应≤前一日排尿量＋大便＋呕吐液＋引流液量及伤口的渗出量 +700ml（为不显性失水量－内生水量）。应将血钾控制在 4 ～ 5mmol/L，预防和纠正高钾血症的措施包括：①严格限制食物及药物中钾的摄入量。②积极控制感染，清除病灶及坏死组织。③避免输陈旧库存血液（2 周以上）。④口服阳离子交换树脂使钾从消化道排出。⑤纠正酸中毒（静脉滴注 5% 碳酸氢钠溶液）。⑥每 4g 葡萄糖加普通胰岛素 1U 静脉滴注，促进糖原合成使钾进入细胞内。⑦ 10% 葡萄糖酸钙 10 ～ 20ml 静脉注入，拮抗钾对心肌的毒害作用。当血钾＞ 6.5mmol/L，药物处理无效时，应尽快进行透析治疗，透析是纠正高血钾的最快最有效措施。

2. 多尿期　急性肾衰竭多尿期患者仍可以死亡，尤其是老年人和小孩，该期威胁患者生命的主要是水、电解质紊乱。进入多尿期后，要防止脱水及电解质紊乱（低钾血症、低钠血症、低钙血症、低镁血症等）。应鼓励患者多进食（少食多餐），多喝汤，加大钠、钾的摄入量，并注意监测血电解质的动态变化，根据测定结果，适当静脉补充相应电解质。增加饮食中蛋白质摄入量，以利于损伤的肾小管上皮细胞修复与再生。

3. 恢复期 无须特殊治疗，应避免使用肾毒性药物。每 1～2 个月复查肾功能。

（二）血液净化治疗

1. 血液净化治疗的方法 常用血液净化治疗的方法包括腹膜透析、血液透析、血液灌流、持续性肾脏替代治疗。

（1）腹膜透析（PD）：腹膜透析是利用腹膜具有半透膜和较大表面积（$2m^2$）的特性，通过向腹腔内注入透析液，借助腹腔内透析液和腹膜毛细血管内血液的溶质浓度梯度和渗透梯度差异，依赖弥散和对流原理，清除机体内的代谢废物、毒物和过多的水分，同时补充体内必需的物质的一种治疗方法。腹膜透析的优点包括：①不需昂贵设备。②对患者心血管的干扰小。③可离开医院。④费用相对较低。⑤对中分子和大分子毒素的清除效率高于血液透析。

腹膜透析的缺点包括：①对小分子毒素的清除效率不如血液透析。②身体上有导管，生活质量较血液透析稍差。③易发生腹膜炎、堵管等管道相关的并发症。④易导致蛋白丢失而出现营养不良。

（2）血液透析（HD）：血液透析是将患者血液与透析液同时引进透析器，在透析膜两侧呈反方向流动，借助膜两侧的溶质梯度、渗透梯度和水压梯度，通过扩散、对流清除毒素；通过超滤和渗透原理来清除体内毒素和过多的水分，同时纠正电解质和酸碱平衡紊乱。血液透析需要透析器、透析液供给系统及监测系统（血透机）。血液透析效果确切，疗效肯定。缺点是需要相应的机器和技术人员，需要使用抗凝剂，对于危重患者和严重出血倾向患者不适宜。

（3）血液灌流（HP）：血液灌流是将患者的血液引入装有固态吸附剂的容器中，以吸附清除某些毒物和代谢废物的一种治疗方法。目前临床上除了用于抢救药物和毒物中毒，也用于危重患者、特别是严重感染患者吸附内毒素和多种炎症介质，能显著降低重症监护室多器官衰竭患者的死亡率。

（4）持续性肾脏替代治疗（CRRT）：其最基本工作原理是血液滤过。血液滤过（HF）是模仿肾脏清除溶质的原理设计的一种血液净化技术。滤过率的大小取决于血滤器滤过膜的面积、跨膜压、滤过系数和血流量。每次血滤的滤液量 20～30L，才能保证治疗效果，同时需补充被滤过的水、电解质，以保持机体内环境的稳定，补充的液体称为置换液。根据置换液进入血管回路的位置不同，分为前稀释法、后稀释法、中间稀释法 3 种模式。前稀释法是将置换液在滤器前的动脉端输入，其优点是血液进入滤器前就被稀释，血液阻力小，滤过量大而稳定，不易在滤过膜上形成蛋白覆盖层，由于通过滤膜的液体量大，对流好，对大分子毒素的清除效果好（大分子物质主要通过对流清除），可以不用肝素抗凝；缺点是弥散作用相对较小，小分子溶质清除率相对较低（小分子主要通过弥散清除），置换液用量较大，费用较高。

后稀释法是将置换液在滤器后的静脉端输入，优点是减少了置换液用量，且小分子溶质清除率较高，但必须使用肝素抗凝，对大分子毒素的清除效果相对较差。

中间稀释法是在滤器的中间引入置换液，该方法综合了上述两种稀释法的优点，有推广前景，但需特殊滤器，尚未广泛使用。

CRRT 技术，对患者心肺功能干扰小，可在患者床旁治疗，清除大、中分子毒素的作用显著优于普通血透。除了能清除体内毒素外，对于严重的炎症反应综合征、高热等临床危重症有出奇的治疗效果，结合血液灌流则清除炎症递质的效果更强。

对于具体的急性肾衰竭患者而言，采用何种血液净化治疗方式，应根据患者的病情、经济状况、医院的设备和技术条件等多种因素综合考虑，有针对性地选择使用。

2. 开始血液净化治疗的指征

（1）严重氮质血症：指血肌酐＞ 442μmol/L 或血尿素氮＞ 17.8mmol/L。

（2）合并严重并发症：急性肺水肿，急性左心衰竭，高度水肿，消化道大出血，严重感染，恶心、呕吐等尿毒症症状，神志淡漠、烦躁或嗜睡等神经精神症状。

（3）严重电解质紊乱和酸中毒：血钾＞ 6.5mmol/L，二氧化碳结合力＜ 13mmol/L。

（4）中毒性急性肾衰竭。

具备上述 4 条中的任何一条，均应开始血液净化治疗。

3. 停止血液净化治疗指征

（1）进入多尿期后数天。

（2）患者全身症状消失，一般情况良好，已无水肿，食欲正常。

（3）血肌酐降低到高峰值的一半以下或低于 400μmol/L。

（4）电解质、酸碱度正常。

同时具备上述 4 条可暂停血液净化治疗，但仍需每天监测肾功能、电解质等指标，如果停止透析后，血肌酐又上升，又出现电解质紊乱和酸碱度失衡，则应继续进行血液净化治疗。

4. 呋塞米的使用　在会诊时经常见到兄弟医院和兄弟科室对急性肾衰竭患者长时间大剂量使用呋塞米的情形，这样既不能改善肾功能，同时还可能导致严重的电解质紊乱。学者认为，呋塞米在急性肾衰竭患者主要应该用在两头，一是在少尿的开始，主要用于鉴别是肾前性少尿还是肾实质性急性肾衰竭，在血容量充足、循环稳定的前提下，可以用呋塞米 40mg 静脉注射，如果尿量不增加，0.5 ～ 1h 后可以加倍使用呋塞米静脉注射，尿量仍不增加，不再使用呋塞米，按肾实质性急性肾衰竭进行处理，但是需要排除尿潴留。二是用在少尿期（尿量少于 < 400ml/24h）与多尿期（尿量 > 1000ml/24h）之间的移行期，此期可一次性应用 40mg 呋塞米静脉注射，能够减少肾小管的回吸收、增加尿量，从而冲洗肾小管内存留的细胞、组织碎片、蛋白等有形成分，减轻肾间质水肿，改善肾脏微循环，缩短移行期（临床上移行期越短，肾功能恢复得越好）。

（三）营养支持

急性肾衰竭患者，特别是挤压综合征等伴有高分解代谢状态的患者，热量摄入不足易导致氮质血症快速进展。营养支持可提供足够热量，减少体内蛋白分解，从而减缓血氮质升高速度，增加机体抵抗力，降低少尿期死亡率。营养补充尽可能利用胃肠道循序渐进地增加。一般能量供给按 1254 ～ 1463J/（kg·d）计算（1cal=4.18J），严重高分解代谢患者则给予 1672J/（kg·d），其中以高渗葡萄糖提供约 2/3 的热量，由脂类供应 1/3 的热量，由于急性肾衰竭患者常伴有糖代谢紊乱，高分解状态易引起机体对胰岛素的拮抗、肝葡萄糖产生增加以及对葡萄糖转化为糖原的能力减退，这些均增加高血糖症的风险，应注意监测血糖，必要时可适当给予胰岛素（4g 糖加 1U 胰岛素）。

（四）预后

随着血液净化技术，特别是 CRRT 技术的广泛应用，以及早期、充分透析治疗理念的普遍公认，急性肾衰竭的预后已显著改观，文献报道 ICU 病房的急性肾衰竭病死率已降到 50% 以下。近 20 年来，陆军军医大学第二附属医院肾内科收治各种原因导致的急性肾衰竭患者 1076 例，其中 2 个以上器官功能衰竭患者 279 例，共死亡 21 例，总死亡率 2%。大地震挤压综合征所致急性肾衰竭患者 9 例，全部有 2 个以上器官功能衰竭，全部治愈出院。从文献资料和学者的临床工作经验，急性肾衰竭的预后与下列因素有关。

1. 引起急性肾衰竭的原因　内科原因引起的急性肾衰竭的预后显著优于外科原因导致的急性肾衰竭。

2. 有无高分解代谢　有高分解代谢者，死亡率高。

3. 有无并发症　合并严重感染、DIC、严重的心、肝、肺、脑等器官功能衰竭者，死亡率高。

4. 血液净化治疗是否及时有效　早期、正确、有效的血液净化治疗是降低急性肾衰竭死亡率的重要途径。

5. 患者的基本情况　老年人，小孩，孕妇，既往有糖尿病、高血压、慢性肾脏病病史的特殊人群，罹患急性肾衰竭后死亡率显著高于普通人群。

第二节　慢性肾衰竭

一、概述

慢性肾衰竭（CRF）是指各种原发性或继发性慢性肾脏疾病患者进行性肾功能损害所出现的一系列症状或代谢紊乱的临床综合征。近年来，CRF 的病因构成有所变化，在西方国家继发性因素已占主要原因，其中糖尿病和高血压是 CRF 的两大首位因素，约占 50%。然而，我国仍以慢性肾小球肾炎为主，其次为小管间质性肾炎，但继发性因素引起的 CRF 逐年增多，依次为高血压、糖尿病和狼疮性肾炎。近年乙肝相关性肾炎导致的 CRF 也为国内外学者所关注。

CRF 属于中医的"癃闭""关格""肾风""溺毒""肾劳"等范畴。其根本病机为肾元虚衰，湿浊内蕴。感受外邪、饮食不当、劳倦过度、药毒伤肾常是其诱发及加重因素。

二、发病机制

（一）肾小球高滤过

当肾实质减少，健存的肾单位出现代偿，此时残余肾的单个肾单位肾小球滤过率增高（高滤过）、血浆流量增高（高灌注）和毛细血管跨膜压增高（高压力）即著名的"三高学说"。其产生的机制主要是残余肾单位入球小动脉较出球小动脉扩张更加显著所致。当处于高压力、高灌注、高滤过的血流动力学状态下，会出现毛细血管一系列损害，特别是系膜区改变，导致肾小球硬化。而肾小球硬化和废弃后，健存肾单位的代偿，形成恶性循环。

（二）肾小管高代谢学说

CRF 时残存肾单位肾小管代谢亢进是肾小管萎缩、间质纤维化和肾单位进行性损害的重要原因之一。在慢性肾衰竭进展过程中，肾小管并不是处于被动的代偿适应或单纯受损状态，而是直接参与肾功能持续减低的发展过程。肾小管的高代谢可引起剩余肾单位内氧耗量增加，氧自由基生成增多，自由基清除剂生成减少，进一步引起脂质过氧化作用增强，进而导致细胞和组织的损伤，使肾单位进一步丧失。此外，间质淋巴 - 单核细胞的浸润并释放某些细胞因子和生长因子，亦可导致小管 - 间质损伤，并刺激间质成纤维细胞，加快间质纤维化的过程。

（三）矫枉失衡学说

这一学说认为，CRF 时体内某些物质的积聚，并非全部由于肾脏清除减少所致，而是机体为了纠正代谢失调的一种平衡适应，其结果又导致新的不平衡，如此周而复始，造成了进行性损害，成为 CRF 患者病情进展的重要原因之一。

甲状旁腺激素（PTH）升高造成的危害是最好的说明。随着肾小球滤过率（GFR）降低，尿磷排泄量减少，引起高磷血症，从而刺激了 PTH 的合成和分泌，以促进尿磷排泄，并升高血钙，但对甲状旁腺的持续性刺激可导致甲状旁腺的增生及继发性甲状旁腺功能亢进（SHP），从而累及骨骼、心血管及造血系统等。

然而，现在认为该学说已经不能解释 CRF 时的 SHP，还有其他重要因素参与了 SHP 的形成。

（四）蛋白尿学说

近年来，尿蛋白在肾小管 - 间质损害中逐渐引起人们的重视，临床和实验研究均证实尿蛋白作为一个独立的因素直接同肾功能损害程度正相关。决定肾脏病预后的主要因素是肾小管 - 间质性损害而非肾小球病变，尿蛋白加重肾功能损伤的机制可能与以下几个方面有关：①尿蛋白对肾小球系膜细胞与足细胞的毒胜作用，足细胞的损害也是发生肾小球硬化的关键之一。②尿蛋白对近端肾小管细胞的直接毒性作用，大量蛋白质超过肾小管重吸收能力，可以引起肾小管的损害。过度的尿蛋白可以增加溶酶体的负荷，引起溶酶体肿胀、破裂，大量溶酶体中蛋白酶释放入血中，引起近端肾小管损伤。有学者认为，近端肾小管的损伤介导了肾小球滤过功能的逐渐丧失。③尿蛋白可以改变肾小管细胞生物活性，从而导致肾小管 - 间质损害。

（五）脂质代谢紊乱

高脂血症可加速肾小球硬化，其生化和组织学变化与动脉硬化的血管损害有相似之处。另外其还可通过含低密度脂蛋白受体的肾小球系膜而致系膜细胞增殖，产生一些细胞因子、细胞外基质物质及活性氧代谢产物等，促进肾小球硬化。

（六）酸中毒

酸中毒可以通过促生长作用、激活补体的旁路途径、促进继发性甲旁亢、促进肾脏囊肿的形成、增加尿钙排出等多种机制促进肾脏病进展。由于酸中毒时骨缓冲系统被动员，骨钙丢失增加，促进了 CRF 骨病的发展。CRF 时的酸中毒可使骨骼肌分解增加，白蛋白合成减少，导致患者体重下降及肌无力。

（七）尿毒症毒素

1. **尿素**　其分解产物氰酸盐能与氨基酸 N 端结合，改变其三级结构、破坏细胞及酶的活性。氰酸盐可以引起软弱、腹泻、肠出血、体温下降、昏迷并可干扰高级神经中枢的整合功能。

2. **胍类**　胍衍生物是某些氨基酸和肌酐的代谢产物但其生成途径不明，精氨酸与其合成相关。胍类毒素在积聚到一定量时可引起各器官系统损害，症状包括厌食、恶心、呕吐、腹泻、消化性溃疡和出血、皮肤瘙痒、贫血、抽搐和意识障碍以及糖耐量异常，还会引起肺水肿、肺淤血、肺泡出血和心肌变性、

☆ ☆ ☆ ☆

心室传导阻滞、心功能不全。

3. 肠道细菌代谢产物 - 酚类及胺类　酚类包括甲酚、4 羟基苯甲酸、4 羧基苯甲酸、二羧苯甲酸和酚酸。其中，酚酸是芳香族氨基酸（苯甲氨酸、酪氨酸）经脱氨基、脱羧基和氧化作用生成，是假性神经递质，主要引起中枢神经系统的抑制作用。另外，高浓度酚类还可引起体内酶如 Na^+-K^+-ATP 酶、Mg^{2+}-ATP 酶、Ca^{2+}-ATP 酶活性抑制。胺类包括脂肪族胺、芳香族胺和多胺。脂肪族胺来源于肌酐和胆酸代谢产物，可引起肌阵挛、扑翼样震颤及溶血，还可抑制某些酶的活性。芳香族胺为苯丙氨酸、酪氨酸的代谢产物，主要引起脑组织抑制。多胺来源于鸟氨酸和赖氨酸代谢产物，可引起厌食、恶心、呕吐、蛋白尿，并对促红细胞生成素、Na^+-K^+-ATP 酶、Mg^{2+}-ATP 酶有抑制作用，据报道多胺物质还能增加微循环的通透性而被认为与尿毒症肺水肿、腹水、脑水肿形成有关。另外，肠道细菌某些酶还能引起吲哚类物质增加，可能产生一定的尿毒症毒性作用。

4. 中分子物质　主要是一些多肽类物质，可引起周围神经病变、尿毒症脑病、糖耐量异常，还对细胞生成、白细胞吞噬、淋巴细胞与纤维细胞增生有明显的抑制作用。

5. 大分子物质　目前认为这些物质主要是内分泌激素，如生长激素、甲状旁腺激素（PTH）、促肾上腺皮质激素、胰高血糖素、胃泌素及胰岛素等，其中以 PTH 和胰岛素作用更为突出。高胰岛素血症可引起红细胞膜 Na^+-K^+-ATP 酶、Mg^{2+}-ATP 酶活性下降，抑制肾小管 Na^+-K^+ 交换、Na^+-H^+ 交换，同尿毒症水钠潴留有一定关系。还可引起脂肪和肝细胞胰岛素受体信号传导途径异常，加重尿毒症糖代谢紊乱。

（八）各种细胞介质

近来研究表明某些生长因子如 PDGF、TGF-β、bFGF 等，细胞因子如白介素 -1、TNF-α 等以及某些炎症介质化学趋化因子等均参与肾小球和小管 - 间质的损伤过程。并在促进细胞外基质增多中起重要作用。

三、诊断要点

（一）临床表现

在 CRF 的不同阶段，其临床表现也各不相同。在 CRF 的代偿期和失代偿早期，患者可以无任何症状或仅有乏力、腰酸、夜尿增多等轻度不适；少数患者可有食欲减退、代谢性酸中毒及轻度贫血。CRF 中期以后，上述症状更趋明显。在晚期尿毒症时，可出现急性心衰、严重高钾血症、消化道出血、中枢神经系统障碍等，甚至有生命危险。

1. 轻度肾功能损害　当 GFR ≥ 30ml/min 时，大多数患者往往无主观症状或仅有夜尿增多、乏力、腰酸等。辅助检查可能发现合并存在继发性甲状旁腺功能亢进。肾小球疾病导致的 CRF 患者，临床可以有血尿与蛋白尿，高血压也比较常见。而肾小管间质疾病导致的 CRF 患者，更多表现为贫血、代谢性酸中毒和夜尿增多，而高血压发生率低，除非合并泌尿道梗阻和（或）反流。

2. 中重度肾功能损害　随着 CRF 进展，体内多种毒素的积聚及水、电解质和酸碱平衡紊乱，患者可以出现各种临床表现，几乎可以累及全身各脏器和系统。

（1）水、电解质、酸碱平衡异常：肾脏是调节水、电解质、酸碱平衡的重要器官。CRF 常合并上述平衡失调。最常见的是肾脏排泄功能低下，水钠潴留，容量负荷增加而导致全身水肿，严重时可有脑水肿、肺水肿、球结膜水肿、胸腔积液、腹水等。少数患者也可因多尿而出现短暂性失水。钠代谢的紊乱，多数为低钠血症，少数也会出现高钠血症。钾代谢紊乱时可以出现低钾血症、高钾血症。钾摄入不足、排钾利尿药、胃肠道丢失是引起低钾血症的原因。少尿、无尿、酸中毒、钾摄入过多、感染、溶血又可导致高钾血症，严重时可危及生命。尿毒症患者几乎均有不同程度的代谢性酸中毒。代谢性酸中毒可以加重高钾血症、抑制蛋白合成代谢、加速钙从骨中丢失，可以进一步加速 CRF 进展等一系列后果。

（2）消化系统：消化道症状是 CRF 最早和最常见的症状。多表现为食欲缺乏、恶心呕吐、口有尿素味等。少数患者尚有腹痛、腹泻、腹胀、便秘。晚期患者可有消化道黏膜受损、溃疡、出血等表现。

（3）呼吸系统：CRF 患者呼吸系统异常主要表现为尿毒症性肺水肿、尿毒症性胸膜炎、胸腔积液、呼气有尿素味等，也可并发各种肺部感染。尿毒症性肺水肿一般表现为间质性肺水肿，与尿毒症毒素蓄积、肺血管通透性增加、水钠潴留等因素有关。部分患者可发生尿毒症性胸膜炎、胸腔积液，可能与心力衰竭、水钠潴留、感染、尿毒症毒素有关。

（4）心血管系统：CRF 患者心血管并发症发生率与病死率均明显增高，在充分透析的前提下，心血管并发症是尿毒症期患者第一位死亡原因。CRF 患者心血管疾病主要表现为：

①动脉粥样硬化，出现早，进展快。

②心肌病是尿毒症毒素所致的特异性心肌功能障碍,病理特征为心肌纤维化。最突出的表现为左心室肥厚与左心室扩张功能下降。与尿毒症毒素潴留、局部肾素血管紧张素系统活化、钙磷代谢紊乱、肉碱缺乏等有关。

③心包炎可分为尿毒症性心包炎和透析相关性心包炎，前者与尿毒症毒素潴留、内环境紊乱等有关，充分透析后可缓解；后者与透析不充分、中分子毒素潴留、继发性甲状旁腺功能亢进等有关。但也要注意结核在尿毒症患者中发病率高，也可以引起结核性心包炎。

④心功能不全，若源于容量负荷过大，一般在超滤脱水后缓解。

（5）贫血与出血倾向：贫血是尿毒症患者最常见最重要的症状之一，并常与肾功能损害程度一致。其主要原因是肾脏分泌的促红细胞生成素（EPO）绝对或相对不足，故称肾性贫血。缺铁、营养不良、毒素对骨髓和红细胞的损害、严重的继发性甲旁亢、出血也是常见原因。透析患者的贫血与进行性左心室扩张、肥厚和心力衰竭密切相关。CRF 患者常有出血倾向，原因多与血小板功能障碍有关，部分晚期患者也可有凝血因子Ⅷ缺乏。有轻度出血者可出现皮肤、黏膜出血，如皮下瘀斑、牙龈出血，也可以表现为隐性胃肠道失血，还可以表现为手术切口渗血，长时间鼻出血和月经量增多。此外，某些 CRF 患者在病程的某一个阶段也可出现高凝状态及血栓 - 栓塞性并发症。

（6）神经系统表现：尿毒症的神经病变包括外周神经病变和自主神经病变。

①外周神经病变：终末期肾脏病（ESRD）特别是伴有糖尿病和（或）血管疾病的患者常存在神经病变，以远端、对称、涉及运动和感觉神经的多神经病变为特点，见于 70% 的透析患者，其中 30% 呈中等或严重程度。手掌、足底的感觉异常、远端肢体的烧灼感以及不宁腿综合征是主要临床表现。此外常存在肌肉的无力和萎缩。随着神经病变的进展，神经纤维受到严重损害可以出现感觉和运动神经传导速度的减慢，甚至由于运动功能的丢失造成瘫痪。

②自主神经病变：尿毒症患者自主神经病变多变，具有临床意义的是在血液透析中，心血管反应迟缓，可以诱发血压下降、心动过速或心动过缓，尤其是体液清除时。

（7）内分泌异常：CRF 患者内分泌异常并不少见，其突出表现为大多数患者均有继发性甲状旁腺功能亢进，少数患者也可有甲状旁腺功能减低，部分患者可有轻度甲状腺功能减退。大多数患者均有 EPO 生成不足和 1, 25- 二羟基维生素 D_3 不足。其他如胰岛素受体障碍、肾上腺皮质激素增高、高血糖素升高、泌乳素增高、睾酮不足等，也可不同程度存在。

（8）蛋白质、糖类、脂肪、维生素代谢紊乱：CRF 患者常有蛋白质、糖类、脂肪、维生素代谢紊乱。以蛋白质代谢紊乱最为突出，一般表现为蛋白质代谢产物蓄积（氮质血症），也可有蛋白质分解过多，合成不足，负氮平衡，血浆白蛋白下降，必需氨基酸水平下降。糖类代谢方面可表现为胰岛素抵抗，糖耐量减低，类似糖尿病样反应。脂质代谢障碍，常有高甘油三酯血症，低密度脂蛋白增多，载脂蛋白 β 增多。

（9）肾性骨病：CRF 患者骨骼系统异常多见。骨骼常因钙磷代谢紊乱、继发性甲旁亢、活性维生素 D 缺乏等原因可导致多种类型的骨性营养不良。有高转运性骨病、低转运性骨病、混合型骨病 3 种类型。以高转运性骨病最为多见，骨骼改变有骨质疏松、纤维性骨炎、骨软化、骨硬化等表现。此外，还可因 β 微球蛋白的蓄积、沉着导致骨和关节的淀粉样变性。

（10）营养不良：CRF 患者营养不良十分常见，成为透析患者死亡率增高的风险。营养不良源于食欲减退、酸中毒和胰岛素抵抗。在肾病综合征基础上出现肾功能不全，会进一步加重营养不良。

（11）免疫功能低下：CRF 患者免疫系统异常相当常见，多数患者抵抗力下降，易感染。国外文献报道，CRF 患者因感染并发死亡者高达 36%。CRF 患者免疫系统异常主要表现为细胞免疫功能降低；某些免疫细胞（T 细胞、单核细胞等）功能降低，白介素 -2 下降等，均影响细胞免疫功能。

（12）皮肤改变：大多数尿毒症患者都有皮肤并发症，其发病率和严重性随肾衰竭进展而加重。尿毒症患者有不同程度的干燥。可伴有皮肤脱屑，外观像鱼鳞样，大多数患者遍及躯干及四肢，尤以四肢伸侧为严重。皮肤改变是影响患者生活质量的原因之一，具体表现如下。

①色素：弥散性皮肤棕色素沉着比较常见，但并不是长期肾功能不全患者的普遍改变。

②指甲：典型的指甲远端甲床呈红色、粉红色或棕色，并有明显的分界线。按压后不能完全消退，即所谓半指甲，是尿毒症的典型表现。

③干燥：皮肤干燥十分常见，可以表现为抓痕、干皮病、苔藓。

④皮肤瘙痒：常为 CRF 晚期表现，约 50% 的患者为全身性瘙痒。透析患者尤为常见，受热或受压可加重，手臂与背部为重灾区，皮肤破裂后可形成溃疡，有时存在角化性丘疹与结节性痒疹。瘙痒多变，无法预见，可以成为折磨患者的主要症状。

⑤假性卟啉症：出现于皮肤暴露部位，尤其是在夏天，通常是源于卟啉滞留，后者使皮肤对光敏感。在血液透析患者，也称为"血液透析大疱病变"。在透析与非透析患者，迟发性皮肤卟啉症与大疱性丘疹很难鉴别，大疱性病变缓解需持续数月。

⑥大疱性药物丘疹：CRF 患者可以出现固定性药疹，但很少见。多见于皮肤暴露部位，通常为手部，尤其是夏天。常见于肾衰竭进展者，最常见诱因是使用大剂量呋塞米，撤减呋塞米后可以缓解，缓解时间可能需持续数月。

（13）恶性疾病：CRF 免疫功能受损，也是其恶性疾病发生率高的原因之一。肾移植患者同样存在这个问题，也可出现肾获得性囊性疾病恶化，终末期肾病透析患者多种肿瘤发生率增加，包括肝癌、肾癌、甲状腺癌、骨髓瘤与非霍奇金淋巴瘤。

（14）心理改变：CRF 患者常会出现一系列心理问题。包括焦虑、抑郁，应引起临床足够重视。

☆ ☆ ☆ ☆

（二）诊断标准

慢性肾衰竭诊断应包括病因诊断和肾功能分期。根据患者病史、临床症状和体征及血尿素氮（BUN）和肌酐（Cr）升高，一般可做出正确诊断。如有贫血、肾脏萎缩及肾皮质变薄，进一步支持诊断。

诊断要点：

①慢性肾脏病（CKD）病史超过3个月。所谓CKD，是指各种原因引起的慢性肾脏结构和功能障碍，包括病理损伤、血液或尿液成分异常及影像学检查异常。

②不明原因的或单纯的GFR下降< 60ml/min（老年人GFR < 50ml/min）超过3个月。

③在GFR下降过程中出现与肾衰竭相关的各种代谢紊乱和临床症状。

以上三条中，第一条是诊断的主要依据。根据第二条做诊断时宜慎重或从严掌握。如第三条同时具备，则诊断依据更为充分。

（三）慢性肾衰竭分期

慢性肾衰竭可分为四个阶段：①肾功能代偿期。②肾功能失代偿期。③肾衰竭期（尿毒症前期）。④尿毒症期。

最近美国肾脏病基金会肾脏病及透析生存质量指导（K/Dool）专家组对CKD的分期方法提出了新的建议。该分期方法将GFR正常（≥ 90ml/min）的肾病视为1期CKD，其目的是为了加强对早期CKD的认知和CRF的早期防治；同时将ESRD的诊断放宽到GFR < 15ml/min，对晚期CRF的及时诊治有所帮助。显然，CKD和CRF在含义上有相当大的重叠，前者范围更广，而后者则主要代表CKD患者中的GFR下降的那一部分群体。

应当指出，单纯GFR轻度下降至60 ～ 89ml/min时而无肾损害其他表现者，不能认为有明确CKD存在；只有当GFR < 60ml/min时，才可按3期CKD对待。此外，在CKD5期患者中，当GFR为6 ～ 10ml/min并有明显尿毒症时，需进行透析治疗（糖尿病肾病透析治疗可适当提前）。

（四）辅助检查和实验室检查

1. 尿蛋白测定　持续性尿蛋白排出是肾功能损害的标志，对CRF基础疾病的诊断也有重要的意义。蛋白尿的量与性质是判断肾脏疾病进展与预后的重要指标。

2. 尿沉渣检查　包括尿红细胞、白细胞、管型、畸形红细胞检查，与尿蛋白的分析相结合，对于CRF根底疾病的诊断有一定意义；尿中红细胞可能源于肾脏或泌尿道其他部位或外生殖器。管型是由于肾小管上皮细胞分泌的高分子糖蛋白（Tamm Horsfall蛋白）在小管内形成凝胶，包含细胞、细胞碎片、结晶、脂肪和滤过的蛋白，因而管型必定来源于肾脏，浓缩尿和酸性尿利于管型的形成。

3. 血常规　CRF患者表现有贫血症状，血红蛋白（HGB）是反映贫血严重程度的最好指标；红细胞平均体积（MCV）、红细胞平均血红蛋白量（MCH）、红细胞平均血红蛋白浓度（MCHC）反映贫血类型。

4. 肾功能（主要是 GFR） Ccr 是判断肾小球损害的敏感指标，能较早地反映肾小球滤过功能；BUN 也可以作为反映肾小球滤过功能的指标；尿酸在肾脏病变早期首先升高，因有助于肾功能损害的较早期诊断。血清胱抑素 C（CysC）也作为评估 GFR 的指标。

5. 血电解质检查 当各种原因引起的肾脏疾病出现肾衰竭时，水、电解质（钾、钠、钙和磷）、酸碱平衡就会受到影响，甚至出现严重代谢紊乱。

6. 甲状旁腺激素（IPTH）测定 CRF 患者血中 IPTH 随着 GFR 下降而升高，即 IPTH 升高程度与肾衰竭程度一致，这种病理生理变化可能是骨矿物质代谢异常最早期的标志。

7. 铁四项测定 血清铁蛋白评价体内贮存铁的情况，血清转铁蛋白评价用于红细胞生成的铁的充分性。

8. 泌尿系影像学检查 主要是超声检查，了解肾脏大小。肾脏体积缩小与 GFR 下降成正比，这是判断患者是否罹患 CRF 的重要参数，也是区别于急性肾损伤的重要标志。

四、鉴别诊断

（一）肾前性氮质血症

CRF 与肾前性氮质血症的鉴别并不困难，在有效血容量补足 $48 \sim 72h$ 后肾前性氮质血症患者肾功能即可恢复，而 CRF 则肾功能难以恢复。

（二）急性肾损伤

CRF 与急性肾损伤的鉴别多数情况下并不困难，往往根据患者的病史即可做出鉴别诊断。在患者病史欠详时，可借助于影像学检查（如 B 超、CT 等）或肾图检查结果进行分析，如双肾明显缩小或肾图提示慢性病变，则支持 CRF 的诊断。

（三）慢性肾衰竭有时可发生急性加重或伴发急性肾衰竭

如慢性肾衰竭本身已相对较重或其病程加重过程未能反映急性肾衰竭演变特点，则称之为"慢性肾衰竭急性加重"。如果慢性肾衰竭较轻，而急性肾衰竭相对突出，且其病程发展符合急性肾衰竭演变过程，则可称为"慢性肾衰竭合并急性肾衰竭"，其处理原则基本上与急性肾衰竭相同。

五、治疗

（一）CRF 早期防治对策和基本措施

早期诊断、有效治疗原发病和去除导致肾功能恶化的因素，是 CRF 防治的基础，也是保护肾功能和延缓 CKD 进展的关键。首先要提高对 CKD 的警觉，重视询问病史、查体和肾功能的检查，即使对正常人群，也须每年筛查一次，努力做到早期诊断。同时，对已有的肾脏疾患或可能引起肾损害的疾病（如糖尿病、原发性高血压等）进行及时有效的治疗，并须每年定期检查尿常规、肾功能等至少 2 次或以上，以早期发现 CKD。对诊断为 CKD 的患者，要采取各种措施延缓、停止或逆转 CRF 发生，防止进展至 ESRD。

其基本对策是：

①坚持病因治疗。

②避免或消除肾功能急剧恶化的危险因素。

③阻断或抑制肾单位损害渐进性发展的各种途径，保护健存肾单位。对患者血压、血糖、尿蛋白定量、血肌酐水平、GRF 控制水平等指标做到定期监测，使其控制在理想水平（表 7-2）。具体防治措施如下：

表 7-2　CKD-CRF 患者血压、蛋白尿、血糖、GFR 和 Scr 变化的治疗目标

项目	目标
血压	
CKD 第 1 ～ 4 期（GFR ≥ 15ml/min）	
尿蛋白＞1g/24h 或糖尿病肾病	＜125/75mmHg
尿蛋白＜1g/24h	＜130/80mmHg
CKD 第 5 期（GFR ＜ 15ml/min）	＜140/90mmHg
血糖（糖尿病患者，mmol/L）	空腹 5.0 ～ 7.2，睡前 6.1 ～ 8.3
蛋白尿	＜0.5g/24h
GFR 下降速度	＜每月 0.3ml/min（＜每年 4ml/min）
Scr 升高速度	＜每月 4μmol/L（＜每年 50μmol/L）

1. **纠正原发病和可逆性因素**　治疗原发病和消除肾功能恶化的可逆因素是慢性肾脏病治疗的基础和前提，同时，也应积极寻找 CRF 的各种诱发因素，合理纠正这些诱因有可能会使病变减轻或趋于稳定，并较大程度的改善肾功能。

2. **控制高血压**　24h 持续、有效地控制高血压。CKD1 ～ 4 期患者血压控制目标在 130/80mmHg 以下，CKD5 期患者血压控制目标＜140/90mmHg。常用药物有 ACEI、ARB、钙通道阻滞剂、β 受体阻滞剂等。

3. **发挥 ACEI 和 ARB 的独特作用**　ACEI 和 ARB 除有良好的降压作用外，还有独特的减低肾小球高滤过、减轻蛋白尿的作用，主要通过扩张出球小动脉实现，同时也有抗氧化、减轻肾小球基底膜损害、减少系膜基质沉积等作

☆ ☆ ☆ ☆

用。ACEI 和 ARB 类药物还能减少心肌重塑，降低心血管事件的发生率。但应注意他们有使血钾升高及一过性血肌酐升高的作用。常用的 ACEI 有依那普利（10 ～ 20mg，每天 2 次）、贝那普利（10 ～ 20mg，每天 1 次）、卡托普利（12.5 ～ 50mg，每天 2 ～ 3 次）等。ARB 常用氯沙坦 50 ～ 100mg 或缬沙坦 80 ～ 160mg 或厄贝沙坦 150 ～ 300mg 口服，均为每天 1 次。

4. *严格控制血糖*　使糖尿病患者空腹血糖 5.0 ～ 7.2mmol/L（睡前 6.1 ～ 8.3mmol/L），糖化血红蛋白（HbA1c）< 7%。可延缓 CKD 进展。在 GFR > 60ml/min 时，可选用格列喹酮（糖适平，30 ～ 180mg/d）、格列本脲（优降糖，2.5 ～ 15mg/d）、格列美脲（亚莫利，1 ～ 6mg/d）和格列齐特（达美康，40 ～ 240mg/d）；GFR 30 ～ 60ml/min 时，宜使用格列喹酮；GFR < 30ml/min 时，宜改用胰岛素治疗。

5. *控制蛋白尿*　将患者蛋白尿控制在 < 0.5g/24h 或明显减轻微量白蛋白尿，均可改善其长期预后，包括延缓病程进展和提高生存率。

另两个控制目标分别是 GFR 下降速度每年 < 4ml/min，Scr 升高速度每年 < 50μmol/L。

（二）慢性肾脏病的一体化治疗

1. *纠正酸中毒和水、电解质紊乱*

（1）纠正代谢性酸中毒：轻度酸中毒，可口服碳酸氢钠片 1.5 ～ 3.0g/d，中重度酸中毒者 3.0 ～ 15g/d，必要时静脉输入。严重时，如 CO_2CP < 10mmol/L，尤其是伴有昏迷或深大呼吸时，应静脉滴注碳酸氢钠迅速予以纠正。纠正酸中毒前，如患者已有低钙血症、低钾血症或纠正酸中毒后出现低钙或低钾，应给予 10% 葡萄糖酸钙 10 ～ 20ml 静脉注射或补充氯化钾。补碱量可按照下述公式计算后给予静脉输入：碱性缓冲液量(mmol/L)= [正常二氧化碳结合力(25mmol/L) − 实测的二氧化碳结合力（mmol/L）] × 0.3 × 体重。其中 1g 碳酸氢钠相当于 12mmol 的碱性缓冲液，首次给予计算量的 1/2，以后视病情变化再决定是否继续补碱。但应注意的是对有明显心力衰竭的患者应防止碳酸氢钠输入过量，且输入速度宜缓慢，以免加重心脏负担。为防止碳酸氢钠输入过多过快，使心力衰竭加重，可根据患者情况同时应用呋塞米 20 ～ 200mg/d，以增加尿量，防止钠潴留。

（2）水钠紊乱的防治

①脱水和低血压状态的防治：对有呕吐、腹泻、发热、过度利尿等原因引起的脱水应及时补足液量。对容量不足、降压过度等原因引起的低血压状态应及时纠正。每天入水量应补足前 1 日尿量，并外加水入量 400 ～ 500ml/d。当患者有轻度失水时可通过口服补液而纠正；重度脱水时，可给予静脉输液，补液量按公式计算：[患者血钠（mmol/L）− 142] × 体重（kg）× 4= 所需水量（ml）。

☆ ☆ ☆ ☆ ☆

补液应分次给予，一般第一个 8h 内先补 1/2，后根据情况，再给相应的补充。

②水钠潴留的防治：非透析的尿毒症患者如无水肿、高血压，不需要严格限钠，如为防止水钠潴留每天氯化钠的摄入量应控制不超过 6 ～ 8g/d。有明显水肿、高血压者，氯化钠的摄入量一般为 5 ～ 7g/d。严重病例如果尿量减少，应严格限制入水量；水肿严重时，可试用呋塞米（速尿）20 ～ 200mg/ 次静脉注射，2 ～ 3次 / 天。如有严重肺水肿、心力衰竭、稀释性低钠血症致神经精神症状时，应及时予以透析疗法。

（3）钾代谢紊乱：高钾血症多见，当患者血清钾＞ 5.5mmol/L、GFR ＜ 25ml/min（或 Scr ＞ 309.4 ～ 353.6μmol/L）时应限制钾的摄入，同时还应及时纠正酸中毒，并适当应用排钾利尿剂增加尿钾排出。轻度高钾血症患者可口服聚磺苯乙烯，10g/次，3 次 / 天；还可给予袢利尿剂，最好静脉或肌内注射呋塞米 40 ～ 80mg，必要时将剂量增至 100 ～ 200mg/ 次，静脉注射。当血钾＞ 6.5mmol/L，出现了心电图高钾、肌无力等症状时必须紧急处理，首先用 10% 葡萄糖酸钙 20ml，稀释后缓慢静脉注射，再用 5% 碳酸氢钠 100ml 静脉推注，5min 注射完，最后用 50% 葡萄糖 50 ～ 100ml 加胰岛素（普通胰岛素）6 ～ 12U 静脉注射。对严重高钾血症（血钾＞ 6.5mmol/L），且伴有少尿、利尿效果欠佳者，应及时给予血液透析治疗。低钾血症较为少见，当血清 K^+ 水平在 3.0 ～ 3.5mmol/L 时可通过多进食含钾丰富的食物或口服补钾治疗；当血清 K^+ 水平低于 3.0mmol/L时可考虑静脉补钾。

（4）钙、磷、镁代谢紊乱：机体主要发生低钙、高磷和高镁状态。当 GFR ＜ 30ml/min 后则易出现高磷、低钙血症，应适当限制磷的摄入量（＜ 600 ～ 800mg/d），并同时应用磷络合剂口服，如碳酸钙（含钙40%）、醋酸钙（含钙25%）、司维拉姆、碳酸镧等。碳酸钙每次 0.5 ～ 2.0g，3 次 / 天，餐时服用。当血钙高于 2.6mmol/L（12mg/dl）、明显高磷血症（血磷＞ 2.26mmol/L）或血清 Ca、P 乘积＞ 65（mg/dl）者，则应暂停应用钙剂，以防止转移性钙化的加重。此时可短期服用氢氧化铝制剂 10 ～ 30ml/ 次，每天 3 次，待血清 Ca、P 乘积＜ 65（mg/dl）时，再服钙剂。司维拉姆、碳酸镧为新型不含钙的磷络合剂，可有效降低血磷水平而不增加血钙水平。对明显低钙的患者，可口服骨化三醇，0.25μg/d，连服 2 ～ 4 周；如血钙和症状无改善，可将用量增至 0.5μg/d；对血钙不低者，则宜隔日口服 0.25μg。

凡口服骨化三醇的患者，治疗中均须监测血钙、血磷、PTH 浓度，使透析前患者血全段甲状旁腺激素（iPTH）保持在 35 ～ 110pg/ml（正常参考值 10 ～ 65pg/ml）；使透析患者血钙磷乘积尽量接近目标值的低限（CaxP ＜ 55mg/dl或 4.52mmol/L），血 iPTH 保持在 150 ～ 300pg/ml，以防止生成不良性骨病。对已有生成不良性骨病的患者，不宜应用骨化三醇及其类似物。当患者出现血镁升高时，可使用钙剂或采取透析疗法治疗。

2. **肾性骨病的治疗**　对软骨病和严重继发性甲状旁腺功能亢进者，可加用活性维生素 D。常用的有 1，25- 二羟维生素 D_3（罗钙全）0.25 ~ 1.0μg/d。治疗前应首先降低血磷，避免高钙血症，以防止转移性钙化和维生素 D 中毒。如经上述治疗后，甲状旁腺功能亢进症状仍无明显改善，可行甲状旁腺次全切除术。

3. **高血压和心血管系统并发症的治疗**　CRF 高血压治疗的主要目标是降压、减轻心血管损害和减少并发症。在药物选择上，血管紧张素转化酶抑制剂（ACEI）、血管紧张素 II 受体拮抗剂（ARB）、Ca^{2+} 通道拮抗剂、利尿剂、β 受体阻滞剂、血管扩张剂等均可使用。ACEI 及 ARB 可显著改善肾小球血流动力学异常和改善肾小球的"三高"状态，但可导致高钾和血肌酐一过性升高。高血压危象患者可静脉滴注硝普钠或酚妥拉明，严重钠、水潴留者可行单纯超滤或序贯透析治疗。

慢性肾衰竭患者的高血压多属容量依赖型，应限制水钠摄入和减轻心脏负荷为主，对较早期患者，应用排钾利尿剂，可促进机体排水、排钠、排钾、减轻心脏负荷。噻嗪类利尿剂在肾衰竭时不宜使用。当伴有心律失常时应及时去除诱因（如低钾或高钾），必要时给予抗心律失常药物。使用洋地黄制剂时应按肾衰竭程度适当减量，以减少毒性作用。尿毒症性心包炎多出现在疾病终末期，对于心包积液患者应立即透析治疗。少数透析无效者，其发病可能与容量过多无关，而与病毒感染或变态反应有关，应予抗病毒或抗变态反应治疗。当充分透析后症状仍无好转或出现急性心脏压塞、持续增多的心包积液或缩窄性心包炎时，应及时手术治疗。

4. **肾性贫血的治疗和 rHuEPO 的应用**　肾性贫血多与溶血、促红细胞生成素（EPO）减少、尿毒症毒素抑制红细胞的生成、铝中毒和因营养不良造成的造血物质缺乏有关。治疗原则主要为及时给予 EPO 治疗，根据检查结果适当补充铁剂、叶酸、维生素 B_{12}，并纠正其他非肾性贫血的因素（出血、营养不良、感染及严重的继发性甲旁亢等）。

当 Hb < 100g/L 时即可考虑开始用重组人促红细胞生存素（rHuEPO）治疗肾性贫血。开始用量为每周 80 ~ 120U/kg，分 2 ~ 3 次皮下注射（常用途径）或静脉注射（或 2000 ~ 3000U/ 次，每周 2 ~ 3 次）。对透析前 CRF 患者，宜用小剂量疗法（2000 ~ 3000U/ 次，每周 1 ~ 2 次）。Hb 上升至 110 ~ 120g/L 即达标，不建议维持 Hb > 130g/L。在维持达标的前提下，每个月调整用量 1 次，适当减少 rHuEPO 用量。个别透析患者用量需增加（3000 ~ 4000U/ 次，每周 3 次）。应同时重视补充铁剂，口服铁剂主要有琥珀酸亚铁（速力菲，每次 0.1 ~ 0.2g，每天 3 次）、硫酸亚铁（0.3g，每天 3 次）等，经静脉途径补充铁以氢氧化铁蔗

☆ ☆ ☆ ☆

糖复合物（蔗糖铁）安全有效性较好。除非存在需要快速纠正的贫血如急性失血、急性冠脉综合征等，CRF 贫血患者通常无须输注红细胞治疗。因其不仅存在输血相关风险，而且可导致致敏状态影响肾移植疗效。

5.CRF 的饮食与营养治疗　饮食治疗的重点在于限制蛋白质和磷的摄入。其应遵循以下原则：①减少蛋白质的摄入，应从肾衰竭早期开始，但应保证患者的基本生理需要量 [0.5 ～ 0.6g/（kg·d）]，以动物蛋白为主（50% ～ 60%）。②应补充足够的热量，减少蛋白质分解。③满足人体必需氨基酸（EAA）的需求。

单独应用低蛋白、低磷饮食或同时加用必需氨基酸或 α- 酮酸（EAA/a-KA），可能具有减轻肾小球硬化和肾间质纤维化的作用。α- 酮酸（α-KA）是氨基酸的前体物质，在体内经转氨基作用转化为相应的 EAA，口服剂量为 6 ～ 12g/d。使用 α- 酮酸除具有 EAA 的疗效以外还有以下优点：①与氨基（NH-2）生成必需氨基酸，有助于尿素氮的再利用和改善蛋白营养状况。② α- 酮酸制剂中含有钙盐，可改善低钙血症和继发性甲旁亢。③减少尿素氮的生成，促使 BUN 下降。④改善代谢性酸中毒。⑤降低糖尿病患者的空腹血糖，改善胰岛素抵抗。

非糖尿病肾病患者在 CKD1 ～ 2 期推荐蛋白入量 0.8g/（kg·d）。从 CKD3 期起应开始低蛋白饮食治疗，推荐蛋白入量 0.6g/（kg·d）。糖尿病肾病患者从出现显性蛋白尿起就应该限制蛋白摄入，推荐蛋白入量 0.8g/（kg·d），一旦出现 GFR 下降，蛋白入量需降至 0.6g/（kg·d）以下。在低蛋白饮食 [0.4 ～ 0.6g/（kg·d）] 中，约 50% 的蛋白质应为高生物价蛋白，如蛋、瘦肉、鱼、牛奶等，以增加 EAA 的摄入比例。有条件时，可同时补充适量 EAA[0.1 ～ 0.2g/（kg·d）] 和（或）α-KA。此外，须同时摄入足够热量，一般为 125.6 ～ 146.5kJ/kg（30 ～ 35kcal/（kg·d）]。磷摄入量一般应< 600 ～ 800mg/d，对严重高磷血症患者，应同时给予磷络合剂。

6. 口服吸附疗法和导泻疗法　非透析的 CRF 患者，其肠道是清除尿毒症毒素的主要途径之一。口服氧化淀粉（剂量为 20 ～ 40g/d）或活性炭制剂、口服大黄制剂（大黄水 500ml 口服）或甘露醇（导泻疗法）等，均是应用胃肠道途径增加尿毒症毒素的排出。主要用于透析前 CRF 患者，对减轻氮质血症有一定辅助作用。

7. 中西医结合治疗　我国学者证实中药大黄除具有"泻下"作用外，还具有抗氧化、改善脂质代谢和氮质代谢、促进 ECM 蛋白酶活性、抑制肿瘤坏死因子和多种炎症因子的作用，可延缓肾脏病进展。其他如黄芪、川芎、冬虫夏草等也具有类似的作用。尿毒清有黄芪、党参、制附子、何首乌、白芍、大黄、丹参、茯苓、半夏和甘草等中药制成，有通腑降浊、健脾利湿、活血化瘀的功效，可显著地降低血肌酐、尿素氮和稳定肾功能。另外，中医对肾脏病治疗还注意辨证施治，并积累了许多有用的复合配方，对延缓病情进展，改善患者预后等方面具有重大意义。

8. 其他　CRF 在病程中还可伴有多重不典型症状。皮肤瘙痒可用炉甘石洗剂或止痒乙醇擦拭；尿毒症患者发生肺部感染是导致尿毒症死亡的主要原因之一，可依靠增强免疫力和完善致病菌药敏试验后选用有效且肾毒性小的抗生素治疗；有烦躁、失眠、头痛表现的患者可用地西泮或氯氮䓬治疗；出现幻想、幻觉时可使用氟哌啶醇；出现精神抑郁可结合心理治疗。但早期接受充分的透析治疗是改善尿毒症患者周围神经病变、神经系统症状的有效方法。

（三）血液净化治疗

血液净化是 ESRD 患者最有效和最主要的治疗手段，常用的血液净化方式有血液透析、血液滤过、血浆置换和腹膜透析等，其中血液透析应用最广。

当患者 GFR < 10ml/min（Scr > 707mmol/L）并有明显尿毒症表现，则应进行透析治疗。对糖尿病肾病可适当提前（GFR10 ~ 15ml/min）安排透析。血液透析和腹膜透析的疗效相近，但各有其优缺点，在临床上可互为补充。但血液净化治疗仅可部分替代肾脏的排泄功能（对小分子溶质的清除仅相当于正常肾脏 10% ~ 15%），也不能代替其内分泌和代谢功能。血液净化治疗 CRF 的适应证：① BUN > 28.6mmol/L（80mg/dl），Scr > 707.2μmol/L（8mg/dl）或 Ccr < 10ml/min（糖尿病肾病可提早至 15ml/min）。②出现水钠潴留、心力衰竭、严重的代谢性酸中毒、高钾血症或尿毒症性心包炎等。③可逆性慢性肾衰竭。临床上决定是否施行血液净化治疗及选择治疗方法时，应根据患者具体病情综合分析，在肾外脏器受到明显损害或全身情况恶化时应及早施行。

透析治疗的相对禁忌证有：①老年高危患者，不合作的婴幼儿。②由心肌病引起的肺水肿或心力衰竭。③胃肠道等严重活动性出血。④患晚期肿瘤等系统性疾病导致的全身衰竭。⑤严重感染伴有休克。⑥非容量依赖性高血压，收缩压大于 200mmHg。透析治疗的严格禁忌证有：①颅内出血和颅内压增高。②升压药不能纠正的严重的休克。③严重心肌病变并伴有难治性心力衰竭。④严重精神病，不能配合透析者。

不卧床持续腹膜透析（CAPD）设备简单，易操作，安全性高，可持续性的对尿毒症毒素进行清除，血容量不会出现明显波动，因此对伴发有活动性出血、心血管功能不稳定、血管通路难以建立及老年和儿童 CRF 患者而言 CAPD 可作为首选。

CAPD 无绝对禁忌证，但不宜在下述情况下行腹膜透析：①腹部有肿瘤病变或严重营养不良。②广泛腹膜粘连。③腹腔内脏器外伤、结肠造瘘和近期腹

☆ ☆ ☆ ☆

部有大手术。④腹壁广泛感染或蜂窝织炎。⑤膈疝、严重肺部病变伴呼吸困难者。⑥妊娠。

（四）肾移植

肾移植是目前治疗晚期肾衰竭最有效的替代方法。目前已开展的有同种异体亲属肾或尸体肾移植，异种间肾移植虽有报道，但还未成熟。成功的肾移植会恢复正常的肾功能（包括内分泌和代谢功能），可使患者几乎完全康复。

参 考 文 献

[1] 徐钢.肾脏病诊疗指南 [M].3 版.北京:科学出版社,2020.

[2] 王海燕.肾脏病临床概览 [M].北京:北京大学医学出版社,2020.

[3] 陈香美.肾脏病学高级教程 [M].北京:中华医学电子音像出版社,2017.

[4] 左力.慢性肾脏病管理手册 [M].北京:人民卫生出版社,2018.

[5] 李顺民.现代肾脏病学 [M].北京:中国中医药出版社,2019.

[6] 杨景锋.肾病 [M].北京:中国医药科技出版社,2016.

[7] 余美芳,沈霞.血液透析护士层级培训教程 [M].北京:科学出版社,2020.

[8] 翟丽.实用血液净化技术及护理 [M].2 版.北京:科学出版社,2020.

[9] 沈霞.血液净化治疗护理学 [M].北京:科学出版社,2020.

[10] 何强,金其庄.血液净化血管通路建立与维护 [M].北京:人民卫生出版社,2019.

[11] 杨聚荣.肾脏病临床用药速查手册 [M].北京:科学出版社,2018.

[12] 沈燕,吴琴宁,吴静,等.腹膜透析联合血液透析治疗终末期肾病疗效观察 [J].中国实用内科杂志,2016,36(9):790-793.

[13] 许琴,赵烨,徐煜,等.血液透析、腹膜透析 2 种透析方式对慢性肾衰竭尿毒症患者微炎症状态的影响 [J].现代中西医结合杂志,2017,26(2):155-156.

[14] 邵秋媛,万骋,刘晶,等.腹膜透析对慢性肾功能衰竭患者炎症因子、营养指标以及肾功能的影响 [J].海南医学院学报,2017,23(3):365-368.

[15] 闻英,席修明.急性肾损伤的流行病学研究进展 [J].中华重症医学电子杂志(网络版),2017,3(2):143-147.

[16] 陈香美,倪兆慧,刘玉宁,等.慢性肾衰竭中西医结合诊疗指南 [J].河北中医,2016,38(2):313-317.

[17] 张慧松,陈旭坤,毛欢欢,等.慢性肾衰竭患者合并急性肾损伤感染的临床危险因素分析 [J].中华医院感染学杂志,2016,26(10):2305-2307.

[18] 梁馨苓,谢志勇,吴燕华.急性肾损伤的一体化管理 [J].临床肾脏病杂志,2020,20(1):1-5, 29.

[19] 杨媛君,蔡广研.老年急性肾损伤的特点与诊治进展 [J].中国临床保健杂志,2020,23(1):15-19.